超声医学质量控制管理规范

（2022年版）

组织编写

国家超声医学质量控制中心

北京市超声医学质量控制和改进中心

主　编

姜玉新　李建初　王红燕

U0339170

人民卫生出版社

·北京·

图书在版编目（CIP）数据

超声医学质量控制管理规范/国家超声医学质量控制中心，北京市超声医学质量控制和改进中心组织编写．—北京：人民卫生出版社，2022.4（2025.5重印）

ISBN 978-7-117-32874-6

Ⅰ.①超… Ⅱ.①国…②北… Ⅲ.①超声波诊断-质量控制-管理规范 Ⅳ.①R445.1-65

中国版本图书馆 CIP 数据核字（2022）第 028683 号

人卫智网	www.ipmph.com	医学教育、学术、考试、健康，购书智慧智能综合服务平台
人卫官网	www.pmph.com	人卫官方资讯发布平台

超声医学质量控制管理规范

Chaosheng Yixue Zhiliang Kongzhi Guanli Guifan

组织编写： 国家超声医学质量控制中心
北京市超声医学质量控制和改进中心

出版发行： 人民卫生出版社（中继线 010-59780011）

地　　址： 北京市朝阳区潘家园南里 19 号

邮　　编： 100021

E - mail： pmph @ pmph.com

购书热线： 010-59787592　010-59787584　010-65264830

印　　刷： 北京印刷集团有限责任公司

经　　销： 新华书店

开　　本： 710×1000　1/16　印张：20

字　　数： 370 千字

版　　次： 2022 年 4 月第 1 版

印　　次： 2025 年 5 月第 9 次印刷

标准书号： ISBN 978-7-117-32874-6

定　　价： 129.00 元

打击盗版举报电话：010-59787491　E-mail：WQ @ pmph.com

质量问题联系电话：010-59787234　E-mail：zhiliang @ pmph.com

编者名单

主　编

姜玉新　中国医学科学院北京协和医院
李建初　中国医学科学院北京协和医院
王红燕　中国医学科学院北京协和医院

副主编（按姓氏笔画排序）

王　浩　中国医学科学院阜外医院
华　扬　首都医科大学宣武医院
严　昆　北京大学附属肿瘤医院
吴青青　首都医科大学附属北京妇产医院
张　丹　首都医科大学附属复兴医院
张　梅　山东大学齐鲁医院
郑元义　上海市第六人民医院
姚克纯　解放军空军医学特色中心
贾立群　首都医科大学附属北京儿童医院
唐　杰　解放军总医院第一医学中心
崔立刚　北京大学第三医院
梁　萍　解放军总医院第五医学中心
蒋天安　浙江大学附属第一医院
谢明星　华中科技大学同济医学院附属协和医院

编　委（按姓氏笔画排序）

马春燕　中国医科大学附属第一医院
王　文　宁夏医科大学总医院心脑血管病医院
王　玲　安徽医科大学第一附属医院

编者名单

王　浩　中国医学科学院阜外医院

王　辉　吉林大学中日联谊医院

王小丛　吉林大学白求恩第一医院

王文平　复旦大学附属中山医院

王红燕　中国医学科学院北京协和医院

王志斌　青岛大学附属医院

王金锐　北京大学第三医院鄂尔多斯市中心医院

尹立雪　四川省医学科学院·四川省人民医院

邓又斌　华中科技大学同济医学院附属同济医院

邓学东　苏州市立医院

卢　漫　四川省肿瘤医院　四川省第二人民医院

叶　军　赣南医学院第一附属医院

田家玮　哈尔滨医科大学附属第二医院

冉海涛　重庆医科大学附属第二医院

尼玛玉珍　西藏自治区人民医院

朱　梅　昆明医科大学第一附属医院

任卫东　中国医科大学附属盛京医院

华　扬　首都医科大学宣武医院

刘丽文　空军军医大学第一附属医院

刘娅妮　华中科技大学同济医学院附属同济医院

关　欣　天津市胸科医院

米成嵘　宁夏医科大学总医院

许　迪　南京医科大学第一附属医院

阮骊韬　西安交通大学第一附属医院

红　华　内蒙古自治区人民医院

严　昆　北京大学附属肿瘤医院

芦桂林　石河子大学医学院第一附属医院

李　杰　山东大学齐鲁医院

李建初　中国医学科学院北京协和医院

杨　斌　东部战区总医院

吴青青　首都医科大学附属北京妇产医院

何　文　首都医科大学附属北京天坛医院

谷　颖　贵州医科大学附属医院

张　丹　首都医科大学附属复兴医院

张　梅　山东大学齐鲁医院

张玉英　青海省人民医院
张连仲　河南省人民医院
陈　武　山西医科大学第一医院
陈　莉　南昌大学第一附属医院
陈　涛　北京积水潭医院
陈　悦　复旦大学附属华东医院
陈亚青　上海交通大学医学院附属新华医院
罗　燕　四川大学华西医院
罗葆明　中山大学孙逸仙纪念医院
周　平　中南大学湘雅三医院
周　青　武汉大学人民医院
周　琦　西安交通大学第二附属医院
郑元义　上海市第六人民医院
郑荣琴　中山大学附属第三医院
经　翔　天津市第三中心医院
项明慧　沈阳医学院附属中心医院
南瑞霞　海南医学院第一附属医院
姜　凡　安徽医科大学第二附属医院
姜玉新　中国医学科学院北京协和医院
姚克纯　解放军空军医学特色中心
袁丽君　空军军医大学第二附属医院
袁建军　河南省人民医院
聂　芳　兰州大学第二医院
贾立群　首都医科大学附属儿童医院
钱林学　首都医科大学附属北京友谊医院
徐辉雄　上海市第十人民医院
郭　佳　海军军医大学第三附属医院
郭　薇　福建省立医院
郭盛兰　广西医科大学第一附属医院
郭燕丽　陆军军医大学第一附属医院
唐　杰　解放军总医院第一医学中心
黄品同　浙江大学医学院附属第二医院
曹军英　北部战区总医院
常　才　复旦大学附属肿瘤医院
崔立刚　北京大学第三医院

编者名单

康春松　山西白求恩医院
梁　萍　解放军总医院第一医学中心
蒋天安　浙江大学医学院附属第一医院
景香香　海南省人民医院
程　文　哈尔滨医科大学附属肿瘤医院
焦　彤　天津市人民医院
舒先红　复旦大学附属中山医院
谢明星　华中科技大学同济医学院附属协和医院
谢晓燕　中山大学附属第一医院
薛红元　河北省人民医院
薛改琴　山西省肿瘤医院
薛恩生　福建医科大学附属协和医院
穆玉明　新疆医科大学第一附属医院

编写工作组（按姓氏笔画排序）
马　宁　首都医科大学附属北京儿童医院
王　淳　北京市昌平区医院
王建华　解放军总医院第七医学中心
王峥嵘　首都儿科研究所附属儿童医院
王晓曼　首都医科大学附属北京儿童医院
王海燕　北京市昌平区妇幼保健院
牛丽娟　中国医学科学院肿瘤医院
方理刚　中国医学科学院北京协和医院
吕　珂　中国医学科学院北京协和医院
吕秀章　首都医科大学附属北京朝阳医院
朱天刚　北京大学人民医院
朱庆莉　中国医学科学院北京协和医院
朱家安　北京大学人民医院
任全刚　北京市房山区第一医院
任秀昀　解放军总医院第三医学中心
刘　芳　清华大学附属北京清华长庚医院
刘会民　首都医科大学附属北京朝阳医院怀柔医院
刘国华　北京市平谷区医院
刘雪梅　首都医科大学附属北京中医医院
齐春凤　北京市密云区医院

牟培源　火箭军特色医学中心

李　卓　解放军总医院第八医学中心

李志艳　解放军总医院第五医学中心

李俊来　解放军总医院第一医学中心

杨　敏　首都医科大学附属北京世纪坛医院

杨文利　首都医科大学附属北京同仁医院

杨敬春　首都医科大学宣武医院

肖保军　北京市大兴区人民医院

吴伟春　中国医学科学院阜外医院

何怡华　首都医科大学附属北京安贞医院

汪　芳　北京医院

汪龙霞　解放军总医院第一医学中心

张　纯　首都医科大学附属北京安贞医院

张　波　中日友好医院

张　瑶　首都医科大学附属北京地坛医院

张云山　解放军总医院第六医学中心

张华斌　清华大学附属北京清华长庚医院

张志凌　北京市第六医院

张晓新　北京四季青医院

陈路增　北京大学第一医院

武敬平　中日友好医院

罗渝昆　解放军总医院第一医学中心

郑永财　北京市顺义区医院

孟繁坤　首都医科大学附属北京佑安医院

赵汉学　首都医科大学附属北京同仁医院

勇　强　首都医科大学附属北京安贞医院

贾凌云　首都医科大学宣武医院

徐钟慧　中国医学科学院北京协和医院

高永艳　解放军总医院第三医学中心

郭　君　北京大学航天临床医学院航天中心医院

郭发金　北京医院

郭瑞君　首都医科大学附属北京朝阳医院

黄曼维　应急总医院

梁　娜　首都医科大学附属北京妇产医院

程志刚　解放军总医院第一医学中心

编者名单

傅先水　解放军总医院第一附属医院
曾燕荣　首都医科大学附属北京潞河医院
温朝阳　北京大学国际医院
谢谨捷　首都医科大学附属北京安贞医院
裴秋艳　北京大学人民医院

编委助理（按姓氏笔画排序）

王亚红　中国医学科学院北京协和医院
王延杰　北京大学肿瘤医院
王旭东　哈尔滨医科大学附属第二医院
王若蛟　中国医学科学院北京协和医院
李　鑫　解放军总医院第一医学中心
李晓菲　首都医科大学附属北京妇产医院
肖　静　解放军总医院第一医学中心
张　颖　首都医科大学附属复兴医院
范校周　空军特色医学中心
徐　雯　中国医学科学院北京协和医院
高璐滢　中国医学科学院北京协和医院
蒋　洁　北京大学第三医院
熊晓苓　首都医科大学附属北京儿童医院

　　健康是促进人的全面发展的必然要求,是经济社会发展的重要基础。党和政府高度重视人民健康,将人民健康放在优先发展的战略地位,为持续促进卫生健康事业发展,制定了《"健康中国2030"规划纲要》,推动实施健康中国行动和健康中国战略,将建成健康中国作为2035年远景目标。医疗质量是医疗卫生工作的核心,是实现健康中国战略目标的重要保障。为加强医疗质量管理,国家卫生健康委员会不断加强顶层设计,完善质量控制组织体系、规范体系、标准体系,每年发布《国家医疗服务与质量安全报告》,客观反映我国医疗质量安全状况,持续改进医疗质量。2021年6月,国家卫生健康委员会会同国家发展和改革委员会等部门制定了《"十四五"优质高效医疗卫生服务体系建设实施方案》,提出以人民健康为中心,加快提高卫生健康供给质量和服务水平,更加注重早期预防和医防协同,更加注重优质扩容和深度下沉,更加注重质量提升和均衡布局。

　　超声医学专业作为平台学科,对临床诊疗工作具有重要支撑作用。其安全有效、经济便捷、易于推广的特点使其成为现代医学中使用最为普遍的诊疗技术之一,在疾病筛查、诊断、治疗等工作中发挥着不可替代的作用。随着科学技术的不断进步,超声技术不断迭代升级,与微创、介入等技术的结合日益紧密,超声引导下的介入治疗、内镜治疗、消融治疗等新技术的发展使其越来越广泛地被应用到临床治疗领域,在临床诊疗中的作用愈发凸显。

　　国家卫生健康委员会高度重视超声医学发展和质量管理工作,为加强超声医学质量管理,规范临床诊疗行为,提高超声诊疗同质化水平,组建了国家超声医学质量控制中心。中心成立后,积极完善质量控制组织体系、制定质量控制指标、收集分析质量控制数据、组织开展相关培训,有力促进了超声诊疗质量提升。为进一步指导超声临床诊疗工作,在既往工作基础上,国家超声医学质量控制中心与北京市超声医学质量控制和改进中心结合临床实际,共同编撰了《超声医学质量控制管理规范》,涵盖组织管理、技术规范、流程制度及质量控制等方面,具有较强的科学性、指导性、实用性,旨在为医疗机构管理人员和专业技术人员开展超声诊疗和质量控制工作提供参考,促进超声诊疗工作规范化、同质化。

希望各级各类医疗机构进一步提高对超声医学质量管理工作的重视程度,加强对超声诊疗技术的规范管理和质量控制,不断提高超声诊疗技术能力和质量水平。希望国家超声医学质量控制中心再接再厉,带领各级质量控制组织和各级各类医疗机构为超声医学发展作出新贡献。

国家卫生健康委员会医政医管局
2021 年 6 月

前　言

近年来,超声医学蓬勃发展,在临床诊疗中的作用越来越重要,但也存在着一些不容忽视的问题。如各级医院超声诊疗水平差异明显,超声报告形式内容多样,给报告互认和临床解读带来极大的不便,严重影响医疗工作效率。如何规范各级医院的超声检查,使超声诊疗水平趋于同质化,是质量控制与改进工作中急需解决的问题。

因此,国家超声医学质量控制中心及北京市超声医学质量控制和改进中心在国家卫生健康委员会及北京市卫生健康委员会相关政策指导下,组织编写了本书。一方面供质量控制管理者参考,更好地进行超声质量管理、考评与改进;另一方面也便于超声医师在规范的指导下,自发学习,自律、自查、自检,提高超声诊疗水平。

本书内容主要包括超声从业人员、仪器、诊疗流程的管理,以及超声检查规范与质量控制方案等。其中,为更好地贴合临床工作的实际需求,根据医院级别及检查性质的不同,超声检查规范按诊断和筛查制定了不同的标准。例如,体检中心超声以筛查为主,需达到筛查要求。筛查报告主要记录检查结论,存储重要的阳性图片;诊断报告则要求提供更详细的诊断依据,存储重要的阳性及阴性图片。

本书的顺利完成要衷心感谢国家卫生健康委员会医政医管局领导对政策的解读及指导,感谢国家超声医学质量控制中心及北京市超声医学质量控制和改进中心专家在编写过程中倾注的心血。尽管我们精心组织、反复修订,希望给读者呈现一部严谨的出版物,但由于编者理解角度的差异等因素,书中的可商榷之处在所难免,恳请各位专家、同道、读者提出宝贵意见。未来,国家超声医学质量控制中心及北京市超声医学质量控制和改进中心将再接再厉,竭力为促进医疗卫生事业高质量发展作出更多更大的贡献。
最后,再次向为本书编写付出巨大努力和心血的全体编者表达诚挚的谢意!

国家超声医学质量控制中心

北京市超声医学质量控制和改进中心

姜玉新　李建初　王红燕

2021 年 7 月

目　录

视频目录

8. 右心功能超声测量中的质量控制　穆玉明

9.《肾动脉狭窄的超声诊断专家共识》解读　李建初

10. 卵巢、双附件超声检查质量控制　吴青青

11. 子宫超声检查质量控制　张丹

12. 产科超声检查规范及质量控制方案　邓学东

13. 血管超声规范检查　华扬

14. 颈部超声检查质量控制　卢漫

15. 乳腺超声检查质量控制　罗葆明

16. 阴茎及阴囊超声检查规范及质量控制方案　薛恩生

17. DDH 及儿童肌骨超声检查质控思考　陈涛

第一章

超声医学专业基本要求

1. 具有经当地政府卫生管理部门核准登记,并获批准开设超声专业的证明文件。

2. 具有符合国家相关标准和规定的超声诊疗场所和配套设施。

3. 具有质量控制与安全防护专(兼)职管理人员和制度,并配备必要的急救设施和药品。

4. 具有处理医疗废物的能力或可行的处理方案。

5. 具有超声诊疗不良事件的应急处理预案。

第二章

超声医学人员和组织要求

第一节　人员构成及数量配置

各超声医学诊疗机构的设备条件、开展超声医学诊疗技术的复杂程度、患者构成、诊疗时间、教学及科研需求等因素存在较大差异,以下推荐配置供各机构参考。

1. 常规超声。操作医师、记录者各 1 名,即 1 机 2 人组合。
2. 介入超声。操作医师、助手、护士各 1 名,即 1 机 3 人组合。

第二节　人员资质

从业人员必须具备超声医学诊疗专业知识,有能胜任超声医学诊疗工作的健康条件,并按照《专业技术人员继续教育规定》相关要求接受继续教育。

一、超声医师

1. 超声医师指取得"医师资格证书"和"医师执业证书",在规定的执业地点、类别、范围进行执业,从事超声医学诊疗工作的医师。
2. 从事介入超声的医师应符合以下条件。
（1）具备主治或主治医师以上超声影像专业技术职务任职资格。
（2）有 3 年以上临床超声诊疗工作经验。
3. 出具产前诊断及筛查报告的超声医师必须具有"产前诊断资格证书"和"产前筛查资格证书"。

二、超声技师(士)

1. 应具备一定的医学基础,熟悉超声诊断与熟练掌握操作手法。
2. 可上机检查、操作,可描述形态、特征及测定数据。

三、护士

1. 具备"护士资格证书"。

2. 从事超声医学科的辅助工作,参加宣传、维护秩序、安排患者候诊、清洁消毒、介入辅助、急救配合、医疗配套物品管理与医院其他部门联系等工作。

第三节 组织架构及岗位职责

一、组织架构

建立健全超声医学诊疗管理组织,制定医疗质量控制管理方案,完善管理内部约束机制。进行全员质量教育,增强质量意识,定期对质量管理进行监督、检查、评价,提出改进意见。

1. 超声医学诊疗管理组织由科室主任任命,向科室主任汇报工作。在科室主任领导下开展工作,如建立各种规章制度和操作规程等。

2. 各个组织具有明确的人员构成、分工、职责和协作内容,各个组织的会议和决议需要记录归档,并定期汇报工作。

二、岗位职责

(一)科室主任职责

科室主任负责构建科室质量控制体系,统筹安排质量控制工作。

1. 全面负责科室医疗、教学、科研、行政管理及精神文明建设工作。

2. 组织制定并实施科室工作计划,定期督促检查,组织总结汇报。

3. 根据科室任务及人员情况进行科学分工,保证医疗、教学、科研、行政管理任务的完成。

4. 定期召开科室核心小组和各管理小组会议,及时解决问题、听取意见,使医疗、教学、科研各方面管理持续发展。

5. 审签科室药品、器材、耦合剂等消耗品的请领与报销,掌握仪器使用及维护情况。

(二)医疗质量安全管理组职责

成立医疗质量安全管理组,设立组长及秘书。

1. 制定并完善科室医疗流程、诊疗操作常规等;建立合理的预约、分诊、转/会诊制度等,建立急诊患者绿色通道;定期与临床科室联络沟通,征求意见,改进工作。

2. 督促科室人员认真执行各项规章制度和诊疗操作常规,定期组织学习和完善医疗纠纷、差错、事故预案,落实对突发意外事件、医疗风险的应急管理和培训工作;妥善处理并记录医疗纠纷、医疗不良事件,分析原因并制订整改措施或改进方案。

3. 负责抽查科室人员签发的超声检查报告,统计报告质量评分及图像质量评分,记录报告与质量评分不合格者的报告检查者、会诊者及报告录入者信息,反馈相关责任人,记录及分析错误原因,全员培训;统计科室诊断符合率,记录漏诊及误诊病例检查者、会诊者信息,分析错误原因,组织病例讨论及读片会,全员培训;定期统计超声报告阳性率等。

第三章

超声诊断仪的使用、维护及质量检测

第一节 超声诊断仪的操作和调节

一、二维超声诊断仪控制面板的操作和调节

（一）系统通用控制功能

1. 扫描方式

①电子线阵扫描；②电子凸阵扫描；③电子扇形扫描；④机械扇形扫描；⑤相控阵扇形扫描；⑥环阵相控扫描；⑦机械及手动三维扫描；⑧全景扫描；⑨矩阵容积扫描。

2. 显示模式

①B 模式（灰阶二维）；②B/M 模式；③M 模式；④Doppler 模式；⑤B/Doppler 模式；⑥M/Doppler 模式；⑦CDFI 模式（彩色二维及彩色 M 模式）；⑧DTI 模式（Doppler 组织成像模式）；⑨三功同步型（三功能显示模式）或四功同步型（四功能显示模式）；⑩RT3D 模式（实时三维成像模式）；⑪UC 模式（超声造影模式）；⑫E 型模式（弹性成像模式）。

3. 灵敏度控制

超声仪器灵敏度与图像清晰性取决于相关功能键的实时调节，虽然各厂家仪器具有基本检查条件设置，但是医生在检查过程中要针对不同患者自身生理状态及病变相关特征进行仪器灵敏度与清晰度的调节，提高检查诊断的准确度。灵敏度的调节包括增益（gain）、声波输出功率、帧频、不同检查目标、选择检查模式等。

（1）增益

包括总增益和时间增益补偿。总增益是调节各型图像（二维、M 型、M/Doppler 型、彩色血流成像）接收信号的强度。顺时针旋转是提高增益，增加图像的灰度与亮度，同时也相对增强噪声信号强度；逆时针旋转则减低增益，使图像灰度与亮度变淡、变弱。检查中根据检查情况适当调节。

时间增益补偿（time gain compensation，TGC）调节是通过操作面板上 8 个

滑竿进行分段调节完成。通过 TGC 调节可以提高不同深度组织成像的信号强度,提高从近场到远场的组织结构、血流成像等清晰度。

(2) 声波输出功率

根据检查不同器官与组织的需要,适当调节声波输出功率(0~100%),即探头发射声波功率(acoustic power 或 transmit power),在一定程度上可以提高声波的穿透力。功率越大,穿透力越强,虽然可优化超声成像,但是同时增加了探头的机械指数(mechanical index,MI)和热力指数(thermal index of soft tissue,TIS),可能带来组织的热效应和损伤。MI 和 TIS 通常在屏幕上有数字显示。应注意:产科及眼球检查要按照安全标准数值提前设置。

(3) 帧频(frame rate)

在单位时间内成像的幅数,即每秒成像的帧数。帧频越高,图像实时性越好且相对稳定而不闪烁。但是,帧频受图像线密度、检查器官的深度、探头的声速、机器后处理系统速度的制约。帧频调节可以优化 B 模式时间分辨率或空间分辨率,以得到更佳的图像。时间分辨率和空间分辨率二者是矛盾的,其一升高,另一值则降低,另外,在彩色血流成像检测模式下,取样范围越大,彩色血流成像显示的帧频就越低。因此,实践操作中应关注检查深度、取样范围、速度量程等相关功能键的调节。

4. 动态范围

动态范围(log compression 或 dynamic range)是指最大处理信号幅度(A1)和最小处理信号幅度(A2)比值的对数。动态范围越大,接收强信号和弱信号的能力就越强,这是衡量仪器性能优劣的一个重要指标。动态范围可以从 0~100dB 调节。高档仪器可进行微调或分挡调节。一般动态范围设置在 60~80dB 可获得较好的图像。

5. 设备用途

超声可以应用于心脏、腹部、妇科与产科、浅表组织与器官、血管、骨关节肌肉等疾病的诊断,此外还可应用于部分疾病的介入治疗。

(二) 超声成像模式选择及操作概要

超声诊断仪主要的成像控制键均位于控制面板,也有一些成像控制通过菜单(menu)键选择。

二维成像是实时显示解剖形态及位置的动态成像。高分辨率、高帧频、线密度设定、扇扫扫描的宽度选择及多幅成像处理技术的应用等均有助于优化二维成像。

在二维成像基础上,引导 M 型、频谱多普勒、彩色血流成像与能量多普勒成像。在 M 型检查模式下,二维成像可实现定位、放大感兴趣区。在多普勒成像模式下,二维成像引导多普勒取样门宽度、部位、深度、角度的选择与校正。

在彩色血流成像和能量多普勒成像检查中,二维成像为组织结构特征提供参照。通过二维、彩色血流成像及多普勒取样,可获得血流的方向和速度及病变性质或结构特征等信息,提高正常与异常血流动力学诊断准确度。

1. 图像深度调节

通过调节到适当的检查深度,提高二维图像的清晰度。随着深度的增加,声束扩散,侧向分辨率降低。声波信号接收的时间越长,帧频数越低,图像清晰度就越低。

2. 图像增益和 TGC 调节

见上文"增益"相关内容。

3. 聚焦深度和数量调节

聚焦是采用运动声学或电子学方法调节感兴趣区的图像清晰度。在适宜的距离内使声束形成的声场变窄,提高探头的侧向分辨率。数控式声束形成器采用连续动态聚焦模式。聚焦深度标尺通常显示于右侧屏幕,以三角形符号标识其位置。通过调节键选择聚焦点位置、聚集带数目及聚焦带之间的距离,既可以单点位聚焦,也可以多点位聚焦,以提高检测感兴趣区内的二维成像清晰度。

4. 二维图像局部放大(zoom)调节

通过调节面板上 zoom 键,放大感兴趣区的成像功能,有助于观察较小组织结构和快速运动组织。

5. 二维灰阶图像(gray maps)选择与调节

二维灰阶是从近场到远场声波回声信号的幅度与亮度变化等级,目的是使图像富有层次,提高清晰度。通常超声仪器的灰阶设置 64~256 级,适当选择调节灰阶等级,可以优化二维图像。

6. 彩阶图像选择

彩阶是彩色图像幅度与亮度的设置。同样以不同彩阶等级来显示图像的层次结构。常规超声仪器控制在 64~256 级的灰阶等级也是可调节的彩阶等级。

7. 余辉(persistence)选择

余辉是帧频的平均功能提醒。通过余辉的调节,可消除二维图像的斑点噪声。余辉设置越高,图像的帧数越多,实时性越高。通过操作面板或相关功能键进行调整,调节具体数字等级,或在低、中、高(简化模式)三种余辉条件下对图像的清晰度进行设置。余辉的调节必须在实时动态成像模式下完成。

8. 二维图像扇扫宽度和倾斜度

二维图像扇扫宽度键是扩大或缩小扇扫成像宽度的调节键,随着扇扫成像宽度的变化,帧频也随之改变。图像增宽时帧频减低,反之帧频提高。

扇扫倾斜角度是提示在图像顶端的扇扫宽度显示符号,该符号表示操作者在当前调节下使用的宽度。

9. 组织谐波成像

根据患者的检查项目,对于常规二维成像困难且图像分辨率差的患者,利用优化功能控制键选择组织谐波成像功能调整图像质量。采用超声心动图探头,选择组织谐波成像,可以优选单纯二维成像和/或组织谐波成像两种模式,而腹部超声探头有多种谐波模式可选,系统将自动改变系统内参数设置。

通过组织谐波成像可以消除基波的噪声和干扰及旁瓣效应产生的混响,同时可消除近场伪像和混响干扰,提高信噪比,提高图像质量和对病灶的检测能力。特别是对于传统基波成像检查效果差的患者,可以改善心内膜和心肌界限、腹腔深部血管病变边界、血栓轮廓、脂肪肝背景下肝脏病变等清晰度。

10. 边缘增强(edge enhancement、preprocessing 或 Δ)

超声系统把接收信号进行高通滤波,从而使接收波形"尖锐化",提高了边缘的对比分辨率。该数值越高,图像对比度分辨率越高,数值越低,图像越平滑。

11. 灰阶曲线(gray maps 或 post-processing)

通过不同类型灰阶曲线模式的调整,使灰阶对应不同的图像信号幅度,可优化图像,但不能增加真实信息。

12. 变频键

上下调节可以改变频率大小以改善图像的穿透力或分辨率。

13. 线密度(line density)

与帧频调节相近,可以优化二维图像。

二、多普勒超声仪控制面板的操作和调节

(一) 频谱多普勒操作和调节

1. 脉冲多普勒显示

Doppler 控制键用于启用或关闭多普勒检查模式。在多普勒模式下,用轨迹球移动取样线和取样门(sample volume 或 gate size)至二维图像上需要检查获取多普勒信号的位置。

2. 脉冲多普勒取样门深度

在多普勒成像模式下,根据病变检测需要,通过调节取样门深度、大小和取样线位置,完成血流动力学相关参数的检查。

3. 脉冲多普勒取样门大小

在脉冲多普勒检测过程中,设置特定宽度或长度检测区域称为取样门。

取样门的大小直接影响检查区域内所能获取的红细胞数量及检测的运动速度。取样门越小，所检测的速度越准确，但是单位容积内红细胞的数量相对减少，灵敏度降低。应根据血管内径和彩色血流成像合理调节取样门的大小。

4. 壁滤波

用于消除彩色和能量多普勒成像中血管壁或心脏壁运动的低频而高强度的噪声。滤波设置根据检查血管的血流速度实时调节，以达到既能防止血流成像外溢，又能提高血流成像清晰度的目的。

5. 多普勒检测速度标尺单位与标尺调节

在实时检测过程中，通过调节 scale 控制键，增加或降低频谱多普勒速度显示比例、彩色血流信号显示的灵敏度与成像的清晰度，减少彩色血流的外溢或不灵敏成像等。

6. 多普勒功率调节

根据检查器官的深度、组织透声性等不同，适时调节多普勒输出功率。

7. 多普勒扫描速度调节

根据患者心律和心率，调节控制多普勒频谱显示的速度与频谱数量，常规调节有三种扫描速度选择，包括慢速、中速与快速。

8. 多普勒反转调节

多普勒反方向反转键，依据操作者检查的习惯实时调节多普勒血流方向反转键，但是要注意测量数值所显示的反方向性与实际血流方向的一致性。

9. 多普勒基线调节

多普勒基线是多普勒速度为零的一条直线，是标志血流方向的基线。通常基线以上血流信号为朝向探头，基线以下血流信号为背向探头，检测过程中为了检查者观察的方便性，可适时反转，如果出现高速混叠血流现象时，上下调节基线位置或速度标尺，使多普勒频谱显示完整。

10. 倾斜角度的调节

仅限于线阵探头检查调节。彩色多普勒能量成像模式与二维灰阶成像，超声束的指向对于获得准确的血流成像是非常必要的。多普勒声束的方向调节，倾斜(steer)控制键允许通过该左、中、右或左右 20°倾斜提高线阵探头对彩色血流成像的灵敏度与清晰度，并且利于频谱多普勒取样门与取样线的角度调整，提高血流动力学参数检测的准确度。

11. 取样门角度校正的调节

多普勒角度校正(angle)调节直接影响血流速度检测的真实性(多普勒角度依赖性)。角度校正的准确度直接影响血流动力学参数检测的真实性。浅表器官、周围血管检查的多普勒校正角度≤60°。超声心动图多普勒取样校正角度通常在 0~30°。

12. **速度量程**（velocity scale 或 velocity range）

速度量程与多普勒脉冲重复频率（pulsed repeated frequency，PRF）密切相关。PRF/2 是显示最大血流速度的限度。高速血流信号相对提高 PRF，低速血流信号相对减低 PRF。通过对 PRF 的合理调节，多普勒频谱和彩色血流成像都可以提高成像的灵敏度、清晰度。

13. **伪彩模式成像**

伪彩模式具有不同显示色彩，二维灰阶成像和频谱多普勒都有不同的伪彩成像模式，可以根据操作者的视觉感受选择不同色彩的显示模式。

（二）彩色血流成像及彩色能量多普勒成像的调节

在彩色血流成像中，彩色血流成像与血流速度和血流方向相关，可引导脉冲多普勒频谱的取样门与取样角度的校正。能量多普勒成像，血流彩色与血细胞固有的动力和能量有关，此功能被用于二维灰阶成像叠加彩色成像模式。能量多普勒成像可用于观察组织血流灌注成像。通过彩色优先成像模式，可以提高彩色血流成像的清晰度。

1. **动态彩色分辨率调节**

动态彩色分辨率的调节对彩色和能量多普勒成像中的活动伪像具有抑制功能，它与壁滤波功能相似。但壁滤波只滤过特定频率范围内伴有组织壁运动的声波速度信号，而动态彩色分辨率选择性滤过反射组织壁运动的不同频率信号，使血流信号得到优先显示。

2. **彩色或能量多普勒余辉调节**

彩色或能量多普勒的余辉调节可以平均彩色或能量多普勒成像的帧频，使血流成像与血管壁轮廓成像更加平滑清晰。

3. **彩色血流速度或能量标尺基线调节**

通过升高或降低彩色血流速度或能量多普勒成像速度标尺的基线位置，改变基线上下的彩色色阶值的分配，可以优先显示红色（朝向探头）或优先显示蓝色（背离探头）血流成像，提高观察区域血流成像的灵敏度。

4. **彩色血流编码图**

选择不同的彩色标尺图，以达到不同流速下满意的血流成像效果。

5. **多普勒频率**

低频多普勒通常可获得更优的彩色充盈度，减少彩色多普勒伪像。

6. **影响彩色灵敏度的调节因素**

彩色增益（color gain）、输出功率（output）、PRF、聚焦（focus）。

7. **慢速彩色多普勒血流成像调节**

降低彩色速度量程（≤1 500Hz）、降低彩色壁滤波（≤50Hz）、提高彩色血流成像的灵敏度（线密度）、彩色优先显示权。

8. 提高彩色多普勒帧频方法

减小扫描深度、减小彩色取样框、降低彩色灵敏度（扫描线密度）、增加 PRF、应用高帧频彩色处理、应用可变性 2D 帧频。

9. 消除混叠的方法

减少深度、增加 PRF、增大 scale 标尺、改变基线位置、降低探头频率、采用连续波多普勒（CW）。

第二节　超声诊断仪的日常维护

一、超声诊断仪的放置与工作环境

（一）超声诊断仪的放置

1. 远离高频电场、磁场和强电流环境，如理疗科、放射科、发电机组、电焊场所、电梯间。

2. 避免高温、潮湿、灰尘和易燃气体。不要进入使用乙醚的手术室，工作室内不可使用煤气、天然气等易燃气体。

3. 配置符合机器电源功率的稳压器，有良好的接地电源接口，保证持续稳压电源供电，防止断电对仪器的损害。

4. 显示器避免阳光直接照射。

5. 良好的通风环境，以利仪器散热。仪器安放应有足够的空间，室内安装空调。

6. 搬运移动整机时，注意防震。

（二）超声诊断仪的工作环境

1. 每日交接班。认真交接所有仪器及配套设备。

2. 先启动稳压器电源，电压稳定后再开超声主机。关机时先关掉超声仪器电源，待停机后再切断稳压器电源。

3. 患者排队预约。向患者说明超声检查的注意事项。

4. 开通绿色通道，危重患者优先。

5. 患者检查时，轻拿轻放探头，减少患者痛苦。检查时仔细，规范化操作，保护患者隐私。

6. 每次检查结束后，应用柔软纸巾擦去探头上的耦合剂，以保持探头的清洁。皮肤破损处、感染部位、腔内检查应用无菌套包裹探头。

7. 结束检查时，及时按冻结键，避免不必要的探头与主机的损耗。

8. 结束 1 天的工作后，检查仪器及探头是否完好，并做好交接班。

9. 每周彻底清洁仪器及除尘网 1 次，做定期保养并登记。

二、超声诊断仪的保养与维护

（一）探头保养与维护

1. 探头放置环境温度不得高于 55℃，探头表面与患者接触的温度不超过 41℃。

2. 经食管探头有温度传感器，如果高于该温度，屏幕会出现提示信息，如果高于 44℃，则可以通过减小输出功率、降低 PRF 或更改成像参数，以降低探头顶端的温度。在高于或等于 45℃时，系统会假定有电路故障，并自动断开经食管探头。待温度下降后，可以再次激活探头。

3. 避免探头撞击、落地。

4. 使用合格的耦合剂（禁用液状石蜡、甘油的耦合剂）。

5. 避免使用有机溶剂，如酒精等作为清洁剂。禁止高温高压消毒，不用腐蚀性气体消毒。

6. 可用柔软湿润的织物清除探头上的耦合剂和污垢。忌用硬质性布巾或纸巾擦拭探头表面，以免磨损探头的保护层（匹配层）。

7. 避免用力牵拉、扭曲、踩压探头电缆线。

8. 在扫查患者的间隙，可使超声诊断系统处于冻结状态，此时探头不工作，可延缓其老化过程。

（二）主机保养与维护

1. 超声仪器一旦出现故障，可请专业人员协助处理。

2. 每天清洁仪器操作平台面，擦除荧光屏上的灰尘，经常检查地线连接、电源连接是否可靠。

3. 定期进行仪器除尘，切勿自行拆卸除尘，只有在专业技术人员参与下，才可打开仪器侧板，须拔除电路板进行除尘工作。

第三节　超声诊断仪的质量检测

依据 GB 9706.15—2008 检定规程要点，由具有国家认可的超声计量检测部门对超声仪器进行质量检测。检测合格者，颁发合格证书；检测不合格者，仪器按淘汰处理。超声诊断仪质量检测每年 1 次。

1. 输出声强

一般应不大于 $10mW/cm^2$，对超出 $10mW/cm^2$ 的仪器，应公布其输出声强值，并在明显位置警示"严禁用于胎儿"。

2. 患者漏电流：小于 $100\mu A$。

毫瓦级超声功率计：分辨力优于 2mW，准确度优于 15%

漏电流测量仪:准确度优于1%,含200μA挡

仿组织超声体模(仿真模块)

TM材料(超声仿人体组织材料)声速:(1 540±10)m/s[(23±3)℃]

TM材料声衰减系数斜率:(0.70±0.05)dB/(cm・MHz)[(23±3)℃]

尼龙靶线直径:(0.3±0.05)mm

尼龙靶线位置偏差:±0.1mm

温度:15~35℃

相对湿度:≤80%

气压:86~106kPa

电源:220V(1±10%),50Hz

3. 凸阵探头

探头频率1~5MHz,最大探测深度≥160mm。横向分辨率≤3mm(深度≤80mm),横向分辨率≤4mm(80mm<深度≤130mm)。纵向分辨率≤1mm(深度≤80mm),纵向分辨率≤3mm(80mm<深度≤130mm)。几何位置精度(横向≤5%,纵向≤4%)。切片厚度<5mm。盲区≤1mm。腹部常规TI(二维模式0.3,CDFI模式0.7,M模式0.5,PW模式1.2,二维造影模式0)。成人超声MI(二维模式1.2,CDFI模式0.9,M模式1.2,PW模式0.7,二维造影模式0.06)。

4. 相控阵探头

探头频率1~5MHz,最大探测深度≥150mm。横向分辨率≤2mm(深度≤80mm),横向分辨率≤4mm(80mm<深度≤130mm)。纵向分辨率≤2mm(深度≤80mm),纵向分辨率≤3mm(80mm<深度≤130mm)。几何位置精度(横向≤3%,纵向≤3%)。切片厚度<54mm。盲区≤2mm。成人超声TI(二维模式0.7,CDFI模式1.2,M模式0.8,PW模式0.7,二维造影模式0)。成人超声MI(二维模式1.3,CDFI模式1.1,M模式1.2,PW模式1.1,二维造影模式0.3)。

5. 线阵探头

探头频率5~12MHz,最大探测深度≥60mm。横向分辨率≤2mm(深度≤40mm)。纵向分辨率≤1mm(深度≤50mm)。几何位置精度(横向≤0,纵向≤2%)。切片厚度<2mm。盲区≤1mm。乳腺TI(二维模式0,CDFI模式0.2,M模式0.1,PW模式0.1,二维造影模式0)。乳腺MI(二维模式0.8,CDFI模式0.8,M模式0.9,PW模式0.5,二维造影模式0.07)。

第四章

超声医学科诊间布局与消毒规范

第一节　超声医学科诊间布局

超声医学科规范化一体式服务有助于提高患者良好就医感受,所有区域超声检查诊间应当进行统一规范化管理。

一、诊间设置

1. 超声检查诊间面积不宜过小,建议最好不低于 12m²。

2. 超声检查诊间应具有良好的通风条件,部分诊间如没有窗户,不利于通风换气及设备散热,可酌情增加排风设施。

二、诊间布局

1. 诊间内建议在方便患者和利于医生工作的基础上实行标准化摆放:仪器、家具、物品、隔帘等(图 4-1-1)。

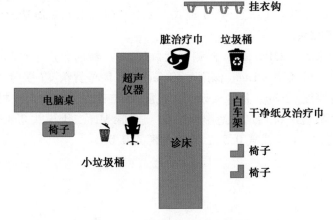

图 4-1-1　超声通用诊间布局建议

2. 不同超声区域可根据实际诊间大小、走向,进行差异性调整。诊间统一布局首先应保障患者安全——人身安全、隐私安全、财务安全;方便医生操作使用,提高工作效率;同时方便记录员更好地配合医生工作。

三、诊间设施要求

1. 所有诊间均配备电话等通信设备,以便工作中沟通,还应配有足够的电源插座及网线接口。诊间设施要符合消防要求,包括插线板上墙、所有数据线规整。

2. 要求诊间整齐、洁净,包括地面、桌面、台面及墙面整洁,无私人物品,张贴宣传品及制度等需统一规划。

3. 诊间的超声仪器工作站等设备及物品安排专人负责维护保养。

第二节　超声检查诊间消毒规范

为加强医院医疗环境管理,降低院内感染风险,提供清洁、安全的就诊和工作环境,应制定超声检查诊间消毒规范。

一、诊间基本清洁、消毒制度

1. 诊间环境应保持清洁,空气新鲜无异味;每日定时开窗通风,净化空气。

2. 储物柜每日清洁;一次性物品在有效期内使用,过期不得使用。

3. 检查床用品更换符合医院感控要求,如被患者的血液、体液污染应立即更换。经阴道等腔内超声检查时应使用一次性垫巾或经清洁、消毒处理后的布质垫巾(一人一巾)。

4. 医疗废物与生活垃圾应分类放置,不能混放。医疗废物分类收集、转运、贮存符合国家相关规定。

二、诊间地面、台面的清洁消毒

1. 超声检查诊间为中度感染危险区域,清洁管理等级为"卫生级"。地面清扫后可用经集中机械清洗、热力消毒、机械干燥复用的洁具(如地巾、拖把等)进行清洁。

2. 医务人员在诊疗护理过程中如被患者血液、体液及其他污染物污染,应立即实施污点清洁和消毒工作。

3. 环境清洁卫生过程中,应采取湿式清洁的方法,由上而下、由里到外,由洁到污,有序进行。

4. 台面清洁可采用"清洁-消毒一步法"(指采用含有清洁剂和消毒剂的

复合制剂产品,对环境及物品表面的清洁与消毒工作由分两步实施改进为一步完成)的产品,如消毒湿巾。

5. 清洁剂与消毒剂的使用应遵守产品使用说明书要求的应用浓度和作用时间,根据应用对象和污染物特点选择适宜类型的清洁剂与消毒剂。消毒溶液的配制应实行现用现配的原则。

三、超声仪器设备的清洁消毒

1. 仪器主机消毒前先关闭电源,避免直接使用喷雾剂型,以防消毒液进入面板缝隙或探头插孔。

2. 仪器主机外壳、显示器、控制面板及电缆等外部设备日常清洁可先用软绒布沾肥皂水擦拭,再用软绒布蘸清水擦拭2~3遍,以清除肥皂残留。消毒可采用75%酒精擦拭(每天1次),接触体表的超声探头可用不含酒精的消毒湿巾(如季铵盐类消毒湿巾)或过氧化氢擦拭消毒;如探头接触部位皮肤破损、局部皮肤病变、为传染患者检查后,需用75%酒精擦拭消毒或2%戊二醛溶液浸泡消毒10分钟以上;经体腔超声检查的探头消毒隔离套如发生破裂、脱落,要立即用75%酒精擦拭探头2遍,肥皂水轻擦3分钟及流动水冲洗2分钟,吸干后再加隔离套使用。

3. 腔内及介入超声所用探头可采用戊二醛或7.5%过氧化氢浸泡消毒。

第五章

患者超声检查流程要求

第一节　患者就诊信息查对

1. 超声医师对患者进行诊疗操作前应进行患者身份查对,需与患者核对以下两种及以上信息,包括患者姓名、性别、年龄及就诊卡号/病案号等。

2. 注意区分同姓名患者的就诊信息。

3. 必须实名就医。

第二节　疑难病例转、会诊

一、定义

转、会诊是指出于诊疗需要,由科室上级医师或院内、外上级医师协助提出诊疗意见或提供诊疗服务的活动。规范转、会诊行为的制度称为转、会诊制度。

二、基本要求

参加院内、外疑难病例会诊和多学科会诊,会诊人员应根据病例资料及影像检查结果,作出客观分析,提出诊断意见,并由申请会诊单位进行记录。

第三节　介入及造影等超声检查知情同意

介入及造影等超声检查应向患者说明操作流程、可能的不良反应等,与患者签署知情同意书,示例如下:

一、超声引导下经皮病灶穿刺活检知情同意书

门诊/住院：_____科_____室　　　　门诊号：_____住院号：_____

姓　名		性别		年龄		床位	
病　情 摘　要							
临　床 诊　断							
处　理 建　议	超声引导下经皮_____穿刺活检。 　　　　　经治医师签名：_____　主治医师签名：_____						
预　后 及 结　果	超声引导下经皮_____病灶穿刺活检,有助于该病的诊断。但由于医学科学的特殊性和个体差异性,在治疗过程中及后期,有可能出现:①各种感染(细菌、真菌、病毒等);②麻醉意外;③严重心律失常、冠状动脉供血不足、心搏骤停等;④出血;⑤周围脏器(如胃肠道、神经等)损伤或穿孔等损伤;⑥术后多脏器功能异常、功能衰竭;⑦胰腺炎、胰瘘、胰腺脓肿及肠道、胃等脏器损伤等;⑧针道种植;⑨因病变本身的原因不能明确病理诊断,病理结果未能明确诊断;⑩术中意外终止治疗;⑪因病变本身的原因操作失败;⑫发生难以预料的、危及患者生命或致残的意外情况。						
患者本人 或 亲属	同意选择超声引导下经皮_____病灶穿刺活检,并对上述可能发生的后果明知。本人自愿同意对_____进行超声引导下经皮病灶穿刺活检。如果发生了上述情况,表示理解。 患者：_____联系方式：_____　年　　月　　日 患者亲属：_____关系：_____电话：_____　年　　月　　日						
科主任 意　见	 　　　　科主任签名：_____　　　　　　　　　年　　月　　日						

二、超声引导下经皮置管引流治疗知情同意书

门诊/住院：_____科_____室　　　　门诊号：_____住院号：_____

姓　　名		性别		年龄		床位	
病　情摘　要							
临　床诊　断							
处　理建　议	超声引导下经皮_____置管引流治疗。 　　经治医师签名：_____　主治医师签名：_____						
预　后及结　果	超声引导下经皮_____置管引流,有助于脓肿、囊肿、胆管梗阻、肾盂梗阻等的治疗。但由于医学科学的特殊性和个体差异性,在治疗过程中及后期,有可能出现:①各种感染(细菌、真菌、病毒等);②麻醉意外;③严重心律律失常、心力衰竭等并发症;④出血;⑤周围脏器(如胃肠道、神经等)损伤或穿孔;⑥术后肝、肾功能障碍、衰竭等;⑦腹部疼痛、发热、寒战、恶心、呕吐等;⑧治疗后血尿,血尿致尿路堵塞致局部继发感染、局部形成脓肿,严重者损伤肾功能;⑨脓肿复发;⑩术中意外终止治疗;⑪引流不畅或引流管脱落,需再次置管引流等;⑫疼痛刺激诱发心脑血管意外;⑬治疗效果不理想;⑭发生难以预料的、危及患者生命或致残的意外情况。						
患者本人或亲属	同意选择超声引导下经皮_____置管引流,并对上述可能发生的后果明知。本人自愿同意对_____进行超声引导下经皮置管引流治疗术。如果发生了上述情况,表示理解。 患者：_____联系方式：_____年　　月　　日 患者亲属：_____关系：_____电话：_____年　　月　　日						
科主任意　见	 　　科主任签名：_____　　　　　　年　　月　　日						

三、超声引导下经皮囊肿治疗知情同意书

门诊/住院：＿＿＿＿科＿＿＿＿＿室　　　　　门诊号：＿＿＿＿＿＿　住院号：＿＿＿＿＿

姓　名		性别		年龄		床位	
病　情 摘　要							
临　床 诊　断							
处　理 建　议	超声引导下＿＿＿＿＿＿＿＿囊肿穿刺抽液和/或硬化治疗。 　　　　经治医师签名：＿＿＿＿＿＿　主治医师签名：＿＿＿＿＿＿						
预　后 及 结　果	超声引导下＿＿＿＿＿＿＿囊肿穿刺抽液和/或硬化治疗，有助于囊肿的治疗。但由于医学科学的特殊性和个体差异性，在治疗过程中及后期，有可能出现：①各种感染（细菌、真菌、病毒等）；②麻醉意外；③严重心律失常、心力衰竭等并发症；④出血；⑤周围脏器（如胃肠道、肾盂、神经等）损伤或穿孔；⑥术后肝、肾功能障碍；⑦腹部疼痛、发热、寒战、恶心、呕吐等；⑧尿瘘，治疗后血尿，血尿致尿路堵塞致局部继发感染、局部形成脓肿，严重者损伤肾功能；⑨囊肿复发；⑩术中意外终止治疗；⑪硬化药物过敏、面部潮红、心慌气短等；⑫抽液后行蛋白凝固试验，如蛋白凝固试验为阴性或弱阳性，则只行穿刺抽液送检，不行酒精凝固治疗；⑬如囊肿靠近肾盂，酒精渗透或局部肾盂畸形致囊肿与肾盂相通，治疗后致肾盂、输尿管、膀胱等尿路损伤；⑭刺激引起疼痛诱发心脑血管意外；⑮发生难以预料的、危及患者生命或致残的意外情况；⑯其他。						
患者本人 或 亲属	同意选择超声引导下＿＿＿＿＿＿囊肿穿刺抽液和/或硬化治疗，并对上述可能发生的后果明知。本人自愿同意对＿＿＿＿＿＿进行超声引导下＿＿＿＿＿＿囊肿穿刺抽液和/或硬化治疗。如果发生了上述情况，表示理解。 患者：＿＿＿＿＿＿联系方式：＿＿＿＿＿＿＿＿＿＿＿＿　年　　月　　日 患者亲属：＿＿＿＿＿关系：＿＿＿电话：＿＿＿＿＿＿　年　　月　　日						
科主任 意　见	科主任签名：　　　　　　　　　　　　　年　　月　　日						

四、超声引导下人工胸水/腹水知情同意书

门诊/住院：_____科_____室　　　　门诊号：_____住院号：_____

姓　名		性别		年龄		床位	
病　情 摘　要							
临　床 诊　断							
处　理 建　议	超声引导下人工胸水/腹水。 　　　　经治医师签名：_____　主治医师签名：_____						
预　后 及 结　果	超声引导下人工胸水/腹水，是消融治疗的辅助治疗措施。但由于医学科学的特殊性和个体差异性，在治疗过程中及后期，有可能出现：①各种感染（细菌、真菌、病毒等）；②麻醉意外；③严重心律失常、冠状动脉供血不足、心搏骤停等；④出血；⑤气胸、血胸、咯血等；⑥术后多脏器功能异常、功能衰竭；⑦治疗后引流不畅，需再次置管引流等；⑧针道种植；⑨窦道形成，不易愈合；⑩疼痛；⑪因病变本身的原因操作失败；⑫血尿；⑬发生其他难以预料的、危及患者生命、可致残的意外情况。						
患者本人 或 亲属	同意选择超声引导下人工胸水/腹水，并对上述可能发生的后果明知。本人自愿同意对_____进行超声引导下人工胸水/腹水。如果发生了上述情况，表示理解。 患者：_____联系方式：_____年　　月　　日 患者亲属：_____关系：_____电话：_____年　　月　　日						
科主任 意　见	 　　　　科主任签名：　　　　　　　　　　　　年　　月　　日						

五、超声引导下经皮消融治疗知情同意书

门诊/住院：_____科_____室　　　　　门诊号：_____　住院号：_____

姓　名		性别		年龄		床位	
病　情 摘　要							
临　床 诊　断							
处　理 建　议	<div>超声引导下经皮消融治疗。简要步骤:皮肤消毒→铺巾→利多卡因皮肤局部麻醉→皮肤切口(2~10mm)→进消融针→麻醉→消融治疗→退针→局部消毒包扎→结束。</div> <div style="text-align:right">经治医师签名:_____　　主治医师签名:_____</div>						
预　后 及 结　果	超声引导下经皮消融是对肝脏病灶局部活性灭活的治疗方法之一。但由于医学科学的特殊性和个体差异性,在治疗过程中及后期,有可能出现:①各种感染(细菌、真菌、病毒等);②麻醉意外;③操作部位出血或脏器被膜下出血;④术后消融病灶脏器功能异常、肝功能衰竭、肾功能衰竭等;⑤皮肤烫伤;⑥血胸、气胸、需治疗胸腔积液;⑦病灶周围脏器或血管损伤,导致胆瘘、胃肠瘘、输尿管瘘等;血管损伤导致局部血肿或假性动脉瘤;⑧颈部病变消融时,周围神经损伤、声音嘶哑、呛咳等;⑨针道种植;⑩术后疼痛、发热,并发脏器脓肿等;⑪血尿、血红蛋白尿;⑫消融病灶的脏器后分泌功能障碍,消融后影响激素功能及出现代谢障碍等;⑬消融不彻底,需进一步治疗;⑭发生心脑血管意外及其他难以预料的、危及患者生命、可致残的意外情况。						
患者本人 或 亲属	<div>同意选择超声引导下经皮消融治疗,并对上述可能发生的后果明知。本人自愿同意对_____进行经皮消融治疗。如果发生了上述情况,表示理解。</div> <div>患者:_____联系方式:_____年　月　日</div><div>患者亲属:_____关系:_____电话:_____年　月　日</div>						
科主任 意　见	<div>　</div><div>科主任签名:_____年　月　日</div>						

六、超声引导下经皮肾脏病变消融治疗知情同意书

门诊/住院：_____科_____室　　　　门诊号：_____住院号：_____

姓　　名		性别		年龄		床位	
病　情摘　要							
临　床诊　断							
处　理建　议	超声引导下经皮肾脏病变微波消融治疗。简要步骤：皮肤消毒→铺巾→利多卡因皮肤局部麻醉→皮肤切口（2～10mm）→进消融针→麻醉→消融治疗→退针→局部消毒包扎→结束。 　　　　经治医师签名：_____　　主治医师签名：_____						
预　后及结　果	超声引导下经皮消融是对病灶局部活性灭活的治疗方法之一。但由于医学科学的特殊性和个体差异性，在治疗过程中及后期，有可能出现：①各种感染（细菌、真菌、病毒等）；②麻醉意外；③严重心律失常、冠状动脉供血不足；④出血、腹膜后血肿；⑤皮肤烫伤；⑥术后肾功能异常或衰竭；⑦血胸、气胸、咯血、需治疗的胸腔积液等；⑧胃肠瘘等；⑨针道种植；⑩疼痛、发热、寒战、恶心、呕吐等；⑪周围脏器损伤，如血管、神经、输尿管等；⑫血尿、血红蛋白尿、尿瘘、坏死物质随尿液排出或阻塞输尿管等；⑬消融不彻底，需进一步治疗；⑭发生心脑血管意外及其他难以预料的、危及患者生命、可致残的意外情况。						
患者本人或亲属	同意选择超声引导下经皮肾脏病变消融治疗，并对上述可能发生的后果明知。本人自愿同意对_____进行经皮肾脏病变消融治疗。如果发生了上述情况，表示理解。 患者：_____联系方式：_____年　　月　　日 患者亲属：_____关系：_____电话：_____年　　月　　日						
科主任意　见	 　　　　科主任签名：　　　　　　　　　　　　　年　　月　　日						

七、超声引导下经皮肾上腺病变消融治疗知情同意书

门诊/住院：_____科_____室　　　　门诊号：_____　住院号：_____

姓　名		性别		年龄		床位	
病　情 摘　要							
临　床 诊　断							
处　理 建　议	超声引导下经皮肾上腺病变消融治疗。简要步骤：皮肤消毒→铺巾→利多卡因皮肤局部麻醉→皮肤切口（2～10mm）→进消融针→麻醉→消融治疗→退针→局部消毒包扎→结束。 　　　　　经治医师签名：_____　　　主治医师签名：_____						
预　后 及 结　果	超声引导下经皮微波消融是肾上腺病变治疗方法之一，有助于该病的治疗。但由于医学科学的特殊性和个体差异性，在治疗过程中及后期，有可能出现：①各种感染（细菌、真菌、病毒等）；②麻醉意外；③恶性高血压；④心室扑动、心室颤动等严重心律失常、冠状动脉供血不足；⑤出血、腹膜后血肿；⑥皮肤烫伤；⑦术后肾上腺功能异常；⑧血胸、气胸、咯血、需治疗的胸腔积液等；⑨胃肠瘘等；⑩针道种植；⑪疼痛、发热、寒战、恶心、呕吐等；⑫周围脏器损伤，如血管、神经等；⑬术中意外中止治疗；⑭消融不彻底，需进一步治疗；⑮发生心脑血管意外及其他难以预料的、危及患者生命、可致残的意外情况。						
患者本人 或 亲属	同意选择超声引导下经皮肾上腺病变消融治疗，并对上述可能发生的后果明知。本人自愿同意对_____进行经皮肾上腺病变消融治疗。如果发生了上述情况，表示理解。 　　患者：_____联系方式：_____年　　月　　日 　　患者亲属：_____关系：____电话：_____年　　月　　日						
科主任 意　见	 　　科主任签名：　　　　　　　　　　　　　　年　　月　　日						

八、超声引导下经皮子宫病变消融治疗知情同意书

门诊/住院：_____科_____室　　　门诊号：_____住院号：_____

姓　　名		性别		年龄		床位	
病　情 摘　要							
临　床 诊　断							
处　理 建　议	超声引导下经皮子宫病变消融治疗。 　　　　　　经治医师签名：_____　　主治医师签名：_____						
预　后 及 结　果	超声引导下经皮子宫病变消融是对病灶局部活性灭活的治疗方法之一。但由于医学科学的特殊性和个体差异性，在治疗过程中及后期，有可能出现：①麻醉意外；②治疗后可能出现炎性渗出物经阴道流出，坏死的组织也有可能继发感染，并存在子宫穿孔的风险；③消融治疗可减缓疾病的进程，症状可缓解或消失。但不能确保与子宫肌瘤相关的所有症状都会减轻或消失；④治疗过程可能损伤周围器官或组织，导致肠穿孔、膀胱穿孔、下肢感觉及运动障碍、感应痛等；⑤皮肤烫伤；⑥不能彻底治愈子宫肌瘤，仍有可能接受再次微波治疗及子宫切除等方法的治疗；⑦病灶周围脏器或血管损伤，导致胆瘘、胃肠瘘、输尿管瘘等；血管损伤导致局部血肿或假性动脉瘤；⑧子宫病变可继发不孕，微波治疗不能改变影响受孕的因素；⑨治疗原位灭活组织，故治疗后仍不能确定疾病的组织病理学诊断；⑩发生心脑血管意外及其他难以预料的、危及患者生命、可致残的意外情况。						
患者本人 或 亲属	同意选择超声引导下经皮子宫病变消融治疗，并对上述可能发生的后果明知。本人自愿同意对_____进行经皮子宫病变消融治疗。如果发生了上述情况，表示理解。 患者：_____联系方式：_____年　　月　　日 患者亲属：_____关系：_____电话：_____年　　月　　日						
科主任 意　见	科主任签名：　　　　　　　　　　　　　年　　月　　日						

九、超声引导下经皮甲状腺病变消融治疗知情同意书

门诊/住院：_____科_____室　　　　　　门诊号：_____住院号：_____

姓　名		性别		年龄		床位	
病　情 摘　要							
临　床 诊　断							
处　理 建　议	超声引导下经皮甲状腺病变消融治疗。简要步骤：皮肤消毒→铺巾→利多卡因皮肤局部麻醉→皮肤切口（2～10mm）→进消融针→麻醉→消融治疗→退针→局部消毒包扎→结束。 　　　　　　经治医师签名：_____　　主治医师签名：_____						
预　后 及 结　果	超声引导下经皮甲状腺病变消融是对病灶局部活性灭活的治疗方法之一。但由于医学科学的特殊性和个体差异性，在治疗过程中及后期，有可能出现：①各种感染（细菌、真菌、病毒等）；②麻醉意外；③严重心律失常、冠状动脉供血不足、心搏骤停等；④周围血管损伤、出血；⑤皮肤烫伤；⑥术后甲状腺功能异常；⑦气管损伤、咯血等；⑧针道种植；⑨周围神经损伤、声音嘶哑、呛咳等；⑩疼痛、发热、寒战、恶心、呕吐等；⑪消融不彻底，需进一步治疗；⑫发生心脑血管意外及其他难以预料的、危及患者生命、可致残的意外情况。						
患者本人 或 亲属	同意选择超声引导下经皮甲状腺病变微波消融治疗，并对上述可能发生的后果明知。本人自愿同意对_____进行经皮甲状腺病变消融治疗。如果发生了上述情况，表示理解。 患者：_____联系方式：_____年　月　日 患者亲属：_____关系：_____电话：_____年　月　日						
科主任 意　见	 　　　科主任签名：_____　　　　　　　　　年　月　日						

十、超声引导下经皮甲状旁腺病变消融治疗知情同意书

门诊/住院：_____科_____室　　　　门诊号：_____住院号：_____

姓　名		性别		年龄		床位	
病　情摘　要							
临　床诊　断							
处　理建　议	超声引导下经皮甲状旁腺病变消融治疗。简要步骤：皮肤消毒→铺巾→利多卡因皮肤局部麻醉→皮肤切口（2~10mm）→进消融针→麻醉→消融治疗→退针→局部消毒包扎→结束。 　　　　　经治医师签名：_____　　主治医师签名：_____						
预　后及结　果	超声引导下经皮甲状旁腺病变消融是对病灶局部活性灭活的治疗方法之一。但由于医学科学的特殊性和个体差异性，在治疗过程中及后期，有可能出现：①各种感染（细菌、真菌、病毒等）；②麻醉意外；③严重心律失常、冠状动脉供血不足、心搏骤停等；④周围血管损伤、出血；⑤皮肤烫伤；⑥术后甲状腺及甲状旁腺功能异常；⑦气管损伤、咯血等；⑧针道种植；⑨周围神经损伤、声音嘶哑、呛咳等；⑩疼痛、发热、寒战、恶心、呕吐等；⑪消融不彻底，需进一步治疗；⑫如病理结果证实为恶性，需再次手术治疗；⑬血钙、血磷异常或危象；⑭全段甲状旁腺激素、血钙等指标下降不理想或升高；⑮发生心脑血管意外及其他难以预料的、危及患者生命、可致残的意外情况。						
患者本人或亲属	同意选择超声引导下经皮甲状旁腺病变消融治疗，并对上述可能发生的后果明知。本人自愿同意对_____进行经皮甲状旁腺病变消融治疗。如果发生了上述情况，表示理解。 患者：_____联系方式：_____年　　月　　日 患者亲属：_____关系：_____电话：_____年　　月　　日						
科主任意见	科主任签名：　　　　　　　　　　　　　　　　　年　　月　　日						

十一、超声引导下经皮乳腺病变消融治疗知情同意书

门诊/住院：_____科_____室　　　　门诊号：_____住院号：_____

姓　名		性别		年龄		床位	
病　情 摘　要							
临　床 诊　断							
处　理 建　议	超声引导下经皮乳腺病变消融治疗。简要步骤：皮肤消毒→铺巾→利多卡因皮肤局部麻醉→皮肤切口（2～10mm）→进消融针→麻醉→消融治疗→退针→局部消毒包扎→结束。 　　　　　　经治医师签名：_____　　　主治医师签名：_____						
预　后 及 结　果	超声引导下经皮消融是对病灶局部活性灭活的治疗方法之一。但由于医学科学的特殊性和个体差异性，在治疗过程中及后期，有可能出现：①各种感染（细菌、真菌、病毒等）；②麻醉意外；③操作部位出血；④可能出现治疗区皮肤及皮下组织的热损伤，严重的热损伤可出现皮肤坏死、继发感染等；⑤治疗原位灭活组织，故治疗后仍不能确定疾病的组织病理学诊断；⑥术后疼痛、发热，并发脏器脓肿等；⑦消融不彻底，需进一步治疗；⑧发生心脑血管意外及其他难以预料的、危及患者生命、可致残的意外情况。						
患者本人 或 亲属	同意选择超声引导下经皮乳腺病变消融治疗，并对上述可能发生的后果明知。本人自愿同意对_____进行经皮乳腺病变消融治疗。如果发生了上述情况，表示理解。 患者：_____联系方式：_____年　　月　　日 患者亲属：_____关系：_____电话：_____年　　月　　日						
科主任 意　见	 　　　　科主任签名：　　　　　　　　　　　年　　月　　日						

十二、超声造影（CEUS）知情同意书

门诊/住院：_____科_____室　　　　门诊号：_____住院号：_____

姓　名		性别		年龄		床位	
病　情摘　要							
临　床诊　断							
处　理建　议	超声造影,简要步骤:皮肤消毒→肘前静脉建立静脉通道→注入超声造影剂→注入生理盐水 5ml→超声造影检查全过程→结束。 　　　　　　经治医师签名:_____　　主治医师签名:_____						
预　后及结　果	超声造影是对腹部及其他部位占位性病变诊断的方法之一,有助于病变的发现、定位、定性及治疗疗效的判断。SonoVue(声诺维)是一种含六氟化硫微泡(平均直径 2.5μm)的新型超声造影剂,于 2001 年在欧洲应用于临床,并于 2004 年在中国正式上市,证明是一种安全有效的超声造影剂。但由于医学科学的特殊性和个体差异性,在造影剂使用过程中及后期,有可能出现:①头痛;②注射部位疼痛;③注射部位青肿、灼热和感觉异常;④其他少见不良反应,如恶心、腹痛、发热、感觉异常、高血糖、视觉异常、背痛、咽炎、皮疹、感觉运动麻痹等;⑤发生过敏性休克、心脑血管意外及其他难以预料的、危及患者生命、可致残的意外情况。						
患者本人或亲属	自愿选择 SonoVue(声诺维)超声造影检查,并对上述可能发生的后果明知。本人自愿对_____进行 SonoVue(声诺维)超声造影检查。如果发生了上述情况,表示理解。 患者:_____联系方式:_____年　　月　　日 患者亲属:_____关系:_____电话:_____年　　月　　日						
科主任意　见	 　　　　科主任签名:　　　　　　　　　　　　　　年　　月　　日						

第六章

超声检查规范及质量控制方案

第一节　肝胆胰脾超声检查规范及质量控制方案

一、肝胆胰脾超声诊断规范

（一）肝脏

1. 操作规范

（1）操作步骤

肝脏检查时可采用仰卧位、左侧卧位、半坐位、坐位和站立位等。需要通过肋下斜切显示第一肝门、肋下斜切显示第二肝门、剑突下横切显示左外侧叶、剑突下矢状切显示门静脉矢状部、剑突下矢状切显示左叶经腹主动脉长轴切面、右肋下矢状切显示肝中静脉、肋下斜切显示膈顶、右肋间斜切显示肝右静脉、右肝及右肾等切面。上腹部加压扫查时，被检者吸气鼓肚扫查可增加肝脏显示清晰度。

（2）测量参数

包括肝左叶上下径测量、厚径测量、肝右叶最大斜径测量、门静脉内径测量：

1）肝左叶上下径

在剑突下经腹主动脉长轴肝左叶纵切面进行测量，测量肝左叶上方的膈肌内缘与下方左肝下角的距离。正常肝左叶上下径≤9cm（图6-1-1）。

2）肝左叶厚径

在剑突下经腹主动脉长轴肝左叶纵切面进行测量，测量肝表面至腹主动脉前方肝后缘的最大垂直距离。正常肝左叶厚径≤6cm（图6-1-1）。

3）肝右叶最大斜径

在右肋缘下肝右叶最大斜径测量切面（即声像图显示肝右静脉长轴汇入下腔静脉时，又能清晰显示弧度自然的右侧膈肌）进行测量，测量肝表面至横膈内缘之间的最大垂直距离。正常肝右叶最大斜径≤14cm（图6-1-2）。

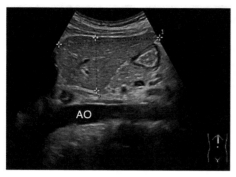

图 6-1-1　肝左叶上下径、厚径测量
AO.腹主动脉。

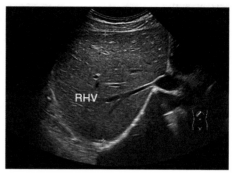

图 6-1-2　右肋下肝右叶斜径测量
RHV.肝右静脉。

4）门静脉内径

在右肋缘下经第一肝门右肝斜切面测量,在距第一肝门 1～2cm 处测量其管径(图 6-1-3)。正常门静脉内径<1.3cm。

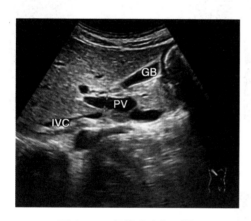

图 6-1-3　门静脉内径测量

多普勒血流图像或频谱多普勒图像。

2. 存图标准(表 6-1-1)

1）建议肝脏扫查至少留存 5 张图像:肋下斜切显示第一肝门切面 1 张(图 6-1-4)、肋下斜切显示第二肝门切面 1 张(图 6-1-5)、肝左叶经腹主动脉长轴纵切面 1 张(图 6-1-6)、右肋下右肝及右肾纵切面 1 张(图 6-1-7)、右肋间经第一肝门斜切面 1 张(图 6-1-8),见表 6-1-1。上述图像至少 1 张为彩色超声图像,必要时留存肝脏其他切面图像、门静脉、肝静脉及肝固有动脉彩色

表 6-1-1　肝脏留存标准切面

切面	探头位置	包含主要结构
肋下斜切显示第一肝门	肋缘下	第一肝门、门静脉(含矢状部)
肋下斜切显示第二肝门	右肋缘下	第二肝门、肝静脉
肝左叶经腹主动脉长轴纵切面	剑突下	肝左叶、腹主动脉
右肋下右肝及右肾纵切面	右肋缘下	肝右叶、右肾
右肋间经第一肝门斜切面(推荐彩色超声)	右肋间	肝右叶、第一肝门

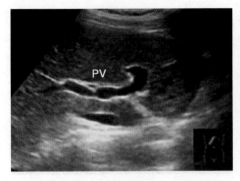

图 6-1-4　肋下斜切显示第一肝门切面
PV. 门静脉。

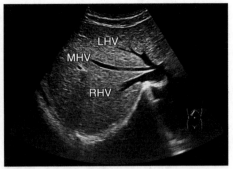

图 6-1-5　肋下斜切显示第二肝门切面
LHV. 肝左静脉；MHV. 肝中静脉；
RHV. 肝右静脉。

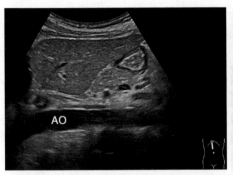

图 6-1-6　肝左叶经腹主动脉长轴纵切面
AO. 腹主动脉。

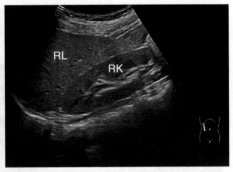

图 6-1-7　右肋下右肝及右肾纵切面
RL. 肝右叶；RK. 右肾。

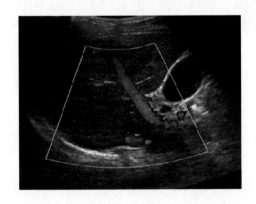

图 6-1-8　右肋间经第一肝门斜切面

2）显示肝脏病变的灰阶图像 2 张（应为不同角度切面下的图像，建议横切面+纵切面）。

3）病变彩色多普勒血流图像 1 张，必要时留存频谱多普勒图像 1 张。

3. 报告书写规范

肝脏超声检查报告一般分为以下部分：基本信息、声像图、超声描述（即超声所见）和超声提示。

（1）超声描述

应包含肝脏显示是否满意，肝脏大小是否正常、包膜是否光滑、实质回声情况、回声分布是否均匀、肝内胆管是否扩张，必要时描述门静脉内径。肝脏是否存在弥漫性及占位性病变。若可见肝脏病变，应详细描述病变范围及大小、边界、回声、血供情况、与周围毗邻关系等。

（2）超声提示

肝脏有病变时应明确提示，包括病变来源、病变位置、病变可能的性质。可以提出下一步协助确诊的方法。肝脏无明显病变时，可与腹部其他脏器一起给出阴性提示。

（3）报告模板示例

超声所见（报告正文部分）可采用描述性或结构性报告两种形式呈现，一般采用描述性报告。

描述性报告示例

描述性报告一般以文字描述为主。

正常肝脏超声描述性报告模板示例：

> **超声所见：**
>
> 肝脏大小形态正常，包膜光滑，回声均匀，肝内胆管未见扩张。
>
> **超声提示：**
>
> 肝脏超声未见明显异常。

肝脏占位超声描述性报告模板示例：

> **超声所见：**
>
> 肝左叶 S2 段见＿＿＿ cm×＿＿＿ cm 高回声占位，边界尚清，周边回声增强。CDFI 未见明显血流信号。
>
> **超声提示：**
>
> 肝左叶 S2 段高回声占位，倾向良性，建议结合增强影像检查。

（二）胆囊和胆管

1. 操作规范

（1）操作步骤

常规检查，被检者须禁食 6~8 小时以上，早晨空腹检查为宜，急诊超声可随时检查。检查时,一般采取仰卧位,必要时可采取左或右侧卧位、半卧位、胸膝卧位、坐位或站立位。检查过程中,可呼吸配合以获得清晰的胆囊和胆管声像图。胆囊需获得最大纵切面和横切面图像。胆管分为肝内胆管和肝外胆管。肝内胆管与门静脉伴行,一般只能显示一、二级胆管(肝总管和左右肝管)。肝外胆管分为上段和下段,上段与门静脉伴行,下段与下腔静脉伴行。

(2) 测量参数

胆囊大小、形态异常时,需测量胆囊长径、宽径(左右径)、厚径(前后径)和胆囊壁厚度;胆管扩张时,需测量胆管管腔内径。

1) 长径

在胆囊长轴最大纵切面测量长径(不包括胆囊壁)(图6-1-9)。

2) 宽径和厚径

在胆囊长轴切面上旋转探头90°短轴扫查,在胆囊最大横切面测量内径(不包括胆囊壁)(图6-1-10)。

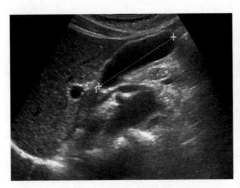
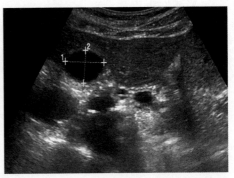

图6-1-9 胆囊长径测量(+) 　　　　 图6-1-10 胆囊宽径和厚径测量(+)

3) 当胆囊明显折叠时,应分段测量胆囊长径,长径为各分段之和(图6-1-11)。

4) 胆囊壁厚度

经右肋间胆囊体部长轴切面,将声束垂直于胆囊壁,在胆囊长轴切面测量胆囊体部前壁厚度(图6-1-12)。

5) 肝外胆管内径

选择肝外胆管上段,以肝右动脉跨越门静脉与胆管处为标志,在其下方1~2cm处,纵切面测量最宽管腔内径。

6) 正常参考值

胆囊长径≤8~12cm(儿童<7cm,1岁以下婴儿和新生儿胆囊长1.5~3.0cm);

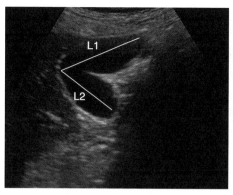

图 6-1-11　折叠胆囊长径(L=L1+L2)

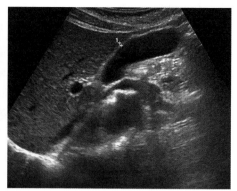

图 6-1-12　胆囊壁厚度测量(+)

宽径(左右径)≤4cm；

厚径(前后径)≤3.5cm；

胆囊壁厚度≤3mm；

左右肝管≤2mm 或小于门静脉内径 1/3；肝外胆管≤6mm 或小于门静脉内径 1/3。

2. 存图标准

(1) 胆囊

1)显示胆囊长轴纵切面灰阶图像 1 张(6-1-13)，必要时留存短轴横切面灰阶图像 1 张。

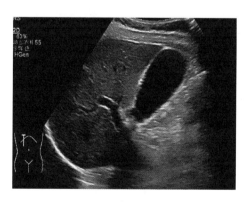

图 6-1-13　胆囊长轴灰阶图像

2)显示胆囊病变的灰阶图像 2张(应为不同角度切面下的图像，建议横切面+纵切面)。

3)病变彩色多普勒血流图像 1 张，必要时留存频谱多普勒图像 1 张。

(2) 胆管

1)显示胆管病变的灰阶图像 1 张。

2)显示不同部位的扩张胆管。

3)病变彩色多普勒血流图像 1张，必要时留存频谱多普勒图像 1 张。

3. 报告书写规范

胆囊和胆管超声检查报告一般分为以下部分：基本信息、声像图、超声描述(即超声所见)和超声提示。

（1）超声描述

1）胆囊

应包含胆囊大小、形态是否正常,胆囊壁厚度、均匀性,胆囊壁是否存在隆起样病变或占位性病变,以及病变范围、大小、边界、内部回声、血供情况,病变与胆囊壁和周围毗邻关系等。胆囊腔胆汁回声特征,胆囊腔内有无异常回声、异常回声的声学特征及活动度和与胆囊壁的关系等。

2）胆管

应包含胆管管腔是否扩张,胆管壁厚度、均匀性,管腔内是否存在隆起样病变或占位性病变及病变范围、大小、边界、内部回声、血供情况,病变周围毗邻关系等。胆管腔内有无异常回声、异常回声的声学特征及活动度和与胆管壁的关系等。

（2）超声提示

1）胆囊

胆囊有病变时应明确提示,包括病变位置、病变可能的性质。可以提出下一步协助确诊的方法。胆囊无明显病变时,可与腹部其他脏器一起给出阴性提示。

2）胆管

胆管有病变时应明确提示,包括病变位置、病变可能的性质。可以提出下一步协助确诊的方法。胆管无明显病变时,可与腹部其他脏器一起给出阴性提示。

（3）报告模板示例

超声所见（报告正文部分）可采用描述性或结构性报告两种形式呈现,一般采用描述性报告。

1）描述性报告示例

描述性报告一般以文字描述为主。

正常胆囊和胆管超声描述性报告模板示例：

超声所见：

空腹扫查,胆囊显示清晰。

胆囊大小形态正常,胆囊壁不厚、光滑,胆囊腔为无回声、透声性好,其内未见异常回声。

胆管不扩张。

超声提示：

胆囊和胆管未见明显异常。

胆囊占位性病变超声描述性报告模板示例：

超声所见：

空腹扫查,胆囊显示清晰。

胆囊大小形态正常,胆囊前壁体部见乳头状结节突入胆囊腔,大小2.2cm×2.0cm,表面欠光滑,内部呈中等回声,基底较宽,与胆囊壁分界不清,局部胆囊壁黏膜层连续性中断。CDFI于结节内探及动脉血流信号,峰值流速(V_{max}) = 45cm/s,阻力指数(RI) = 0.52。

超声提示：

胆囊壁实性占位(隆起型胆囊癌可能性大,建议进一步检查)。

胆管占位性病变超声描述性报告模板示例：

超声所见：

肝内外胆管扩张,左外下支宽约8mm,右前支宽约9mm,肝门部宽约12mm,肝外胆管宽约12mm。胆管下段腔内可见低回声占位,大小约2.3cm×1.2cm,形态不规则,与胆管壁分界不清,局部胆管壁黏膜层连续性中断。CDFI于占位内探及动脉血流信号,阻力指数(RI) = 0.67。

超声提示：

梗阻性黄疸。

胆管下段占位,胆管癌可能性大,建议进一步检查。

2）结构性报告示例

结构性报告除填写表格数据外,建议包含简单描述的部分。

正常胆囊结构性报告模板示例：

长径	宽径	厚径	壁厚
7.5cm	2.5cm	2.0cm	0.2cm

超声所见:胆囊大小形态正常,胆囊壁不厚、光滑,胆囊腔为无回声、透声性好,其内未见异常回声。
超声提示:胆囊未见明显异常。

（三）胰腺

1. 操作规范

（1）操作步骤

胰腺检查时可采用仰卧位、右侧卧位、坐位或站立位、俯卧位等。需要获得胰腺的长轴切面,胰头、颈、体、尾部的短轴切面,以及左肋间通过脾窗的胰尾切面。检查中,上腹部加压扫查、吸气鼓肚经肝左叶扫查可增加胰腺显示清晰度。必要时可饮脱气水或胃肠造影剂 400~600ml,充盈胃腔作为透声窗进行胰腺检查。

(2) 测量参数

包括胰腺前后径测量(胰腺长轴切面)(图 6-1-14)和胰管测量。

1) 胰头前后径

下腔静脉前、胰腺后缘中点向前的垂直线。

2) 胰体前后径

腹主动脉和肠系膜上动脉圆心连线通过胰体前后缘的距离。

3) 胰尾前后径

过腹主动脉圆心,并和上述两圆心相交呈 45° 的直线上取胰尾前后缘距离。

4) 胰管

胰管显示最宽处。正常胰管内径(前后径)体部不大于 2mm,头颈部不大于 3mm。

2. 存图标准

1) 显示胰腺长轴灰阶图像 1 张(图 6-1-15)。

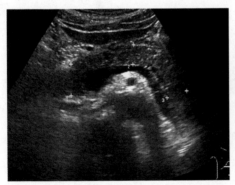

图 6-1-14 **胰腺长轴切面前后径测量(+)**

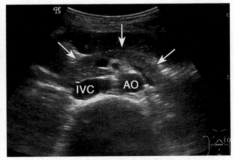

图 6-1-15 **胰腺长轴灰阶图像(箭头所示)**
IVC. 下腔静脉;AO. 腹主动脉。

2) 显示胰腺病变的灰阶图像 2 张(应为不同角度切面下的图像,建议横切面+纵切面)。

3) 病变彩色多普勒血流图像 1 张,必要时留存频谱多普勒图像 1 张。

3. 报告书写规范

胰腺超声检查报告一般分为以下部分:基本信息、声像图、超声描述(即超声所见)和超声提示。

（1）超声描述

应包含胰腺显示是否满意,胰腺形态大小是否正常、实质回声是否均匀、胰管是否扩张。胰腺是否存在弥漫性及占位性病变。若可见胰腺病变,应详细描述病变范围及大小、边界、回声、血供情况、与周围结构毗邻关系等。

（2）超声提示

胰腺有病变时应明确提示,包括病变来源、病变位置、病变可能的性质。可以提出下一步协助确诊的方法。胰腺无明显病变时,可与腹部其他脏器一起给出阴性提示。

（3）报告模板示例

超声所见(报告正文部分)可采用描述性或结构性报告两种形式呈现,一般采用描述性报告。

1）描述性报告示例

描述性报告一般以文字描述为主。

正常胰腺超声描述性报告模板示例:

超声所见：

空腹扫查,胰腺显示清晰。

胰腺形态、大小正常,实质回声均匀,胰腺未见明显占位,胰管未见明显扩张。

超声提示：

胰腺未见明显异常。

胰腺占位超声描述性报告模板示例:

超声所见：

饮水后坐位扫查,胰腺显示清晰。

胰腺形态、大小正常,实质回声均匀,胰腺尾部见无回声占位,大小＿＿＿cm×＿＿＿cm,形态规则,边界清,未见壁厚及乳头状隆起。CDFI未见明显血流信号,胰管未见明显扩张。

超声提示：

胰腺尾部囊性占位,倾向良性,建议结合增强影像。

2）结构性报告示例

结构性报告除填写表格数据外,建议包含简单描述的部分。

正常胰腺结构性报告模板示例：

胰头	胰体	胰尾	胰管
2.0cm	1.4cm	1.5cm	0.2cm

超声所见：胰腺形态大小正常，实质回声均匀，胰腺未见明显占位，胰管未见明显扩张。

超声提示：胰腺未见明显异常。

（四）脾脏

1. 操作规范

（1）操作步骤

脾脏检查时采用左肋间途径，常规体位为右侧卧位或右侧 45°卧位，较常用体位为仰卧位，极少使用俯卧位（仅用于鉴别诊断时）。检查时将探头从左胸壁第 8~11 肋间处，沿脾的长轴向两侧做动态扫查，显示脾脏纵切面，观察脾脏轮廓、实质回声、脾门部血管及脾内血管。需要常规测量脾脏厚径、长径、脾静脉直径。于脾门部血管和最大纵切面测量脾脏厚径和长径。

（2）测量参数

包括脾脏长径、厚径和脾门部静脉测量。

1）长径

脾门纵断面测量脾上极最高点至脾下极最低点的距离（图 6-1-16）。成人正常参考值<12cm。

2）厚径

脾门纵断面测量脾门至对侧缘弧形切线的距离（图 6-1-16）。成人正常参考值<4cm。

3）脾门静脉

脾门部静脉的直径。正常参考值<0.8cm（图 6-1-17）。

2. 存图标准

（1）显示脾脏纵切面及脾门静脉灰阶图像 1 张（见图 6-1-16）。

（2）显示脾脏病变的灰阶图像 2 张（应为不同角度切面下的图像，建议横切面+纵切面）。

（3）病变彩色多普勒血流图像 1 张，必要时留存频谱多普勒图像 1 张。

3. 报告书写规范

脾脏超声检查报告一般分为以下部分：基本信息、声像图、超声描述（即超声所见）和超声提示。

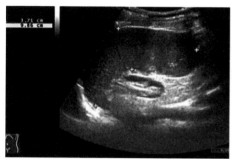

图 6-1-16　脾脏长径(+²)和厚径测量(+¹)

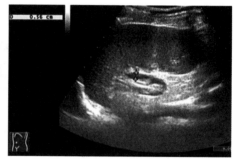

图 6-1-17　脾门静脉的测量(+¹)

（1）超声描述

应包含脾脏显示是否满意,脾脏大小和形态是否正常、实质回声是否均匀、脾门静脉是否扩张。脾脏是否存在弥漫性及占位性病变。若可见脾脏病变,应详细描述病变范围及大小、边界、回声、血供情况、与周围毗邻关系等。

（2）超声提示

脾脏有病变时应明确提示,包括病变来源、病变位置、病变可能的性质。可以提出下一步协助确诊的方法。脾脏无明显病变时,可与腹部其他脏器一起给出阴性提示。

（3）报告模板示例

超声所见(报告正文部分)可采用描述性或结构性报告两种形式呈现,一般采用描述性报告。

1）描述性报告示例

描述性报告一般以文字描述为主。

正常脾脏超声描述性报告模板示例:

超声所见：

空腹扫查,脾脏显示清晰。

脾脏大小、形态正常,实质回声均匀,脾脏未见明显占位,脾门静脉未见明显扩张。

超声提示：

脾脏未见明显异常。

41

脾脏占位超声描述性报告模板示例:

超声所见:

脾脏形态、大小正常,实质回声均匀,脾脏下极见无回声占位,大小____cm×____cm,形态规则,边界清。CDFI未见明显血流信号,脾门静脉未见明显扩张。

超声提示:

脾脏下极囊性占位,倾向良性,建议结合增强影像。

2)结构性报告示例

结构性报告除填写表格数据外,建议包含简单描述的部分。

正常脾脏结构性报告模板示例:

脾脏厚径	脾脏长径	脾门静脉直径
3.5cm	9.4cm	0.6cm

二、肝胆胰脾超声筛查规范

(一)肝脏

1. 操作规范

参见"肝脏超声诊断规范"。

2. 存图标准

应包含至少2幅图像:肋下斜切显示第一肝门(包含门静脉矢状部)1张(见图6-1-4)、右肋间经第一肝门右肝斜切面1张(见图6-1-8)。必要时留存肝脏其他切面图像、门静脉、肝静脉、第二肝门及肝固有动脉彩色多普勒血流图像或频谱多普勒图像。如果肝脏发现病变,需增加包含病变的灰阶或CDFI图像至少2张(应为不同角度切面下的图像,建议横切面+纵切面)。

3. 报告书写规范

1)超声描述

应包含肝脏显示是否满意,肝脏大小是否正常、实质回声情况、回声分布是否均匀、肝内胆管是否扩张、门静脉内径。肝脏是否存在弥漫性及占位性病变。若可见肝脏病变,应详细描述病变范围及大小、边界、回声、血供情况、与周围毗邻关系等。

2）超声提示

肝脏有病变时应明确提示，包括病变来源、病变位置、病变可能的性质。可以提出下一步协助确诊的方法。肝脏无明显病变时，可与腹部其他脏器一起给出阴性提示。

（二）胆囊

1. 操作规范

参见"胆囊超声诊断规范"。

2. 存图标准

显示胆囊长轴纵切面灰阶图像1张（见图6-1-9），必要时留存短轴横切面灰阶图像1张。如果发现胆囊病变，需增加包含病变的灰阶或CDFI图像至少2张（应为不同角度切面下的图像，建议横切面+纵切面）。

3. 报告书写规范

（1）超声描述

应包含胆囊大小、形态是否正常，胆囊壁厚度、均匀性，胆囊壁是否存在隆起样病变或占位性病变及病变范围、大小、边界、内部回声、血供情况，病变与胆囊壁和周围毗邻关系等。胆囊腔胆汁回声特征，胆囊腔内有无异常回声、异常回声的声学特征及活动度和与胆囊壁的关系等。

（2）超声提示

胆囊有病变时应明确提示，包括病变位置及可能的性质。可以提出下一步协助确诊的方法。胆囊无明显病变时，可与腹部其他脏器一起给出阴性提示。

（三）胰腺

1. 操作规范

参见"胰腺超声诊断规范"。

2. 存图标准

应包含至少1幅图，即显示胰腺长轴的1张灰阶图像（见图6-1-15）。如果胰腺发现病变，需增加包含病变的灰阶或CDFI图像至少2张（应为不同角度切面下的图像，建议横切面+纵切面）。

3. 报告书写规范

（1）超声描述

应包含胰腺显示是否满意，胰腺形态和大小是否正常、实质回声是否均匀、胰管是否扩张。胰腺是否存在弥漫性及占位性病变。若可见胰腺病变，应详细描述病变范围及大小、边界、回声、血供情况、与周围毗邻关系等。

（2）超声提示

胰腺有病变时应明确提示，包括病变来源、病变位置、病变可能的性质。

可以提出下一步协助确诊的方法。胰腺无明显病变时,可与腹部其他脏器一起给出阴性提示。

（四）脾脏

1. 操作规范

参见"脾脏超声诊断规范"。

2. 存图标准

应包含至少 1 幅图,即显示脾脏纵轴长径和厚径的 1 张灰阶图像(图 6-1-16)。如果脾脏发现病变,需增加包含病变的灰阶或 CDFI 图像至少 2 张(应为不同角度切面下的图像,建议横切面+纵切面)。

3. 报告书写规范

（1）超声描述

应包含脾脏显示是否满意、脾脏形态和大小是否正常、实质回声是否均匀、脾门静脉是否扩张。脾脏是否存在弥漫性及占位性病变。若可见脾脏病变,应详细描述病变范围及大小、边界、回声、血供情况、与周围毗邻关系等。

（2）超声提示

脾脏有病变时应明确提示,包括病变来源、病变位置、病变可能的性质。可以提出下一步协助确诊的方法。脾脏无明显病变时,可与腹部其他脏器一起给出阴性提示。

三、肝胆胰脾超声质量控制方案

（1）操作规范的质量控制

应按照以上超声诊断规范对肝脏超声检查的全面性、连贯性、熟练程度,仪器调节,图像显示,对需要测量的切面及病变进行测量等指标进行质量控制评分。

（2）存图合格的质量控制

采用抽查报告上的附图和工作站存图两种方式进行存图合格的质量控制。如:

报告存图合格率=抽查报告存图合格例数/总抽查报告例数×100%。

存图合格的标准:

1）仪器调节适当

符合腹部脏器超声仪器调节的要求,灰阶超声清晰显示所探查脏器的形态;彩色多普勒超声所探查病变区域及周围血管呈良好的充盈状态,无明显的彩色混叠或外溢;频谱多普勒声束血流夹角<60°,每幅图包含 3~5 个连续完整一致的频谱,频谱尽量放大且不出现混叠。

2）存图切面标准、齐全

图像包含体标或文字标识,测量点正确,存储必要的阳性图像和重要的阴性切面。

（3）报告书写规范的质量控制

报告书写合格率=抽查报告书写合格例数/总抽查报告例数×100%。

报告书写合格的标准:符合报告书写要求,基本信息齐全,描述和诊断规范,内容完整,数据和文字无误。

（4）超声诊断符合率

超声诊断符合率=报告期内超声诊断与病理诊断符合例数/报告期内超声报告有对应病理或临床诊断总例数×100%。

在所抽查的脏器超声检查的病例中,将同时进行影像学检查如 CT、MRI 或外科手术确诊的病例规定为有效病例。与影像学检查或外科手术等确诊依据做对照,判断超声诊断正确与否。

第二节　泌尿系及肾上腺超声检查规范及质量控制方案

一、泌尿系及肾上腺超声诊断规范

（一）肾脏

1. 操作规范

（1）操作步骤

肾脏检查时常用体位为仰卧位、侧卧位,必要时可用俯卧位。可经肋间或肋下,探头置于侧腹部前方、侧方或后方,纵横切面结合多方位全面扫查。

（2）测量参数

1）长径及横径

在清晰显示肾上、下极及肾门的冠状切面进行测量,肾上、下极之间的距离为长径,垂直于长径、经肾门处肾脏宽度为横径。横径也可在经肾门的横切面测量(图 6-2-1)。

2）厚径

在经肾门的横切面上,测量肾轮廓前缘至后缘的最大距离。

3）肾皮质厚度

在肾锥体显示清晰时测量,为包膜下至肾锥体外缘的距离(图 6-2-1)。

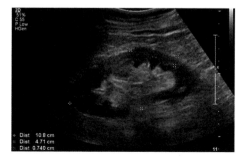

图 6-2-1　**肾脏长径、横径及肾皮质测量**

4）肾实质厚度

在肾锥体显示清晰时测量，为包膜下至肾窦外缘的距离。

2. 存图标准

1）显示肾脏长轴灰阶图像1张（图6-2-1）。可疑肾脏弥漫性病变时应有肾脏和肝脏或脾脏回声对比图像。

2）显示肾脏病变的灰阶图像2张（应为不同角度切面下的图像，建议横切面+纵切面）。

3）病变彩色多普勒血流图像1张，必要时留存频谱多普勒图像1张。

3. 报告书写规范

（1）超声描述

应包含肾脏位置、形态、大小是否正常，皮、髓质回声是否正常，有无集合系统扩张。可疑肾脏弥漫性病变时可测量肾皮质厚度。若发现局灶性病变，应详细描述病变部位（实质、肾窦或肾周）、大小、边界、回声、血供情况、与周围毗邻关系等。

（2）超声提示

肾脏有病变时应明确提示，包括病变来源、位置和可能的性质。可以提出下一步协助确诊的方法。无明显病变时，可与腹部其他脏器一起给出阴性提示。

（3）报告模板示例

正常肾脏超声报告模板示例：

超声所见：

肾脏位置、形态、大小正常，实质回声未见异常，未见明显占位及结石，肾盂肾盏未见明显扩张。

超声提示：

肾脏未见明显异常。

（二）输尿管

1. 操作规范

（1）操作步骤

检查输尿管上段时可采用仰卧位、侧卧位及俯卧位，中、下段则一般采取仰卧位。可采用自上而下追踪的方法进行扫查。在肾脏冠状切面清晰显示肾门后，逐渐调整探头角度，显示肾盂输尿管连接处。如果有扩张则沿着输尿管走行向下扫查。重点观察输尿管三个生理狭窄处。

（2）测量参数

输尿管内径：正常输尿管处于闭合状态，超声不易显示。有扩张时可测量其内径，正常不超过 4mm。

2. 存图标准

（1）肾盂输尿管连接处（图 6-2-2）、输尿管膀胱壁内段（膀胱应处于充盈状态，图 6-2-3）灰阶图像各 1 张。

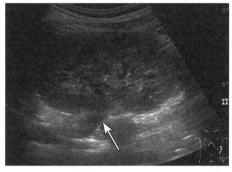

图 6-2-2　**肾盂输尿管连接处（箭头所示）**　图 6-2-3　**输尿管膀胱壁内段（箭头所示）**
BL. 膀胱。

（2）显示输尿管病变的灰阶图像 1~2 张。

（3）病变或结石处彩色多普勒血流图像 1 张。必要时可用彩色多普勒观察输尿管口喷尿现象，以协助评价是否存在输尿管梗阻。

3. 报告书写规范

1）超声描述

输尿管有无扩张。若发现病变，应详细描述病变部位（上、中、下段）、大小、边界、回声、周围输尿管壁情况等。

2）超声提示

输尿管有病变时应明确提示，包括病变位置、可能的性质。可以提出下一步协助确诊的方法。

3）报告模板示例

正常输尿管超声报告模板示例：

> **超声所见：**
> 输尿管未见明显扩张。
> **超声提示：**
> 输尿管未见明显异常。

（三）膀胱

1. 操作规范

1）操作步骤

膀胱检查时一般采用仰卧位。经腹壁检查时,需充盈膀胱。经直肠检查时,检查前要排净大便,必要时清洁灌肠,适当充盈膀胱。

①经腹壁扫查:受检者取仰卧位,探头纵向置于耻骨联合以上,自内向外移动扫查,可获得膀胱的一系列纵断面声像图,将探头横置于耻骨联合以上,向上移动扫查至膀胱顶部,向下移动扫查到膀胱颈部,可获得膀胱的连续横切面声像图。

②经直肠扫查:先将探头罩一橡皮套,外涂润滑剂后插入肛门。应用线阵探头作纵切面扫查,并在直肠内作顺时针和逆时针旋转,获得膀胱系列纵切面声像图。直肠内扇形横切面检查,将探头插入肛门后,由浅入深,便可获得一系列膀胱横切面声像图。

2）测量参数

①膀胱纵断面:取膀胱最大纵切面,测量膀胱腔的上下径和前后径。

②膀胱横切面:取膀胱最大横切面,测量膀胱左右径。

2. 存图标准

1）显示膀胱纵切面及横切面灰阶图像各 1 张(图 6-2-4、图 6-2-5)。

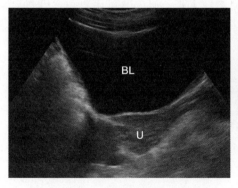 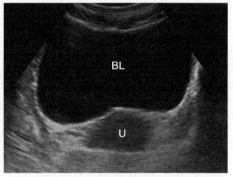

图 6-2-4　正常膀胱纵切面声像图　　　图 6-2-5　正常膀胱横切面声像图
BL. 膀胱;U. 子宫。

2）显示膀胱病变的灰阶图像 2 张(应为不同角度切面下的图像,建议横切面+纵切面)。

3）病变彩色多普勒血流图像 1 张,必要时留存频谱多普勒图像 1 张。

3. 报告书写规范

膀胱超声检查报告一般分为以下部分:基本信息、声像图、超声描述(即超声所见)和超声提示。

（1）超声描述

应包含膀胱显示是否满意,膀胱是否充盈,膀胱壁是否光滑,膀胱壁是否增厚、中断。膀胱腔内是否存在异物及膀胱壁是否有弥漫性或占位性病变。若可见膀胱病变,应详细描述病变范围及大小、边界、回声、血供情况、与周围毗邻关系等。

（2）超声提示

膀胱有病变时应明确提示,包括病变来源、位置和可能的性质。可以提出下一步协助确诊的方法。膀胱无明显病变时,可与腹部其他脏器一起给出阴性提示。

（3）报告模板示例

超声所见(报告正文部分)可采用描述性或结构性报告两种形式呈现,一般采用描述性报告。

1）描述性报告示例

描述性报告一般以文字描述为主。

正常膀胱超声描述性报告模板示例:

> **超声所见:**
> *膀胱充盈好,壁不厚,光滑,腔内未见明确异常回声。*
> **超声提示:**
> *膀胱未见明显异常。*

膀胱占位超声描述性报告模板示例:

> **超声所见:**
> *膀胱充盈好,后壁见菜花样肿物,大小＿＿＿ cm×＿＿＿ cm×＿＿＿ cm,形态不规则,边界欠清。CDFI 可见血流信号,基底部膀胱壁连续性似可见中断。*
> **超声提示:**
> *膀胱后壁实性占位,癌症不除外,建议结合增强影像。*

2）结构性报告示例

结构性报告除填写表格数据外,建议包含简单描述的部分。

正常膀胱结构性报告模板示例：

膀胱是否充盈	壁是否增厚	壁是否光滑
是/否	是/否	是/否

超声所见：膀胱充盈好，壁不厚，光滑，腔内未见明确异常回声。

超声提示：膀胱未见明显异常。

（四）前列腺

1. 操作规范

（1）操作步骤

前列腺检查时一般采用仰卧位。

1）经腹壁扫查

嘱患者保持适当的膀胱充盈。矢状扫查：在耻骨联合上缘中线处，探头指向后下方，适当加压检查，可获得正中矢状切面声像图，向左、右移动扫查，可获得矢状旁切面声像图。

倾斜横向扫查：与矢状扫查平面垂直所获得的前列腺切面介于横切面和斜状切面之间。腹壁较薄的患者，更接近斜冠状切面，而不是横切面。

2）经会阴部扫查

嘱患者在检查前排便，适当充盈膀胱，探头涂耦合剂后以乳胶套或塑料薄膜包裹。分别在会阴前区（阴囊后缘）和会阴后区（肛门前缘）两个部位扫查。

3）经直肠扫查

检查前嘱患者排大便，必要时清洁灌肠。

无须充盈膀胱，患者左侧卧位，探头置于直肠内，充分显示前列腺，分别进行横切及纵切扫查。使用单平面线阵或扇形、凸阵探头检查，只能获得前列腺矢状切面或横切面声像图。使用双平面或多平面组合探头，可同时获得多个矢状切面和横切面图像。

（2）测量参数

1）耻骨上经腹壁扫查

正常前列腺横切面呈左右对称的栗子形，测量如下。

上下径：正中矢状切面测量上下最大径，3.0~4.0cm；

前后径：在正中矢状切面测量最大厚度，2.5~3.0cm；

左右径：获得最大斜横切面，测量最大横径，4.0~4.5cm。

2）经直肠扫查

超声图像与耻骨上经腹壁扫查相类似，内腺与外腺前后径的比例约为1:1。测量同耻骨上经腹壁扫查测量。

2. 存图标准

（1）显示前列腺经腹、经直肠扫查纵切面及横切面灰阶图像各 1 张（图 6-2-6~图 6-2-9）。

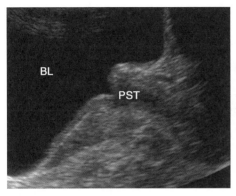

图 6-2-6　正常前列腺经腹壁纵切面声像图
BL. 膀胱;PST. 前列腺。

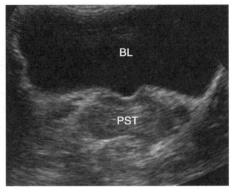

图 6-2-7　正常前列腺经腹壁横切面声像图
BL. 膀胱;PST. 前列腺。

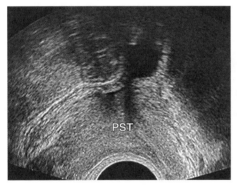

图 6-2-8　正常前列腺经直肠纵切面声像图
PST. 前列腺。

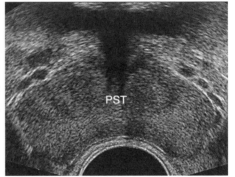

图 6-2-9　正常前列腺经直肠横切面声像图
PST. 前列腺。

（2）显示前列腺病变的灰阶图像 2 张（应为不同角度切面下的图像,建议横切面+纵切面）。

（3）病变彩色多普勒血流图像 1 张,必要时留存频谱多普勒图像 1 张。

3. 报告书写规范

前列腺超声检查报告一般分为以下部分:基本信息、声像图、超声描述(即超声所见)和超声提示。

（1）超声描述

应包含前列腺显示是否满意,前列腺大小和形态是否正常,左右是否对称,实质回声是否均匀,包膜是否平滑、连续,移行区和周围区是否分界清晰,前列腺是否有钙质沉着或结石,前列腺是否存在弥漫性及占位性病变。若可见前列腺病变,应详细描述病变范围及大小、边界、回声、血供情况、与周围毗邻关系等。

(2) 超声提示

前列腺有病变时应明确提示,包括病变来源、位置和可能的性质,可以提出下一步协助确诊的方法。前列腺无明显病变时,可与腹部其他脏器一起给出阴性提示。

报告模板示例超声所见(报告正文部分)可采用描述性或结构性报告两种形式呈现,一般采用描述性报告。

1) 描述性报告示例

描述性报告一般以文字描述为主。

正常前列腺超声描述性报告模板示例:

> **超声所见:**
> 前列腺左右径＿＿＿ cm,前后径＿＿＿ cm,上下径＿＿＿ cm。
> 前列腺大小形态如常,左右对称,包膜完整,移行区和周围区分界清晰,周围区及中央区未见明确占位性病变。CDFI 示其内未见明确血流信号。
> **超声提示:**
> 前列腺超声未见明显异常。

前列腺增生超声描述性报告模板示例:

> **超声所见:**
> 前列腺左右径＿＿＿ cm,前后径＿＿＿ cm,上下径＿＿＿ cm。
> 前列腺形态饱满,体积增大,左右不对称,移行区和周围区分界清晰,移行区回声不均,呈结节状。实质内可见多发斑状强回声,另可见多发囊肿,大者约＿＿＿ cm×＿＿＿ cm,周围区及中央区未见明确占位性病变。CDFI 示其内未见明确异常血流信号。
> **超声提示:**
> 前列腺增生伴结石。
> 前列腺多发囊肿。

前列腺占位超声描述性报告模板示例：

超声所见：

前列腺＿＿＿cm(左右径)，＿＿＿cm(前后径)，＿＿＿cm(上下径)。

前列腺形态饱满，体积增大，左右不对称，移行区和周围区分界清晰，移行区回声不均，呈结节状。实质内可见多发斑状强回声，另可见多发囊肿，大者约＿＿＿cm×＿＿＿cm。左侧周围区可见一低回声结节，大小约＿＿＿cm×＿＿＿cm，边界尚清，形态尚规则。CDFI示其内可见血流信号。

超声提示：

前列腺左侧周围区低回声结节，肿瘤不除外，请结合血PSA检查，建议结合增强影像

前列腺增生伴结石。

前列腺多发囊肿。

2）结构性报告示例

结构性报告除填写表格数据外，建议包含简单描述的部分。

正常前列腺结构性报告模板示例：

左右径	前后径	上下径	重量
4.0~4.5cm	2.5~3.0cm	3.0~4.0cm	$\pi/6$×左右径×前后径×上下径 <20g

超声所见：前列腺大小、形态如常，左右对称，包膜完整，移行区和周围区分界清晰，周围区及中央区未见明确占位性病变。CDFI示其内未见明确血流信号。

超声提示：前列腺超声未见明显异常。

（五）肾上腺

1. 操作规范

（1）操作步骤

选用分辨率较高且远场聚焦能力较好的仪器进行检查，探头频率成人一般选2.5~5.0MHz，儿童可用5.0~8.0MHz。常通过仰卧位、侧卧位、俯卧位等多体位扫查，以获得肾上腺的冠状切面、纵切面、横切面及一系列斜切面。

（2）测量参数

正常肾上腺由于位置深、组织薄，超声一般很难显示肾上腺的声像图。左

侧显示率低于右侧,其长径 4~6cm,厚径小于 10mm。

2. 存图标准

1）左肾上腺位于左肾上极内上侧,与脾脏的间隙处,多呈新月形,扫查时将探头置于左腋后线,沿第 8~10 肋间扫查(图 6-2-10);成人右侧肾上腺可以肝为声窗显示,右肾上腺位于右肾上极内上侧,与肝脏的间隙中,多呈三角形,扫查时将探头置于右腋前线,沿第 7~10 肋间扫查(图 6-2-11)。

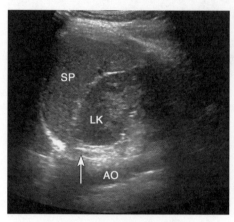 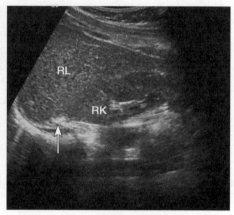

图 6-2-10　左肾上腺区(箭头所示)　　图 6-2-11　右肾上腺区(箭头所示)
SP. 脾脏;LK. 左肾;AO. 腹主动脉。　　　　RL. 右肝;RK. 右肾。

2）显示肾上腺病变的灰阶图像 2 张(通常选取横切面+纵切面)。

3）病变彩色多普勒血流图像 1 张,必要时留存频谱多普勒图像 1 张。

3. 报告书写规范

肾上腺超声检查报告应包括基本信息、超声描述(即超声所见)和超声提示。

(1) 超声描述

肾上腺区是否存在占位性病变。若可见肾上腺区病变,应先确定病变是否来源于肾上腺,并详细描述病变范围、大小、边界、回声、血供、与周围毗邻关系等。

(2) 超声提示

肾上腺区有病变时应明确提示病变来源、位置和可能的性质等。可以提出下一步协助确诊的方法。肾上腺区无明显病变时,可与腹部其他脏器一起给出阴性提示。

(3) 报告模板示例

超声所见(报告正文部分)可采用描述性或结构性报告两种形式呈现,一般采用描述性报告。

描述性报告示例

描述性报告一般以文字描述为主。

正常肾上腺超声描述性报告模板示例：

> **超声所见：**
>
> 双侧肾上腺区未见明显占位。
>
> **超声提示：**
>
> 双侧肾上腺区未见明显异常。

肾上腺占位超声描述性报告模板示例：

> **超声所见：**
>
> 右侧肾上腺区见一类圆形低回声结节，大小约＿＿＿cm×＿＿＿cm，边界清楚，形态规则，内部回声均匀，后方未见明显回声衰减，CDFI其内未见明显血流信号。
>
> **超声提示：**
>
> 右侧肾上腺区实性结节，考虑肾上腺腺瘤可能性大，建议结合CT或MRI。

二、泌尿系及肾上腺超声筛查规范

（一）肾脏

1. 操作规范

参见"肾脏超声诊断规范"。

2. 存图标准

应包含至少1幅图，即显示肾脏长轴的1张灰阶图像（图6-2-1）。如果发现肾脏病变，需增加包含病变的灰阶或CDFI图像至少2张（应为不同角度切面下的图像，建议横切面+纵切面）。

3. 报告书写规范

（1）超声描述

应包含肾脏位置、形态、大小是否正常，皮、髓质回声是否正常，有无集合系统扩张。可疑肾脏弥漫性病变时可测量肾皮质的厚度。若发现局灶性病变，应详细描述病变部位（实质、肾窦或肾周）、大小、边界、回声、血供情况、与周围毗邻关系等。

（2）超声提示

肾脏有病变时应明确提示，包括病变来源、病变位置、病变可能的性质。

可以提出下一步协助确诊的方法。肾脏无明显病变时,可与腹部其他脏器一起给出阴性提示。

（二）输尿管

1. 操作规范

参见"输尿管超声诊断规范"。

2. 存图标准

应包含至少 2 幅图,即肾盂输尿管连接处（图 6-2-2）、输尿管膀胱壁内段灰阶图像（图 6-2-3）。若发现病变,应有显示输尿管病变的灰阶图像 1~2 张。参见"输尿管超声诊断规范"。

3. 报告书写规范

1）超声描述

有无输尿管扩张。若发现局灶性病变,应详细描述病变部位（上、中、下段）、大小、边界、回声、周围输尿管壁情况等。

2）超声提示

输尿管有病变时应明确提示,包括病变位置和可能的性质。可以提出下一步协助确诊的方法。输尿管无明显病变时,可与腹部其他脏器一起给出阴性提示。

（三）膀胱

1. 操作规范

参见"膀胱超声诊断规范"。

2. 存图标准

应包含至少 2 幅图,即膀胱横切面+纵切面 2 张灰阶图像（图 6-2-4、图 6-2-5）。如果膀胱发现病变,需增加包含病变的灰阶或 CDFI 图像至少 2 张（应为不同角度切面下的图像,建议横切面+纵切面）。参见"膀胱超声诊断规范"。

3. 报告书写规范

（1）超声描述

应包含膀胱显示是否满意,膀胱是否充盈,膀胱壁是否增厚、连续,膀胱壁是否光滑。膀胱腔内是否存在异物及膀胱壁是否有弥漫性或占位性病变。若可见膀胱病变,应详细描述病变范围及大小、边界、回声、血供情况、与周围毗邻关系等。

（2）超声提示

膀胱有病变时应明确提示,包括病变来源、位置和可能的性质。可以提出下一步协助确诊的方法。膀胱无明显病变时,可与腹部其他脏器一起给出阴性提示。

（四）前列腺

1. 操作规范

参见"前列腺超声诊断规范"。

2. 存图标准

应包含至少 2 幅图,即前列腺横切面+纵切面 2 张灰阶图像(图 6-2-6~图 6-2-9)。如果前列腺发现病变,需增加包含病变的灰阶或 CDFI 图像至少 2 张(应为不同角度切面下的图像,建议横切面+纵切面)。参见"前列腺超声诊断规范"。

3. 报告书写规范

（1）超声描述

应包含前列腺显示是否满意,前列腺形态和大小是否正常、左右是否对称、实质回声是否均匀,包膜是否平滑、连续,移行区和周围区是否分界清晰,前列腺是否有钙质沉着或结石,前列腺是否存在弥漫性及占位性病变。若可见前列腺病变,应详细描述病变范围及大小、边界、回声、血供情况、与周围毗邻关系等。

（2）超声提示

前列腺有病变时应明确提示,包括病变来源、位置和可能的性质。可以提出下一步协助确诊的方法。前列腺无明显病变时,可与腹部其他脏器一起给出阴性提示。

（五）肾上腺

1. 操作规范

参见"肾上腺超声诊断规范"。

2. 存图标准

应包含至少 1 幅图,即分别显示左右肾上腺区较完整的斜切面或冠状切面的 1 张灰阶图像(图 6-2-10、图 6-2-11)。如果肾上腺区发现病变,需增加包含病变的灰阶或 CDFI 图像至少 2 张(通常选用横切面+纵切面)。

3. 报告书写规范

（1）超声描述

肾上腺区是否存在占位性病变。若可见肾上腺区病变,应详细描述病变范围、大小、边界、回声、血供、与周围毗邻关系等。

（2）超声提示

肾上腺区有病变时应明确提示,包括病变来源、位置和可能的性质。可以提出下一步协助确诊的方法。肾上腺区无明显病变时,可与腹部其他脏器一起给出阴性提示。

三、泌尿系及肾上腺超声质量控制方案

1. 操作规范的质量控制

应按照以上超声诊断规范对泌尿系及肾上腺超声检查的全面性、连贯性、熟练程度,仪器调节,图像显示,对需要测量的切面及病变进行测量等指标进行质量控制评分。

2. 存图合格的质量控制

采用抽查报告上的附图和工作站存图两种方式进行存图合格的质量控制。如:

报告存图合格率=抽查报告存图合格例数/总抽查报告例数×100%。

存图合格的标准:

(1) 仪器调节适当

符合腹部及经直肠超声仪器调节的要求,灰阶超声清晰显示所探查脏器的形态;彩色多普勒超声所探查病变区域及周围血管呈良好的充盈状态,无明显的彩色混叠或外溢;频谱多普勒声束血流夹角<60°,每幅图包含 3~5 个连续完整一致的频谱,频谱尽量放大且不出现混叠。

(2) 存图切面标准、齐全

图像包含体标或文字标识,测量点正确,存储必要的阳性图像和重要的阴性切面。

3. 报告书写规范的质量控制

报告书写合格率=抽查报告书写合格例数/总抽查报告例数×100%。

报告书写合格的标准:符合报告书写要求,基本信息齐全,描述和诊断规范,内容完整,数据和文字无误。

4. 超声诊断符合率

超声诊断符合率=报告期内超声诊断与病理诊断符合例数/报告期内超声报告有对应病理或临床诊断总例数×100%。

在所抽查的脏器超声检查的病例中,将同时进行影像学检查如 CT、MR 或外科手术确诊的病例规定为有效病例。与影像学检查或外科手术等确诊依据做对照,判断超声诊断正确与否。

推荐阅读文献

周永昌,郭万学. 超声医学. 6 版. 北京:人民军医出版社,2011.

第三节 心脏及胸部大血管超声检查规范及质量控制方案

一、心脏

（一）超声心动图诊断规范及质量控制方案

1. 操作规范

（1）操作步骤

主要包括探头标识与图像规范。

经胸超声心动图探头为电子相控阵探头,探头侧方有一凸起的标识或指示灯,该标识所指的方向与屏幕图像上的标识相一致(通常位于屏幕图像右侧)。超声心动图所描述的长轴切面相当于在心脏的长轴做纵向切面,指示向右肩方向,图像示主动脉在屏幕右侧;短轴切面相当于在垂直于心脏的长轴切面做横切,指示向胸部外侧缘,图像示肺动脉或左心室游离壁位于屏幕右侧;心尖四腔切面相当于在心尖部做冠状切面,指示向胸部外侧,图像示左房室位于屏幕右侧。

经胸超声心动图常用声窗包括胸骨旁左缘区、心尖部区、剑突下区、胸骨上窝区及胸骨旁右缘区(图 6-3-1)。

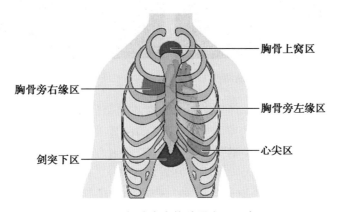

图 6-3-1 **探头在人体放置方位示意图**

（2）测量参数

由于心脏是一个不停跳动的泵器官,其测量受仪器、切面、时相、测量角度及图像质量等诸多因素影响,使规范化测量变得较为困难。超声心动图规范化测量需要注意选取标准的切面和时相,并且在规定的位置进行测量,以尽量减少测量误差。

中国成年人超声心动图测量总体要求：与声束方向平行或近于平行的距离测量，采用从回声前缘测到回声前缘（leading edge to leading edge）的方法；与声束方向垂直或近于垂直的距离的测量，采用从黑白界面测到黑白界面（black-white interface to black-white interface）的方法，即心腔或血管腔内膜与血液交界界面。

1）对于二维心脏结构测量主要包含 5 个部位。测量部位及要点如下。

● 左心房前后径（图 6-3-2）

胸骨旁左心室长轴切面，收缩末期。测量要点：测量游标置于主动脉窦部和左心房后壁，测量线垂直于左心房长轴（或从主动脉远端后壁取垂直线到左心房后壁进行测量）。左心房测量应避开膨大的无冠窦窦壁和肺静脉开口。

● 右心房长径、横径、面积（图 6-3-3）

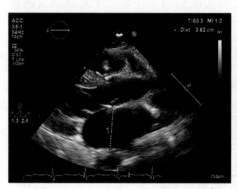 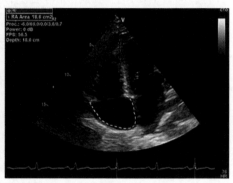

图 6-3-2　左心房前后径测量　　　　图 6-3-3　右心房测量

①右心房长径：三尖瓣环平面中点到右心房顶的距离。②右房横径：右心房中点水平处测量右房侧壁与房间隔之间的距离，且垂直于右心房长径。③右心房面积测量：在三尖瓣开放之前一帧，勾画右心房血液-组织界面，不包括三尖瓣环；勾画右心房内膜时应避开右心耳和上、下腔静脉。

● 室间隔厚度，左心室舒张末期、收缩末期内径，左心室后壁厚度，右心室前后内径（图 6-3-4）

胸骨旁左心室长轴切面，舒张末期。测量要点：①在该切面上无明显左心室乳头肌；②选择与左心室长轴垂直的部位，在紧贴二尖瓣瓣尖下（或二尖瓣腱索水平）进行测量；③右心室前后径测量与左心室在同一时相和同一水平；④测量端分别与各内膜面垂直。

● 肺动脉主干及分支内径（图 6-3-5）

包括肺动脉主干内径、右肺动脉内径、左肺动脉内径，舒张末期。测量要

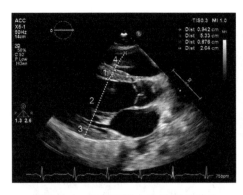

图 6-3-4 室间隔及左室壁厚度和心室内径测量

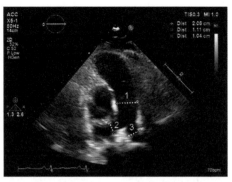

图 6-3-5 肺动脉内径测量

点:①在肺动脉瓣与肺动脉分叉中间测量肺动脉主干内径(或在肺动脉瓣瓣上1cm处测量肺动脉主干内径);②在左右肺动脉主干起始处远心端1cm处测量左右肺动脉主干内径。

- 主动脉根部(图6-3-6)及升主动脉(图6-3-7)测量

主动脉根部:包括主动脉窦内径和主动脉窦管交界内径,舒张末期。测量要点:①测量主动脉窦部最大直径(窦部内径测量应避开右冠状动脉开口漏斗部);②测量冠状窦与升主动脉管体的交界处直径;③测量线与主动脉长轴垂直;④采用前缘到前缘的方法测量主动脉根部内径。

升主动脉:胸骨旁左心室-升主动脉切面,舒张末期。测量要点:①测量主动脉窦以上最大主动脉内径(《中国成年人超声心动图检查测量指南》建议在窦管交界线上2cm处测量升主动脉近端内径);②测量线要与主动脉长轴垂直;③采用前缘到前缘的方法测量主动脉内径。

2) 对于心脏频谱测量主要包含2个主要参数

- 各瓣膜峰值流速(PSV)(图6-3-8)

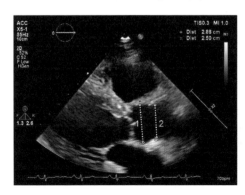

图 6-3-6 主动脉根部测量

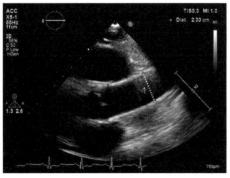

图 6-3-7 升主动脉测量

　　①三尖瓣 E 峰流速;②三尖瓣 A 峰流速。心尖四腔心切面,舒张期。测量要点:①脉冲多普勒取样门 1~3mm,置于开放的三尖瓣瓣尖水平;②测量值受呼吸影响,《中国成年人超声心动图检查测量指南》建议在呼气末测量或测量整个呼吸周期的平均值。

　　● 血流速度积分(VTI)(图 6-3-9)

　　测量要点:①在肺动脉瓣瓣上远心端 1cm 处管腔中央获取血流频谱;②勾画血流频谱信号的外缘获得速度-时间积分。

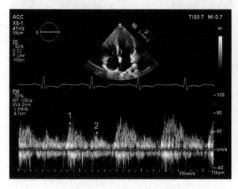

图 6-3-8　三尖瓣血流频谱　　　　　图 6-3-9　肺动脉瓣速度-时间积分

　　3) 对于左心室功能评估主要包含 2 个主要参数

　　● 左心室射血分数(图 6-3-10)

　　①左心室 M 型曲线上,采用 Teichholtz 公式计算左心室容积与射血分数。在节段性室壁运动异常的患者中,该方法误差较大,不适用;②双平面 Simpson法,心尖四腔心和两腔心切面上,勾画舒张末期、收缩末期心内膜边界,计算出相应的左心室容积与射血分数。

　　● 二尖瓣环组织多普勒血流成像(图 6-3-11)

　　①二尖瓣环舒张期 E' 峰速度;②二尖瓣环舒张期 A' 峰速度;③二尖瓣环收缩期 S' 峰速度。

　　测量要点:心尖四腔切面上,取样容积置于二尖瓣环处。

　　(3) 存图要求

　　在进行经胸超声心动图检查时,患者一般不需要特殊准备,可在检查前片刻休息保持呼吸、心跳平稳,连接同步心电图监护电极,以确定心动周期时相,以心电图 T 波终点定义心室收缩末期,QRS 波 R 波峰尖定义心室舒张末期。采用平卧位或左侧卧位,为排除呼吸对测值的影响,获取图像前应尽可能将呼吸控制在呼气末并暂时屏气(下腔静脉内径观测时除外)。选择以下声窗依次进行检测:胸骨左缘、心尖、胸骨上窝和剑突下切面区。考虑到心脏搏动的变异性,所有测量方法均应当测量 1 个以上心动周期。建议对正常窦性心律患

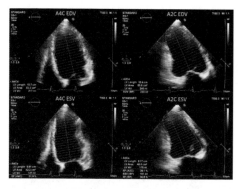

图 6-3-10　左心室射血分数

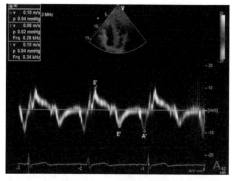

图 6-3-11　二尖瓣环组织多普勒血流成像

者观察 3 个心动周期,心房颤动患者观察 5 个心动周期。

　　正常情况可包含但不限于 9 幅图,心脏异常情况应留取相应阳性图像,存图要求也可以包括前面章节超声测量所需切面及指标,其中包括胸骨旁左缘区 4 幅图(图 6-3-12),心尖区 3 幅图(图 6-3-13),剑突下区切面 2 幅图(图 6-3-14)。

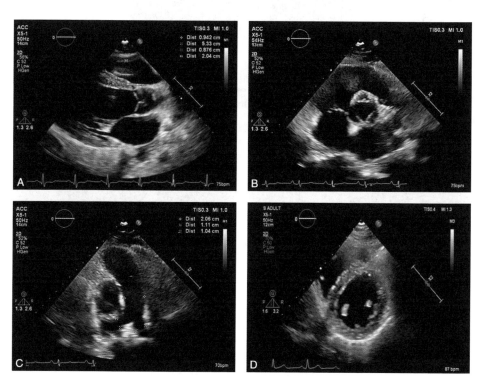

图 6-3-12　胸骨旁左缘区超声心动图系列切面

A.胸骨旁左心室长轴切面;B.胸骨旁大动脉短轴切面;C.胸骨旁肺动脉长轴切面;
D.胸骨旁左心室乳头肌水平短轴切面。

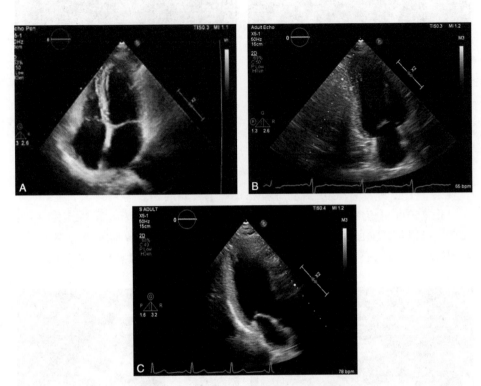

图 6-3-13　心尖区超声心动图系列切面
A. 心尖四腔心切面；B. 心尖两腔心切面；C. 心尖三腔心切面。

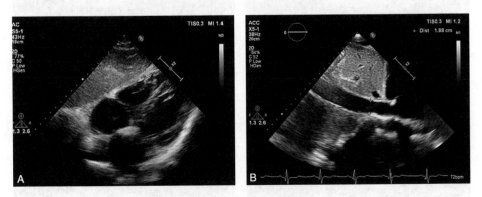

图 6-3-14　剑突下区切面
A. 剑突下四腔心切面；B. 剑突下下腔静脉长轴切面。

2. 报告书写规范

超声心动图检查报告一般分为以下几个部分:基本信息、声像图、超声所见(即超声描述,包括文字性和结构性描述)和超声提示(即诊断印象)(表6-3-1)。

表 6-3-1 超声心动图报告基本内容

项目	包含内容
基本信息	患者姓名
	患者年龄/出生日期
	患者性别
	患者来源
	门诊号/病历号
	临床诊断/检查原因
	身高
	体重
	血压
	检查日期
	检查地点/检查诊室
	超声仪器
	检查者/审核者/记录者
超声所见	心脏结构的描述
	测量部分(定量资料)
	多普勒(血流动力学)观察发现
超声提示	

(1)超声所见

应包括对心脏结构的描述、心功能测定及多普勒(血流动力学)的观察所见,标准格式是将定量测量的数据填写在格式化的表格中,结构和血流动力学以文字描述书写。

1)房室腔和血流的测量(定量资料)

应包括心脏结构功能的测量和血流动力学参数的测量(表6-3-2)。

2)心脏结构的描述

应包括对左心房、左心室、右心房、右心室、二尖瓣、三尖瓣、主动脉瓣、肺动脉瓣、房间隔、室间隔、主动脉、肺动脉、心包及心包腔的描述,必要时还应描述上腔静脉、下腔静脉和肺静脉的情况(表6-3-3)。针对复杂先天性心脏病患者,应根据先天性心脏病节段分析法顺序描述心房、心室、大动脉的解剖结构改变。

表 6-3-2　超声心动图报告房室腔和血流的测量

项目		测量内容
心脏房室腔	左心房	前后径、左右径、上下径、面积、容积(必要时)
	左心室	室间隔及后壁舒张末期厚度、舒张末期前后径,收缩末期前后径
	右心房	左右径、上下径、面积(必要时)
	右心室	舒张末期前后径、横径、游离壁厚度
瓣膜	二尖瓣	E 峰、A 峰、e'、减速时间;(必要时)瓣口面积、前向峰值压差/平均压差、速度时间积分、反流速度/峰值压差、瓣环大小
	三尖瓣	E 峰;反流速度/峰值压差、(必要时)瓣环大小
	主动脉瓣	瓣环大小、峰值流速/压差;(必要时)平均压差、瓣口面积、速度时间积分
	肺动脉瓣	峰值流速/压差;反流速度/峰值压差
大血管	主动脉	根部、窦部、窦管交界、升主动脉近端内径
	肺动脉	主肺动脉内径、左右肺动脉内径
分流	心内分流	分流血流速度及压力阶差
心室功能	左心室功能	LVEF、E 峰、e'峰、E/e'、左心房容积指数、三尖瓣反流峰值速度
	右心室功能	TAPSE、S'、RVFAC
	肺动脉压力估测	三尖瓣反流峰值速度及压力阶差

注:LVEF,左心室射血分数;TAPSE,三尖瓣环收缩期位移;RVFAC,右心室面积变化率。

表 6-3-3　超声心动图报告心脏结构和多普勒的描述

项目		描述内容
心脏房室腔		大小、形态、结构
大血管	主动脉	主动脉根部/升主动脉/主肺动脉及其分支形态、发育,管腔内有无异常回声
	肺动脉	复杂先天性心脏病还应描述心室大动脉连接关系和大动脉空间位置关系
	腔静脉及肺静脉	先天性心脏病需描述腔静脉、肺静脉与心房的连接关系
间隔	房间隔	连续性(有无连续性中断,部位),残端,异常发现(异常回声)
	室间隔	

项目		描述内容
瓣膜	二尖瓣 三尖瓣	瓣叶形态(厚度,有无钙化及程度,瓣口面积,异常发现:瓣叶裂/穿孔/异常回声等)
	主动脉瓣	瓣叶活动(活动度,开放幅度,闭合情况:对合不良/脱垂/连枷样运动)
	肺动脉瓣	瓣下结构有无异常(二尖瓣和三尖瓣腱索、乳头肌)
心包及心包腔	心包	心包厚度,心包有无钙化,脏壁层有无粘连、有无相对运动
	心包腔	有无积液,积液部位,有无异常回声/部位/活动度/与心脏关系
多普勒	瓣膜血流	瓣膜前向血流加速/减低
	瓣膜反流	瓣膜反流有无/程度
	心内血流	心腔有无血流暗淡/血流自发显影/加速
	心内分流	分流部位、方向、时相、分流速度

3）多普勒(血流动力学)的描述

应包括对瓣膜的前向血流、反流、心内血流和心内分流的描述(见表6-3-3)。

（2）超声提示

超声提示(即诊断印象)部分是整个检查的总结陈述,应对心脏的结构、心内血流、心内压力、心脏功能改变进行总结,回答开具申请单的医生提出的问题、强调异常发现并与以往的超声心动图检查进行对比。

（3）报告模板示例

正常超声心动图一般包括文字性和结构性描述两个部分。

文字性描述报告模板示例:

> **超声所见:**
>
> 各房室腔内径测值在正常范围。房、室间隔连续完整。室间隔及左、右心室壁心肌回声正常,厚度正常,运动协调,运动幅度正常。各瓣膜形态、结构、启闭运动未见异常。大动脉关系、内径正常。心包腔未见异常。
>
> **多普勒检查:**心内各部未探及异常血流信号。
>
> **超声提示:**
>
> 静息状态下。
>
> 心内结构、血流未见异常。
>
> 心脏功能未见明显异常。

3. 质量控制方案

（1）操作规范的质量控制

应按照以上超声诊断规范对超声心动图检查的完整性、连贯性、熟练程度,仪器调节,测量切面标准,测量参数齐全等指标进行质量控制评分。

（2）存图合格的质量控制

采用抽查报告上的附图和工作站存图两种方式进行存图合格的质量控制。如报告存图合格率。

存图合格率=抽查报告存图合格例数/总抽查报告例数×100%。

存图合格的标准:

1）仪器调节适当

符合超声心动图仪器调节的要求,灰阶超声清晰显示心腔、心肌、瓣膜及心内膜;彩色多普勒超声彩色取样框大小合适,调节血流标尺合适,所探查正常瓣膜前向血流呈层流,无明显的彩色混叠或外溢;频谱多普勒声束尽可能与血流方向平行,取样门大小合适,每幅图包含 3~5 个连续完整一致的频谱,频谱尽量放大且不出现混叠。

2）存图切面标准

图像包含文字标识,测量点正确,存储必要的阳性图像和重要的阴性切面。

（3）报告书写规范的质量控制

报告书写合格率=抽查报告书写合格例数/总抽查报告例数×100%。

报告书写合格的标准:符合报告书写要求,基本信息齐全,描述和诊断规范,内容完整,数据和文字无误。

（4）超声诊断符合率

超声诊断符合率=报告期内超声诊断与病理或临床诊断符合例数/报告期内超声报告有对应病理或临床诊断总例数×100%。

在所抽查的超声心动图检查病例中,将同时进行影像学检查(如心脏 CT、CMR、心血管造影)或外科手术确诊的病例规定为有效病例。与影像学检查或外科手术等确诊依据做对照,判断超声诊断准确度。

（二）超声心动图筛查规范及质量控制方案

1. 操作规范

参见"超声心动图诊断规范及质量控制方案"。

2. 存图标准

存图规范参见"超声心动图诊断规范及质量控制方案",至少包括胸骨旁左心室长轴切面、胸骨旁大动脉短轴切面、胸骨旁左心室短轴乳头肌切面、心尖四腔心切面和心尖五腔心切面静态或动态图(5 个切面)。

3. 报告书写规范

（1）超声描述

应包含心脏各个腔室及主动脉根部测量值、主肺动脉内径；左、右心室功能指标，至少包括左心室射血分数（LVEF）、舒张末期容积（EDV）、收缩末期容积（ESV）、三尖瓣环收缩期位移（TAPSE）；各个瓣膜的血流速度及反流情况（少量/中量/大量）；房、室、动脉水平分流情况；记录所有阳性超声心动图结果。

（2）超声提示

应包含所考虑的心脏异常情况。

4. 质量控制方案

参见"超声心动图诊断规范及质量控制方案"。

附：心脏质量控制组仪器调节

对于心脏的超声仪器检查，一般采用相控阵探头，并根据患者年龄选择不同频率的探头（小儿多选用高频探头，一般在 5.0~8.0MHz；成人多选用低频探头，一般在 1.0~5.0MHz）。

（1）灰阶超声调节

适当调节深度、聚集、增益、焦点、时间增益补偿、组织谐波、自动优化技术等，清晰显示所探查的心脏腔内及心包结构。超声心动图对心肌内具体结构显示要求较低，对心内膜和血液界面分辨率要求较高[所以大部分成人患者适合采用"harmonic imaging"（简称"H"）组织谐波成像，儿童通常不需要组织谐波成像]。由于心脏在不停地运动，所以对图像的帧频（frames per second，FPS）也要求较高，一般≥30 帧/s。

（2）彩色多普勒的调节

适当调节取样框、彩色多普勒增益、彩色速度标尺（一般 50~60cm/s）、彩色取样框的大小和方向滤波等，使所探查心脏的彩色多普勒图像达到良好的空间和时间分辨率，使血流显示自然真实、富有层次感，不出现明显的外溢和运动伪像。

（3）频谱多普勒的调节

多普勒图像最佳显示的前提是二维图像的正确调节，在此基础上对以下几个主要功能键进行调节，最终使图像的频谱形态显示清晰、锐利，使频谱移动速度、基线和波形峰值血流速度高度适当。根据所测心脏部位的情况，适当调节取样门。调节声束方向，并进行角度校正，在声束血流夹角<60°的前提下，尽量使取样线与血流或射流方向平行。频谱采集采用较快的扫描速度（使用快或中等挡），以每幅图包含 3~5 个连续完整一致的频谱为宜。适当调节基线和速度标尺，使频谱尽量放大且不出现混叠；调节壁滤波，以优化频谱的显示效果。

推荐阅读文献

[1] MITCHELL C,RAHKO P S,BLAUWET L A,et al. Guidelines for performing a comprehensive transthoracic echocardiographic examination in adults:recommendations from the American Society of Echocardiography. J Am Soc Echocardiogr,2019,32(1):1-64.

[2] 中华医学会超声医学分会超声心动图学组. 中国成年人超声心动图检查测量指南. 中华超声影像学杂志,2016,25(8):645-666.

[3] JULIUS M,GARDIN M D,DAVID B R. Recommendations for a standardized report for adult transthoracic echocardiography:a report from the American Society of Echocardiography's Nomenclature and Standards Committee and Task Force for a Standardized Echocardiography Report. J Am Soc Echocardiogr,2002,15(3):275-290.

[4] 王浩. 阜外医院心血管超声模板. 北京:中国医药科技出版社,2016.

二、主动脉

(一) 主动脉超声诊断规范及质量控制方案

1. 设备及仪器调节要求

采用同心脏探查的相控阵探头,根据患者年龄选择不同频率(小儿多选用高频探头,一般在 5.0~8.0MHz;成人多选用低频探头,一般在 1.0~5.0MHz)。

1) 灰阶超声调节

适当调节深度、聚集、增益等,清晰显示主动脉根部、升主动脉近端管腔。使用局部放大功能可更好地显示主动脉管壁、管腔或异常回声。

2) 彩色多普勒的调节

适当调节取样框、彩色多普勒增益、彩色速度标尺(或脉冲重复频率)等,使所探查血管血流呈良好的充盈状态,且无明显的彩色混叠或外溢。

3) 频谱多普勒的调节

根据所测血管的管径大小,适当调节取样门。调节声束方向,尽量使取样线与血流方向平行。频谱采集采用较快的扫描速度(使用快或中等挡),以每幅图包含 3~5 个连续完整一致的频谱为宜。适当调节基线和速度标尺,使频谱尽量放大且不出现混叠;调节壁滤波,以优化频谱的显示效果。

2. 操作规范

(1) 操作步骤

检查前患者静息至少 5 分钟。检查时在检测区域皮肤与超声探头间充填足量超声耦合剂以减少气体干扰。为保证图像质量,排除呼吸对测值的影响,应嘱患者尽量平静呼吸。观察内容包括灰阶、彩色多普勒两种模式下的声像图表现。

1）患者取左侧卧位,获取胸骨旁左心室长轴切面,显示主动脉根部及升主动脉近端,探头上移一个肋间可更好地显示升主动脉近端(图 6-3-15A);适当调节深度、聚集、增益等,清晰显示所探查血管的管腔。

2）患者体位保持不变,探头顺时针旋转90°显示大动脉短轴切面,可探查主动脉瓣短轴及主动脉短轴,在该切面基础上探头向头侧倾斜可显示主动脉短轴(图 6-3-15B)。

3）患者取平卧位,探头置于剑突下,首先显示下腔静脉长轴,探头向左侧倾斜,获取腹主动脉长轴切面,观察腹主动脉内径及腔内有无内膜片(图 6-3-15C)。

4）患者保持平卧位,探头置于胸骨上窝,获取主动脉弓长轴切面,显示升主动脉远端、主动脉弓及其分支及降主动脉近端(图 6-3-15D)。

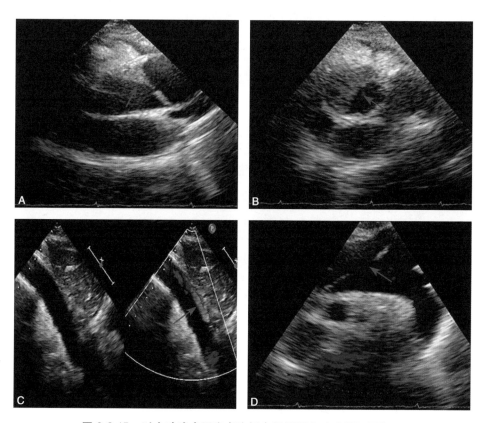

图 6-3-15　以主动脉夹层患者为例介绍探测主动脉的不同切面

A. 胸骨旁左心室长轴切面显示主动脉根部及升主动脉近端,于升主动脉远端可见撕裂的内膜片及假腔内血栓;B. 大动脉短轴切面显示主动脉短轴,可见假腔较大,其内血栓形成;C. 腹主动脉长轴切面,显示内膜片将腹主动脉分为真腔和假腔,真腔内血流速度较快,血流更明亮;D. 主动脉弓长轴切面显示升主动脉远端、主动脉弓及其分支及降主动脉近端,可见内膜片从头臂干向升主动脉远端延伸。箭头示主动脉夹层。

（2）测量参数

1）胸骨旁左心室长轴切面

观察主动脉根部及升主动脉近端。前者测量内容包括主动脉瓣环、主动脉窦部及窦管交界处内径,升主动脉近端内径的测量建议在窦管交界上方2cm处。推荐采用前缘到前缘的测量方法。测量时相均在舒张期(内径测量一般采用内膜-内膜法,并于收缩末期测量。)

2）剑突下腹主动脉长轴切面

测量近心端腹主动脉内径。

3）胸骨上窝主动脉弓长轴切面

测量主动脉弓、降主动脉近端内径和主动脉弓峡部峰值流速。《中国成人超声心动图检查测量指南》推荐在收缩末期测量主动脉弓和降主动脉内径。

4）图像采集要求

彩色多普勒血流无明显彩色混叠或外溢;频谱多普勒声束血流夹角<20°,每幅图包含3~5个连续完整一致的频谱。频谱尽量放大且不出现混叠。

3. 存图标准

应包含至少6幅图:胸骨旁左心室长轴切面、大动脉短轴切面、腹主动脉长轴切面、主动脉弓长轴切面。若主动脉缩窄时应留存狭窄处的多普勒频谱,其他异常情况应留取相应阳性图像。建议:除了4幅二维图像,应该增加1幅CDFI和1幅频谱多普勒图像,否则无法完成二者的质量控制。

4. 规范化报告书写

主动脉的超声检查报告是超声心动图检查的一部分,其基本内容包括患者基本信息、声像图、超声描述和超声提示。文字总结应包括:①具体回答临床医生提出的问题;②强调发现的异常结果;③将目前的结果与以往超声心动图的结果进行比较,突出差异点和相似点。

（1）超声描述

应描述主动脉窦部、升主动脉和降主动脉近端内径、血流充盈情况。如有异常,根据病变不同,描述重点应有所不同。

1）若合并重度主动脉瓣病变,考虑有可能行主动脉瓣置换术的患者,应同时描述主动脉瓣环及窦管交界处内径,因其可能影响人工主动脉瓣型号的选择。

2）若合并主动脉斑块,应描述斑块的部位、形态、大小、回声及活动性。

3）若合并动脉瘤,应描述其累及部位、最大内径,并观察有无潜在的合并症,如主动脉瓣二叶瓣畸形。

4）若合并主动脉夹层,应描述夹层累及的部位、范围(如局限于升主动脉、从主动脉根部延伸至升主动脉,或从升主动脉延伸至降主动脉等)、入口位置、出口位置、假腔(有无血栓形成、有无压迫真腔)和真腔内径。此外,超声心动图还可筛查主动脉夹层发生的病因和评估并发症,前者如高血压心脏损害、主动脉瓣二叶瓣畸形,后者如主动脉瓣反流、心力衰竭、心包积液、冠状动脉开口堵塞等。

5)若合并主动脉缩窄,应描述部位(左锁骨下动脉出口近心段或远心段)、最小内径、峰值压差。

6)若合并右位心、大动脉转位等情况,应描述其与心室-大动脉连接关系及走行。

(2)超声提示

应包含主动脉窦及升主动脉内径是否正常。

前述异常情况可见于任何一段主动脉,提示诊断时应描述具体部位。超声心动图可提示的异常诊断如下。

1)主动脉增宽

主动脉内径超过同性别、年龄组95%参考范围定义为增宽。

2)主动脉斑块

主动脉内壁团块样回声,多呈强回声,可一个或多个。

3)动脉瘤

主动脉局限性扩张且≥45mm时可诊断为主动脉瘤。

4)主动脉夹层

应给出主动脉夹层的分型,可采用Stanford分型:A型,近心段、累及升主动脉;B型,远心段、不累及升主动脉;或DeBakey分型:Ⅰ型,累及升主动脉、主动脉弓、降主动脉;Ⅱ型,局限于升主动脉;Ⅲ型,累及降主动脉及以远。

(3)报告模板示例

大动脉的描述是正常超声心动图报告的一部分。

描述性报告模板示例

超声所见:
大动脉关系、内径正常。
超声提示:
静息状态下心内结构、功能及血流未见明显异常。应包含所见的异常情况。

5. 质量控制方案

（1）操作规范的质量控制

应按照以上超声诊断规范对主动脉超声检查的完整性、连贯性、熟练程度，仪器调节合适，测量切面标准，测量参数齐全等指标进行质量控制评分。

（2）存图合格的质量控制

采用抽查报告上的附图和工作站存图两种方式进行存图合格的质量控制。如：

报告存图合格率＝抽查报告存图合格例数/总抽查报告例数×100%。

存图合格的标准：

1）仪器调节适当

符合仪器调节的要求，灰阶超声清晰显示所探查血管的管腔；彩色多普勒超声所探查血管血流呈良好的充盈状态，无明显的彩色混叠或外溢；频谱多普勒声束血流夹角<20°，每幅图包含 3~5 个连续完整一致的频谱，频谱尽量放大且不出现混叠。

2）存图切面标准、齐全

图像包含体标或文字标识，测量点正确，存储必要的阳性图像和重要的阴性切面。

3）报告书写规范的质量控制

报告书写合格率＝抽查报告书写合格例数/总抽查报告例数×100%。

报告书写合格的标准：符合报告书写要求，基本信息齐全，描述和诊断规范，内容完整，数据和文字无误。

4）超声诊断符合率

超声诊断符合率＝报告期内超声诊断与病理诊断符合例数/报告期内超声报告有对应病理或临床诊断总例数×100%。

在所抽查的主动脉超声检查病例中，将同时进行影像学检查如 CTA 或外科手术确诊的病例规定为有效病例。与影像学检查等确诊依据做对照，评价超声诊断准确度。

（二）主动脉超声筛查规范及质量控制方案

1. 操作规范

参见"主动脉超声诊断规范及质量控制方案"。

2. 存图标准

主动脉根部：至少包含胸骨旁左心室长轴切面（同时显示主动脉瓣环、窦部、升主动脉近端）、大动脉短轴切面，留取 3~5 个心动周期的图像。

升主动脉远段-主动脉弓：至少包含主动脉弓长轴切面，二维及彩色多普勒图像，留取 3~5 个心动周期的图像。

　　主动脉瓣血流速度频谱：所有患者均应留取 3~5 个心动周期主动脉瓣前向血流速度频谱。如主动脉瓣前向血流速度增快，或室间隔基底段增厚，应同时留取左心室流出道血流速度频谱。

　　降主动脉起始段血流速度频谱：如考虑继发性高血压需鉴别主动脉缩窄，应留取主动脉峡部血流速度频谱。

3. 报告书写规范

　　参见"超声心动图检查报告"。

4. 质量控制方案

　　参见"主动脉超声诊断规范及质量控制方案"。

三、肺动脉、肺静脉

（一）肺动脉、肺静脉超声诊断规范及质量控制方案

1. 操作规范

（1）操作步骤

　　肺动脉：肺动脉检查应包括内径测量及血流评价。于胸骨旁肺动脉长轴切面显示主肺动脉及左右肺动脉，并在肺动脉瓣上 1.0cm 处测量其内径（图6-3-16）。彩色多普勒显示肺动脉血流，频谱多普勒或连续多普勒探测肺动脉瓣收缩期血流频谱并测量收缩期峰值流速（PSV）（图 6-3-17），如有必要测量左、右肺动脉血流 PSV。如临床需要连续多普勒探测肺动脉瓣反流血流频谱并测量反流压差。

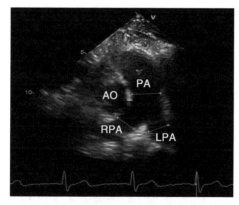

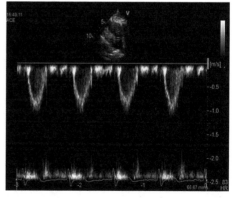

图 6-3-16　胸骨旁肺动脉长轴切面显示主肺动脉、左右肺动脉及内径测量
PA. 主肺动脉；AO. 主动脉；RPA. 右肺动脉；LPA. 左肺动脉。

图 6-3-17　肺动脉瓣收缩期血流频谱

肺静脉：肺静脉检查应包括肺静脉是否与左心房连接及血流是否回流入左心房。于心尖四腔心或五腔心切面显示肺静脉与左心房连接（图 6-3-18）。彩色多普勒显示肺静脉血流回流入左心房（图 6-3-19），必要时频谱多普勒探测右上肺静脉血流频谱并测量其速度。

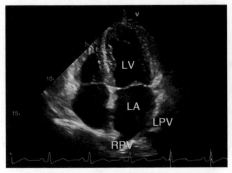

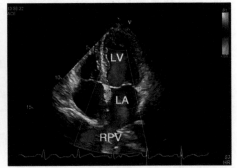

图 6-3-18　心尖四腔心切面彩色多普勒显示右上肺静脉回流入左心房
LV. 左心室；LA. 左心房；LPV. 左肺静脉；RPV. 右肺静脉。

图 6-3-19　心尖四腔心切面显示肺静脉与左心房连接
LV. 左心室；LA. 左心房；RPV. 右肺静脉。

（2）测量参数

肺动脉：应常规测量主肺动脉内径、肺动脉瓣 PSV，如临床需要可应用肺动脉瓣反流频谱评估肺动脉舒张压（PADP）和平均压（MPAP）。主肺动脉内径应在舒张末期测量肺动脉瓣环远端 1cm 处测量。如临床需要，于左右肺动脉起始远心端约 1cm 测量其内径及血流速度（图 6-3-20）。

肺静脉：一般测量右上肺静脉血流频谱。将取样门置于右上肺静脉口显示肺静脉血流三相波频谱，测量收缩期速度（S）、舒张期速度（D）、心房收缩期速度（a）及 a 波时间（图 6-3-21）。

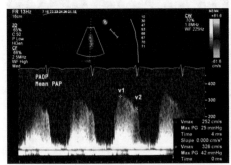

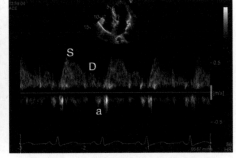

图 6-3-20　肺动脉瓣反流频谱及肺动脉平均压（MPAP＝$4 \times v1^2$＋右心房压）和舒张压（PADP＝$4 \times v2^2$＋右心房压）测量

图 6-3-21　肺静脉血流三相波频谱

（3）采集要求

肺动脉采集应避免斜切高估内径。

肺静脉显示应多切面探查。

2. 存图标准

肺动脉:包含至少 2 幅图,胸骨旁肺动脉长轴切面,肺动脉瓣收缩期血流频谱。如观察肺动脉瓣反流或其他异常血流情况需留取 3~5 个心动周期彩色多普勒血流图像。

肺静脉:心尖四腔心或五腔心切面显示肺静脉与左心房连接。3~5 个心动周期彩色多普勒显示肺静脉血流动态图像。

3. 报告书写规范

（1）超声描述

肺动脉检查应描述内径是否增宽、狭窄,管腔内是否有异常回声,血流速度是否增快。肺静脉血流回流及速度是否正常。

（2）超声提示

肺动脉是否增宽、狭窄,有无占位。肺静脉有无异常连接、狭窄。

（3）报告模板示例

肺动脉、肺静脉检查为超声心动图检查的一部分,超声心动图检查报告应包括肺动脉、肺静脉。

4. 质量控制方案

（1）操作规范的质量控制

应按照以上诊断规范对肺动脉、肺静脉超声检查的切面、测量等进行质量控制评分。

（2）存图合格的质量控制

采用抽查报告上的附图和工作站存图两种方式进行存图合格的质量控制。

报告存图合格率=抽查报告存图合格例数/总抽查报告例数×100%。

存图合格的标准:存图切面标准、齐全,测量点正确,存储必要的阳性图像和重要的阴性切面。

（3）报告书写规范的质量控制

报告书写合格的标准:符合报告书写要求,基本信息齐全,描述和诊断规范,内容完整,数据和文字无误。

报告书写合格率=抽查报告书写合格例数/总抽查报告例数×100%。

（4）超声诊断符合率

超声诊断符合率=报告期内超声诊断与病理诊断符合例数/报告期内超声报告有对应病理或临床诊断总例数×100%。

（二）肺动脉、肺静脉超声筛查规范及质量控制方案

1. 操作规范

参见"肺动脉、肺静脉超声诊断规范及质量控制方案"。

2. 存图标准

肺动脉：至少包括胸骨旁肺动脉长轴切面、肺动脉瓣血流 PSV。如观察肺动脉瓣反流或其他异常血流情况需留取 3~5 个心动周期彩色多普勒血流图像。

肺静脉：至少包括心尖四腔心或五腔心切面显示肺静脉连接左心房，3~5 个心动周期彩色多普勒显示肺静脉血流动态图像。

3. 报告书写规范

参见超声心动图检查报告。

4. 质量控制方案

参见"肺动脉、肺静脉超声诊断规范及质量控制方案"。

推荐阅读文献

［1］ Lang R M，Badano L P，Mor-Avi V，et al. Recommendations for cardiac chamber quantification by echocardiography in adults：an update from the American Society of Echocardiography and the European Association of Cardiovascular Imaging. J Am Soc Echocardiogr，2015，28（1）：1-39. e14.

［2］ Mitchell C，Rahko P S，Blauwet LA，et al. Guidelines for performing a comprehensive transthoracic echocardiographic examination in adults：recommendations from the American Society of Echocardiography. J Am Soc Echocardiogr，2019，32（1）：1-64.

四、下腔静脉*

（一）下腔静脉超声检查规范及质量控制方案

1. 操作规范

（1）操作步骤

下腔静脉（IVC）的扫查切面包括剑突下四腔心切面、剑突下下腔静脉长轴切面、剑突下双心房上下腔静脉切面及剑突下下腔静脉横切面等。检查时，患者取仰卧位，根据需要可嘱患者做短暂深吸气动作。观察内容包括灰阶、M 型、彩色多普勒及频谱多普勒四种模式下的声像图表现。

（2）测量参数

下腔静脉的常规测量参数主要是下腔静脉直径和下腔静脉塌陷率。

---

* :本部分仅涉及超声心动图检查中腔静脉近心端的相关内容,腔静脉其他部分检查质量控制内容参见腹部/颈部大血管相应章节。

测量下腔静脉直径时,应取剑突下下腔静脉长轴切面,于下腔静脉汇入口远心端2.0cm处进行测量,测量线垂直于下腔静脉的前后管壁。通常在呼气时测量其最大径(图6-3-22)。

测量下腔静脉塌陷率时可采用M型超声。记录M型超声曲线的时限应足够长,以便观察呼吸周期内下腔静脉直径的变化(图6-3-23)。如果塌陷不足,则应嘱患者快速深吸气并再次记录下腔静脉运动。应注意M型取样线应垂直于下腔静脉管壁。测量呼气时和吸气末下腔静脉直径,计算塌陷率。下腔静脉塌陷率的计算方法为:

下腔静脉塌陷率=(呼气下腔静脉内径−吸气下腔静脉内径)/呼气下腔静脉内径。

如需对下腔静脉进行血流动力学评价,应测量下腔静脉内负向波S峰流速峰值、D峰流速峰值及正向波a峰流速峰值(图6-3-24)。

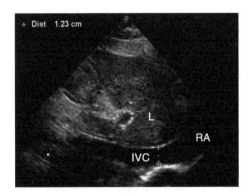

图6-3-22　**下腔静脉直径测量**
在呼气时测量下腔静脉最大内径。
L.肝脏;IVC.下腔静脉;RA.右心房。

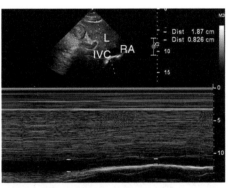

图6-3-23　**剑突下下腔静脉长轴切面M型曲线图**
L.肝脏;IVC.下腔静脉;RA.右心房。

(3) 图像采集要求

图像灰阶对比清晰;M型曲线完整显示内径变化;彩色多普勒血流无明显的彩色混叠或外溢;频谱多普勒采集时的声束血流夹角<60°,每幅图包含3~5个连续完整一致的频谱。频谱多普勒振幅尽量放大且不出现混叠。

2. 存图标准

应包含至少2幅图:剑突下下腔静脉长轴切面图(图6-3-22)和剑突下四腔心切面彩色多普勒血流图(图6-3-25)。当存在下腔静脉梗阻时应包含脉冲多普勒频谱图(图6-3-26);儿童或复杂先天性心脏病患者还应包含剑突下下腔静脉横切面灰阶图(图6-3-27);其他异常情况应留取相应阳性图像。所有切面均应包含体标或文字标识。

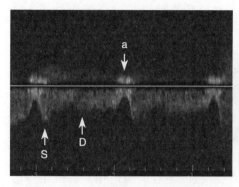

图 6-3-24　下腔静脉血流频谱多普勒示意图

白色箭头为 S 峰、D 峰、a 峰的测量点。

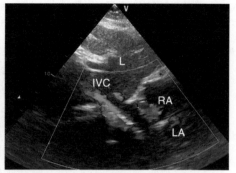

图 6-3-25　剑突下四腔心切面彩色多普勒血流图

L. 肝脏；IVC. 下腔静脉；RA. 右心房；LA. 左心房。

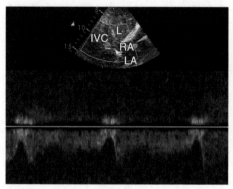

图 6-3-26　下腔静脉血流脉冲多普勒频谱图

L. 肝脏；IVC. 下腔静脉；RA. 右心房；LA. 左心房。

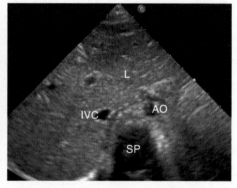

图 6-3-27　下腔静脉横切面灰阶图

L. 肝脏；IVC. 下腔静脉；AO. 主动脉；SP. 脊柱。

3. 报告书写规范

（1）超声描述

常规应包含下腔静脉内径、下腔静脉塌陷率、下腔静脉血流是否通畅等内容；如存在血流动力学异常，则应包含 S 峰、D 峰、a 峰等血流动力学参数及相关资料信息。当存在复杂先天性心脏病时，还应对下腔静脉的方位、与右心房的连接关系进行描述。

（2）超声提示

正常超声心动图报告可无须单独提示下腔静脉。当存在可能合并下腔静脉异常的诊断时，则超声报告提示中应包含下腔静脉有无病变、病变的类型（扩张或梗阻）、与右心房连接是否正常等内容。

（3）报告模板示例

报告一般以文字描述为主,必要时应包含血流动力学参数测量值。

正常下腔静脉描述性报告模板示例:

超声所见:

下腔静脉位于腹主动脉右侧,与右心房连接关系正常。

下腔静脉未见扩张,内径＿＿＿ cm,吸气塌陷率为＿＿＿%,推测右心房压约＿＿＿ mmHg。

CDFI:下腔静脉入右心房血流通畅。

PW:下腔静脉血流 S 峰＿＿＿ cm/s,D 峰＿＿＿ cm/s,a 峰＿＿＿ cm/s。

超声提示:

下腔静脉内径及血流未见异常。

4. 质量控制方案

（1）操作规范的质量控制

应按照以上超声诊断规范对行超声心动图检查中下腔静脉检查的完整性、连贯性、熟练程度,仪器调节参数是否合适,测量切面是否标准,测量参数是否齐全等指标进行质量控制评分。

（2）存图合格的质量控制

采用抽查报告上的附图和工作站存图两种方式进行存图合格的质量控制。

报告存图合格率＝抽查报告存图合格例数/总抽查报告例数×100%。

存图合格的标准:

1）仪器调节适当

符合血管超声仪器调节的要求,灰阶超声清晰显示所探查血管的管腔;彩色多普勒超声所探查血管血流呈良好的充盈状态,无明显的彩色混叠或外溢;频谱多普勒声束血流夹角<60°,每幅图包含 3~5 个连续完整一致的频谱,频谱振幅尽量放大且不出现混叠。

2）存图切面标准、齐全

图像包含体标或文字标识,测量点正确,存储必要的阳性图像和重要的阴性切面。

（3）报告书写规范的质量控制

报告书写合格率＝抽查报告书写合格例数/总抽查报告例数×100%。

报告书写合格的标准:符合报告书写要求,基本信息齐全,描述和诊断规范,内容完整,数据和文字无误。

（4） 超声诊断符合率

超声诊断符合率=报告期内超声诊断与病理或临床诊断符合例数/报告期内超声报告有对应病理或临床诊断总例数×100%。

在所抽查的下腔静脉超声检查的病例中,将同时进行影像学检查如 CTA、MRI 或外科手术确诊的病例规定为有效病例。与影像学检查如 CTA、MRI 或外科手术等确诊依据做对照,判断超声诊断准确度。

（二） 下腔静脉超声筛查规范及质量控制方案

1. 操作规范

参见"下腔静脉超声诊断规范及质量控制方案"。

2. 存图标准

应包含至少 1 幅图:剑突下四腔心切面彩色多普勒血流图（图 6-3-25）。当怀疑右心系统疾病时应包含剑突下下腔静脉长轴切面图（图 6-3-22）;如有下腔静脉梗阻时则应当留存脉冲多普勒频谱图（图 6-3-26）;儿童或复杂先天性心脏病患者还应包含剑突下下腔静脉横切面灰阶图（图 6-3-27）;其他异常情况应留取相应阳性图像。以上切面均应包含体标或文字标识。

3. 报告书写规范

（1） 超声描述

应包含下腔静脉内径、下腔静脉塌陷率、下腔静脉血流是否通畅等内容。当存在下腔静脉异常时,则应对下腔静脉方位、与右心房连接关系、血流动力学等信息进行相应描述。

（2） 超声提示

正常超声心动图报告可无须提示下腔静脉。当下腔静脉存在异常时,则应包含相应病变提示。

4. 质量控制方案

参见"下腔静脉超声诊断规范及质量控制方案"。

五、上腔静脉

（一） 上腔静脉超声诊断规范及质量控制方案

1. 操作规范

（1） 操作步骤

上腔静脉检查时,患者应取仰卧位。扫查切面包括胸骨上窝主动脉弓短轴切面、剑突下双心房上下腔静脉切面等。观察内容包括灰阶、彩色多普勒及频谱多普勒三种模式下的声像图表现。

（2） 测量参数

上腔静脉的测量参数主要是上腔静脉管腔直径及血流动力学指标。

　　测量上腔静脉直径时可根据获取的图像在剑突下双心房上下腔静脉切面或胸骨上窝主动脉弓短轴切面进行测量。测量时测量线应垂直于上腔静脉管壁(图 6-3-28)。

　　获取上腔静脉时血流频谱时,应将取样点放在上腔静脉汇入口远心端 1.0~2.0cm 处。血流动力学指标包括 S 峰流速、D 峰流速及 a 峰。血流频谱测量方法如(图 6-3-29)所示。

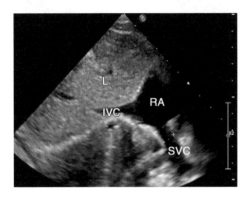 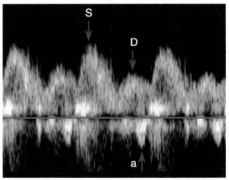

图 6-3-28　**上腔静脉直径测量**
L. 肝脏;RA. 右心房;IVC. 下腔静脉;
SVC. 上腔静脉。

图 6-3-29　**上腔静脉血流多普勒频谱**
红色箭头处为 S 峰、D 峰、a 峰的测量点。

2. 采集要求

　　图像灰阶对比清晰;彩色多普勒血流无明显的彩色混叠或外溢;频谱多普勒声束血流夹角<60°,每幅图包含 3~5 个连续完整一致的频谱。频谱振幅尽量放大且不出现混叠。

3. 存图标准

　　应包含至少 2 幅图:胸骨上窝主动脉弓短轴切面彩色多普勒血流图(图 6-3-30)、剑突下双心房上下腔静脉切面彩色多普勒血流图(图 6-3-31)。永存左上腔静脉患者还应包含胸骨上窝左侧上腔静脉长轴切面血流图(图 6-3-32),当存在血流动力学异常时还应留存相应灰阶图(图 6-3-33)和脉冲多普勒频谱图(图 6-3-34);其他异常情况应留取相应阳性图像。以上切面均应包含体标和文字标识。

1. 报告书写规范

(1) 超声描述

　　主要包含上腔静脉管腔结构是否正常、血流是否通畅、是否存在永存左上腔静脉等内容;如存在血流动力学异常,则应包含 S 峰、D 峰、a 峰等血流动力学参数及相关资料信息。当存在复杂先天性心脏病时,还应对上腔静脉的方位、与右心房的连接关系进行描述。

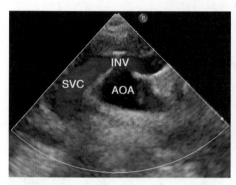

图 6-3-30　胸骨上窝主动脉弓短轴切面图

INV. 无名静脉；SVC. 上腔静脉；AOA. 主动脉弓。

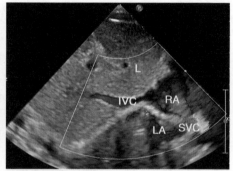

图 6-3-31　剑下双房上下腔静脉彩色多普勒图

L. 肝脏；IVC. 上腔静脉；RA. 右心房；LA. 左心房；SVC. 上腔静脉。

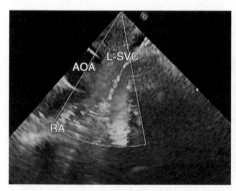

图 6-3-32　胸骨上窝左侧上腔静脉切面血流图

L-SVC. 左上腔静脉；AOA. 主动脉弓；RA. 右心房。

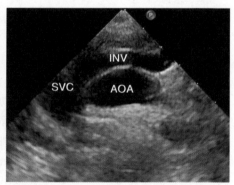

图 6-2-33　胸骨上窝主动脉弓短轴切面灰阶图

INV. 无名静脉；SVC. 上腔静脉；AOA. 主动脉弓。

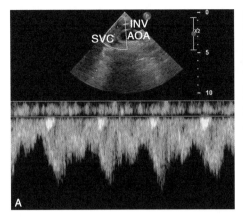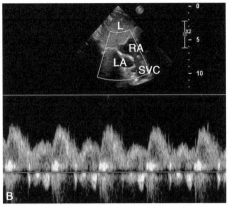

图 6-3-34　上腔静脉血流脉冲多普勒频谱图
A. 胸骨上窝主动脉弓短轴切面图；B. 剑突下双心房上下腔静脉切面图。INV. 无名静脉；AOA. 主动脉弓；LA. 左心房；RA. 右心房；SVC. 上腔静脉。

（2）超声提示

正常超声心动图报告可无须单独提示上腔静脉。当上腔静脉存在异常时，则超声提示中应包含是否存在永存左上腔静脉、上腔静脉有无扩张或梗阻、与右心房连接是否正常等内容。

（3）报告模板示例

报告一般以文字描述为主，必要时应包含血流动力学参数测量值。

正常上腔静脉描述性报告模板示例：

> **超声所见：**
> 上腔静脉管腔结构及内径正常，未见永存左上腔静脉。
> 上腔静脉直径＿＿＿ cm。
> CDFI：上腔静脉汇入右心房血流通畅。
> PW：上腔静脉血流 S 峰＿＿＿ cm/s，D 峰＿＿＿ cm/s，a 峰＿＿＿ cm/s。
> **超声提示：**
> 上腔静脉内径及血流未见异常。

2. 质量控制方案

1）操作规范的质量控制

应按照上述超声诊断规范对上腔静脉超声检查的完整性、连贯性、熟练程度，仪器调节合适，测量切面标准，测量参数齐全等指标进行质量控制评分。

2）存图合格的质量控制

采用抽查报告上的附图和工作站存图两种方式进行存图合格的质量控制。

报告存图合格率＝抽查报告存图合格例数/总抽查报告例数×100%。

存图合格的标准：

1）仪器调节适当

符合血管超声仪器调节的要求，灰阶超声清晰显示所探查血管的管腔；彩色多普勒超声所探查血管血流呈良好的充盈状态，无明显的彩色混叠或外溢；频谱多普勒声束血流夹角<60°，每幅图包含 3~5 个连续完整一致的频谱，频谱尽量放大且不出现混叠。

2）存图切面标准、齐全

图像包含体标或文字标识，测量点正确，存储必要的阳性图像和重要的阴性切面。

3）报告书写规范的质量控制

报告书写合格率＝抽查报告书写合格例数/总抽查报告例数×100%。

报告书写合格的标准：符合报告书写要求，基本信息齐全，描述和诊断规范，内容完整，数据和文字无误。

4）超声诊断符合率

超声诊断符合率＝报告期内超声诊断与病理或临床诊断符合例数/报告期内超声报告有对应病理或临床诊断总例数×100%。

所抽查的上腔静脉超声检查的病例中，将同时进行影像学检查如 CTA、MRI 或外外科手术确诊的病例规定为有效病例。

（二）上腔静脉超声筛查规范及质量控制方案

1. 操作规范

参见"上腔静脉超声诊断规范及质量控制方案"。

2. 存图标准

应包含至少 1 幅图：剑突下双心房上下腔静脉切面彩色多普勒血流图（图6-3-31）；永存左上腔静脉患者还应包含胸骨上窝左侧上腔静脉长轴切面血流图（图 6-3-32）；当存在血流动力学异常时还应留存相应灰阶图（图 6-3-33）和脉冲多普勒频谱图（图 6-3-34）；其他异常情况应留取相应阳性图像。以上切面均应包含体标或文字标识。

3. 报告书写规范

（1）超声描述

主要描述上腔静脉血流是否通畅。

（2）超声提示

正常超声心动图报告可无须提示上腔静脉。当上腔静脉存在异常时，则应包含相应病变提示。

4. 质量控制方案

参见"上腔静脉超声诊断规范及质量控制方案"。

推荐阅读文献

［1］LANG R M，BADANO L P，MOR-AVI V，et al. Recommendations for cardiac chamber quan-tification by echocardiography in adults：an update from the American society of echocardio-graphy and the European association of cardiovascular imaging. Eur Heart J Card Imag，2015，16（3）：233-271.

［2］中华医学会超声医学分会超声心动图学组. 中国成年人超声心动图检查测量指南. 中华超声影像学杂志，2016，25（8）：645-666.

［3］王新房，谢明星. 超声心动图学. 5 版. 北京：人民卫生出版社，2016.

第四节　腹部血管超声检查规范及质量控制方案

一、腹主动脉

（一）腹主动脉超声诊断规范及质量控制方案

1. 操作规范

（1）操作步骤

完整的腹主动脉超声检查包括上至膈肌水平，下至髂动脉开口水平的扫查。可将其分为近段（膈肌水平至肠系膜上动脉起始）、中段（肠系膜上动脉起始至肾动脉水平）、远段（肾动脉水平至腹主动脉分叉）。

腹主动脉常用扫查方法：患者平卧位，采用腹正中纵切和横切连续扫查腹主动脉全程。短轴切面测量腹主动脉内径，长轴切面测量收缩期峰值流速（PSV）。

观察内容包括灰阶、彩色多普勒成像及频谱多普勒测量三种模式下的声像图表现。

（2）测量参数

腹主动脉超声测量至少包括近心段、中段、远段的内径和 PSV 共 6 个主要参数。当出现阳性表现时，应根据疾病特点进一步检测血流动力学参数。

（3）采集要求

彩色多普勒血流无明显的彩色混叠或外溢；频谱多普勒声束血流夹角<60°，每幅图包含 3~5 个心动周期、连续一致的多普勒频谱。根据流速高低，

适度调节速度量程(速度标尺),使频谱显示大小适宜不出现混叠。

2. 存图标准

腹主动脉存图应至少包含 5 幅图:腹主动脉长轴灰阶图(图 6-4-1)、腹主动脉长轴彩色多普勒血流图(图 6-4-2)、腹主动脉短轴灰阶图(图 6-4-3)、腹主动脉短轴彩色多普勒血流图(图 6-4-4)和频谱多普勒测量图(图 6-4-5)。腹主动脉粥样硬化伴斑块形成时,应留取斑块最厚处灰阶测量图(图 6-4-6)。腹主动脉狭窄时,应留存狭窄处的血流频谱及相关参数测量值。其他异常情况应留取相应的阳性图像。以上切面均应包含体标或文字标识。

3. 报告书写规范

腹主动脉超声检查报告一般分为以下部分:基本信息、声像图、超声描述(即超声所见)和超声提示。

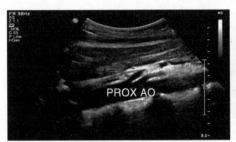

图 6-4-1　腹主动脉长轴灰阶图
腹正中纵切面获得的腹主动脉长轴灰阶图。PROX AO.腹主动脉近心段。

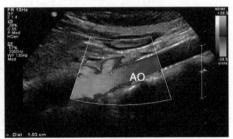

图 6-4-2　腹主动脉长轴彩色多普勒血流图
腹正中纵切面获得的腹主动脉长轴彩色多普勒血流图。AO.腹主动脉。

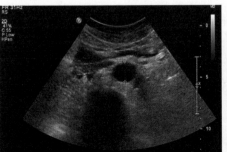

图 6-4-3　腹主动脉短轴灰阶图
腹正中纵切面获得的腹主动脉短轴灰阶图。

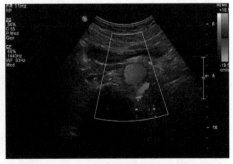

图 6-4-4　腹主动脉短轴彩色多普勒血流图
腹正中纵切面获得的腹主动脉长轴彩色多普勒血流图。

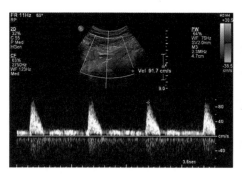

图 6-4-5 腹主动脉中段频谱多普勒测量图

腹主动脉中段长轴切面的血流频谱及流速测量。

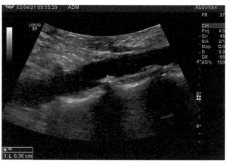

图 6-4-6 腹主动脉中段硬化斑块最厚处灰阶测量图

（1）超声描述

应包含腹主动脉各段的显示是否满意、管壁和管腔情况、血流是否通畅、血流充盈情况、有无紊乱血流信号、频谱形态和血流速度情况等。若可疑动脉瘤或动脉狭窄等，则记录相应的资料信息。

（2）超声提示

应包含腹主动脉有无病变、病变类型（狭窄或动脉瘤等）、病变位置、病变程度（一般指狭窄程度）。

（3）报告模板示例

超声所见（报告正文部分）可采用描述性或结构性报告两种形式呈现。

1）描述性报告示例

描述性报告一般以文字描述为主，但需包含血流动力学参数测量值。

正常腹主动脉描述性报告模板示例：

超声所见：

腹主动脉内壁平整，内中膜无明显增厚，血流通畅，充盈良好，频谱形态及流速未见明显异常。

腹主动脉近心段内径 ＿＿＿ cm，PSV ＿＿＿ cm/s；中段内径 ＿＿＿ cm，PSV ＿＿＿ cm/s；远段内径＿＿＿ cm，PSV ＿＿＿ cm/s。

超声提示：

腹主动脉未见明显异常。

2）结构性报告示例

结构性报告除填写表格数据外,建议包含简单描述的部分,如腹主动脉显示是否满意、血流充盈情况,有无血流束的变细和紊乱血流、频谱形态的改变等。

正常腹主动脉结构性报告模板示例:

	内径/ (cm)	PSV/ (cm/s)	狭窄程度				
			无	<50%	50%~70%	>70%	闭塞
近段							
中段							
远段							
超声所见:腹主动脉内壁平整,内中膜无明显增厚,血流通畅,充盈良好,频谱形态及流速未见明显异常。							
超声提示:腹主动脉未见明显异常。							

4. 质量控制方案

（1）操作规范的质量控制

应按照以上超声诊断规范对腹主动脉超声检查的完整性、连贯性、熟练程度,仪器调节合适,测量切面标准,测量参数齐全等指标进行质量控制评分。

（2）存图合格的质量控制

采用抽查报告上的附图和工作站存图两种方式进行存图合格的质量控制。例如,

报告存图合格率=抽查报告存图合格例数/总抽查报告例数×100%。

存图合格的标准:

1）仪器调节适当

符合血管超声仪器调节的要求,灰阶超声清晰显示所探查血管的管腔;彩色多普勒超声所探查血管血流呈良好的充盈状态,无明显的彩色混叠或外溢;频谱多普勒声束血流夹角<60°,每幅图包含3~5个连续完整一致的频谱,频谱尽量放大且不出现混叠。

2）存图切面标准、齐全

图像包含体标或文字标识,测量点正确,存储必要的阳性图像和重要的阴性切面。

3）报告书写规范的质量控制

报告书写合格率=抽查报告书写合格例数/总抽查报告例数×100%。

报告书写合格的标准：符合报告书写要求，基本信息齐全，描述和诊断规范，内容完整，数据和文字无误。

4）超声诊断符合率

超声诊断符合率＝报告期内超声诊断与病理或临床诊断符合例数/报告期内超声报告有对应病理或临床诊断总例数×100%。

在所抽查的经腹主动脉超声检查的病例中，将同时进行影像学检查如CTA、动脉造影或外科手术确诊的病例规定为有效病例。与影像学检查如CTA、动脉造影或外科手术等确诊依据做对照，判断超声诊断正确与否。

（二）腹主动脉超声筛查规范及质量控制方案

1. 操作规范

参见"腹主动脉超声诊断规范及质量控制方案"。

2. 存图标准

应包含至少3幅图：腹主动脉长轴灰阶图（图6-4-1）、腹主动脉短轴灰阶图（图6-4-3）、腹主动脉长轴频谱图（图6-4-5）。若腹主动脉狭窄时应留存狭窄处的频谱，其他异常情况应留取相应阳性图像。以上切面均应包含体标或文字标识。

3. 报告书写规范

（1）超声描述

腹主动脉管壁（有无增厚或斑块）、管腔（有无狭窄、有无扩张、有无异常回声）、管腔内血流（通畅/无血流）、有无紊乱血流信号、有无频谱形态异常、有无流速增快或减慢等。若可疑夹层、动脉瘤等，则记录相应的资料信息。

（2）超声提示

应包含腹主动脉有无狭窄或动脉瘤等异常情况。

4. 质量控制方案

参见"腹主动脉超声诊断规范及质量控制方案"。

二、腹腔干

（一）腹腔干超声诊断规范及质量控制方案

1. 操作规范

（1）操作步骤

患者平卧位，采用腹正中纵切和横切扫查腹腔干全程，然后显示肝总动脉和脾动脉长轴，对肝总动脉和脾动脉全程进行的完整扫查。

观察内容包括灰阶、彩色多普勒及频谱多普勒三种模式下的声像图表现。

（2）测量参数

腹腔干的超声测量至少应包括腹腔干、肝总动脉、脾动脉的内径及 PSV。

图像显示清晰的情况下,可进行内径的测量。当出现管腔狭窄时,应测量狭窄处的 PSV。

（3）采集要求

彩色多普勒血流无明显的彩色混叠或外溢;频谱多普勒声束血流夹角<60°,每幅图包含 3~5 个连续完整一致的频谱。频谱尽量放大且不出现混叠。

2. 存图标准

腹腔干的存图应包含至少 5 幅图:腹腔干及分支灰阶内径测量图(图 6-4-7)、腹腔干及分支血流图(图 6-4-8)、腹腔干频谱测量图(图 6-4-9)、肝总动脉频谱测量图(图 6-4-10)、脾动脉频谱测量图(图 6-4-11)。若腹腔干或分支狭窄时应留存狭窄处的频谱,其他异常情况应留取相应阳性图像。以上切面均应包含体标或文字标识。

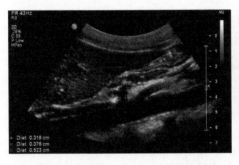

图 6-4-7　腹腔干及分支灰阶内径测量图

腹正中横切面显示腹腔干及分支。

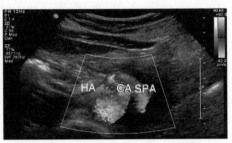

图 6-4-8　腹腔干及分支血流标准切面

腹正中横切面显示腹腔干及分支。CA. 腹腔干;HA. 肝总动脉;SPA. 脾动脉。

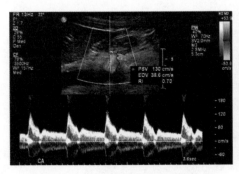

图 6-4-9　腹腔干频谱测量的标准切面

腹正中纵切面显示腹腔干并测量峰值流速。CA. 腹腔干。

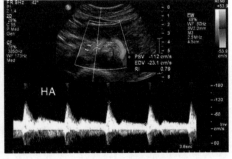

图 6-4-10　肝总动脉频谱测量的标准切面

腹正中横切面显示肝总动脉并测量峰值流速。HA. 肝总动脉。

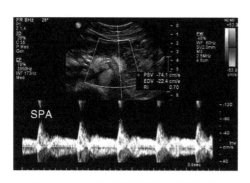

图 6-4-11　脾动脉频谱测量的标准切面
腹正中横切面显示脾动脉并测量峰值流速。SPA.脾动脉。

3. 报告书写规范

腹腔干的超声检查报告一般分为以下部分：基本信息、声像图、超声描述（即超声所见）和超声提示。

（1）超声描述

应包含腹腔干、肝总动脉、脾动脉的管腔有无狭窄和扩张、血流是否通畅、血流充盈情况、有无紊乱血流信号、频谱形态和血流速度情况等。若可疑狭窄、动脉瘤等，则记录相应的资料信息。

（2）超声提示

应包含腹腔干、肝总动脉、脾动脉有无病变，病变类型（狭窄或动脉瘤等）、病变位置、病变程度（一般指狭窄程度）。

（3）报告模板示例

正常腹腔干描述性报告模板示例：

> **超声所见：**
> 腹腔干管腔未见明显狭窄和扩张，血流通畅，充盈良好，频谱形态及流速未见明显异常。腹腔干内径＿＿ cm，PSV ＿＿ cm/s；肝总动脉内径＿＿ cm，PSV ＿＿ cm/s；脾动脉内径＿＿ cm，PSV ＿＿ cm/s。
> **超声提示：**
> 腹腔干未见明显异常。

4. 质量控制方案

参见"腹主动脉超声诊断规范及质量控制方案"。

（二）腹腔干超声筛查规范及质量控制方案

1. 操作规范

参见"腹腔干超声诊断规范及质量控制方案"。

2. 存图标准

至少应包含腹腔干及分支血流图（图 6-4-8）、腹腔干频谱测量图（图 6-4-9）。其他异常情况应留取相应阳性图像。以上切面均应包含体标或文字标识。

3. 报告书写规范

（1）超声描述

应包含腹腔干、肝总动脉、脾动脉的血流是否通畅、血流充盈情况、有无紊乱血流信号、频谱形态和流速情况等。

（2）超声提示

应包含腹腔干有无狭窄或动脉瘤等异常情况。

4. 质量控制方案

参见"腹主动脉超声诊断规范及质量控制方案"。

三、肠系膜上、下动脉

（一）肠系膜上、下动脉超声诊断规范及质量控制方案

1. 操作规范

（1）操作步骤

肠系膜上、下动脉常用扫查方法：患者平卧位，采用纵切和横切扫查，沿肠系膜上、下动脉起始部连续向下扫查至远心段管腔变细消失处。肠系膜下动脉多采用高频线阵探头进行扫查。

观察内容包括灰阶、彩色多普勒及频谱多普勒三种模式下的声像图表现。

（2）测量参数

肠系膜上、下动脉的超声测量至少应包括近心段内径和PSV。当出现管腔狭窄时，应测量狭窄处的PSV。

（3）采集要求

彩色多普勒血流无明显的彩色混叠或外溢；频谱多普勒声束血流夹角<60°，每幅图包含3~5个连续完整一致的频谱。频谱尽量放大且不出现混叠。

2. 存图标准

肠系膜上、下动脉的存图应至少包括4幅图：肠系膜上动脉长轴的灰阶图（图6-4-12）和频谱测量图（图6-4-13），以及肠系膜下动脉长轴的灰阶图（图6-4-14）和频谱测量图（图6-4-15）。若管腔狭窄时应留存狭窄处的频谱，其他异常情况应留取相应阳性图像。以上切面均应包含体标或文字标识。

3. 报告书写规范

参见"腹腔干超声诊断规范及质量控制方案"

4. 质量控制方案

参见"腹主动脉超声诊断规范及质量控制方案"。

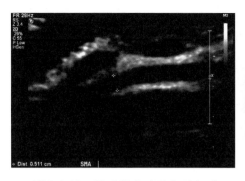

图 6-4-12 肠系膜上动脉灰阶标准切面
腹部纵切面显示肠系膜上动脉长轴及开口。SMA.肠系膜上动脉。

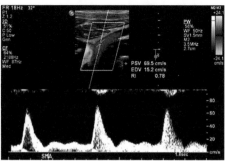

图 6-4-13 肠系膜上动脉频谱测量的标准切面
腹部纵切面显示肠系膜上动脉长轴并测量 PSV。SMA.肠系膜上动脉。

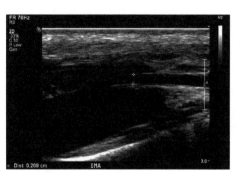

图 6-4-14 肠系膜下动脉灰阶标准切面
显示肠系膜下动脉长轴及开口。IMA.肠系膜下动脉。

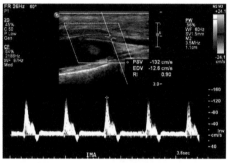

图 6-4-15 肠系膜下动脉频谱测量的标准切面
显示肠系膜下动脉长轴并测量 PSV。IMA.肠系膜下动脉。

（二）肠系膜上、下动脉超声筛查规范及质量控制方案

1. 操作规范

参见"肠系膜上、下动脉超声诊断规范及质量控制方案"。

2. 存图标准

至少应包含 2 幅图:肠系膜上、下动脉的峰值流速测量图(图 6-4-13、图 6-4-15)。其他异常情况应留取相应阳性图像。以上切面均应包含体标或文字标识。

3. 报告书写规范

（1）超声描述

应包含肠系膜上、下动脉的血流是否通畅、血流充盈情况、有无紊乱血流信号、频谱形态和流速情况等。

（2）超声提示

应包含肠系膜上、下动脉有无狭窄或动脉瘤等异常情况。

4. 质量控制方案

参见"腹主动脉超声诊断规范及质量控制方案"。

四、肾动脉

（一）肾动脉超声诊断规范及质量控制方案

1. 操作规范

（1）操作步骤

完整的肾动脉超声检查包括肾动脉主干和肾内动脉分支的扫查。

肾动脉主干的常用扫查方法包括腹正中横切扫查、侧卧位冠状切面扫查、右前腹肋间或肋缘下横切扫查等。一般先平卧位测量腹主动脉 PSV，再采用上述切面扫查肾动脉主干并测量主干 PSV，最后侧卧位扫查肾内动脉并测量叶间动脉 PSV、阻力指数（RI）和收缩早期加速时间（AT）。

观察内容包括灰阶、彩色多普勒及频谱多普勒三种模式下的声像图表现。

（2）测量参数

肾动脉的血流动力学评估应至少包含 5 个主要参数：①肾动脉主干 PSV；②肾动脉主干与腹主动脉 PSV 比值（RAR）；③肾动脉主干与同侧叶间动脉 PSV 比值（RIR）；④肾内叶间动脉 AT；⑤肾内叶间动脉 RI。

不同类型肾内动脉频谱收缩早期 AT 的测量方法如图 6-4-16 所示。

（3）采集要求

彩色多普勒血流无明显的彩色混叠或外溢；频谱多普勒声束血流夹角<60°，每幅图包含 3~5 个连续完整一致的频谱。频谱尽量放大且不出现混叠。

2. 存图标准

应包含至少 5 幅图：肾动脉水平腹主动脉 PSV（图 6-4-17），双侧肾动脉主干 PSV（图 6-4-18），双侧肾内叶间动脉 PSV、RI、AT（图 6-4-19）。若肾动脉狭窄时应留存狭窄处的脉冲多普勒频谱（图 6-4-20）。其他异常情况应留取相应阳性图像。以上切面均应包含体标或文字标识。

3. 报告书写规范

肾动脉超声检查报告一般分为以下部分：基本信息、声像图、超声描述（即超声所见）和超声提示。

（1）超声描述

应包含肾动脉水平腹主动脉 PSV、肾动脉肾外段显示是否满意、肾动脉主干 PSV 及测量位置（近段、中段、远段）、肾内动脉血流分布情况（正常/稀疏/无血流）及叶间动脉 PSV、RI、AT；若可疑肾动脉夹层、动脉瘤或动静脉瘘等，则记录相应的资料信息。

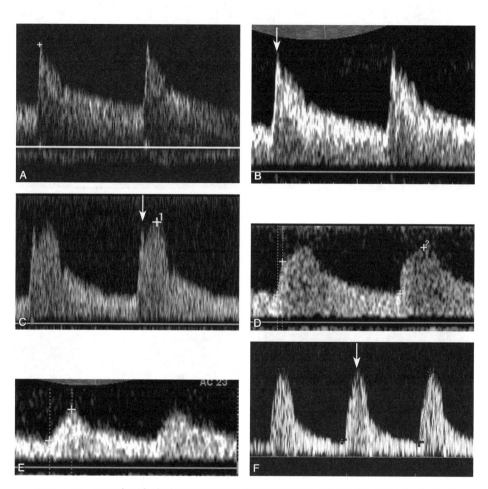

图 6-4-16 不同类型肾内动脉频谱收缩早期加速时间(AT)的测量方法(A~D 为正常频谱;E~F 为异常频谱,为同侧肾动脉主干狭窄所致)

A.频谱仅有收缩早期波峰,"+"处为 AT 的测量点;B.频谱呈双峰,第一峰大于第二峰,箭头处为 AT 的测量点;C.频谱呈双峰,第一峰小于第二峰,箭头处为 AT 的测量点;D.频谱仅有顺应性波峰,左侧 AT 测量点的建立正确,右侧不正确;E."+"处为AT 的测量点;F.箭头处为 AT 的测量点。

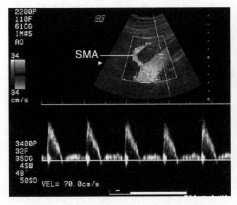

图 6-4-17　腹主动脉峰值流速的测量标准切面

取样点位于肠系膜上动脉水平下方 1cm 处。SMA. 肠系膜上动脉。

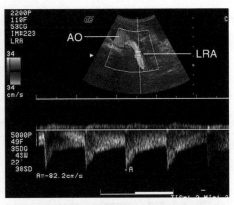

图 6-4-18　肾动脉主干血流频谱的标准切面

腹正中横切面获得的左肾动脉主干血流频谱。LRA. 左肾动脉；AO. 腹主动脉。

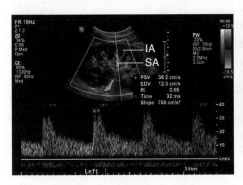

图 6-4-19　肾叶间动脉血流频谱的标准切面

冠状切面扫查，取样点位于肾锥体旁的叶间动脉，"+" 为 PSV 测量点，"×" 为 AT 测量点。IA. 叶间动脉；SA. 段动脉。

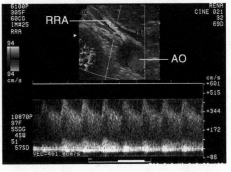

图 6-4-20　肾动脉狭窄时的流速测量标准切面

右前腹肋缘下横切扫查切面，取样点位于肾动脉最窄处，调节取样线与血流方向平行，声束血流夹角 < 60°。AO. 腹主动脉；RRA. 右肾动脉。

（2）**超声提示**

应包含肾动脉有无病变、病变类型（狭窄或动脉瘤等）、病变位置、病变程度（一般指狭窄程度）。如肾动脉起始段重度狭窄，狭窄率大于70%。

（3）**报告模板示例**

超声所见（报告正文部分）可采用描述性或结构性报告两种形式呈现。

1）描述性报告示例

描述性报告一般以文字描述为主，但需包含肾动脉的血流动力学参数测量值。

正常肾动脉描述性报告模板示例：

超声所见：

肾动脉水平腹主动脉 PSV ＿＿＿ cm/s。

双侧肾动脉肾外段显示清晰，血流通畅，充盈良好。

右侧主干 PSV ＿＿＿ cm/s，左侧主干 PSV ＿＿＿ cm/s。

双肾内动脉血流信号分布未见明显异常。

右肾叶间动脉 PSV ＿＿＿ cm/s，AT ＿＿＿ s，RI ＿＿＿。

左肾叶间动脉 PSV ＿＿＿ cm/s，AT ＿＿＿ s，RI ＿＿＿。

超声提示：

双侧肾动脉未见明显异常。

2）结构性报告示例

结构性报告除填写表格数据外，建议包含简单描述的部分，如肾动脉主干是否显示满意、主干的血流充盈情况，有无血流束的变细和紊乱血流信号、肾内动脉血流的分布情况等。

正常肾动脉结构性报告模板示例：

	主干	叶间动脉			腹主动脉		
	PSV(cm/s)	PSV(cm/s)	AT(s)	RI	PSV(cm/s)	RAR	RIR
右侧							
左侧							

超声所见：

双侧肾动脉主干肾外段显示清晰，主干血流通畅，充盈良好。肾内动脉血流信号分布未见异常。

超声提示：

双侧肾动脉未见明显异常。

4. 质量控制方案

参见"腹主动脉超声诊断规范及质量控制方案"。

（二） 肾动脉超声筛查规范及质量控制方案

1. 操作规范

参见"肾动脉超声诊断规范及质量控制方案"。

2. 存图标准

应包含至少 4 幅图：双侧肾动脉主干 PSV（图 6-4-18），双侧肾内叶间动脉 RI、AT（图 6-4-19）。若肾动脉狭窄时应留存狭窄处的频谱，其他异常情况应留取相应阳性图像。以上切面均应包含体标或文字标识。

3. 报告书写规范

（1） 超声描述

应包含肾动脉主干血流情况（正常/高速血流＿＿＿ cm/s/无血流）、肾内血流分布情况（正常/稀疏/无血流）、叶间动脉 RI（正常/升高/降低）、叶间动脉 AT（正常/延长＿＿＿ s）；若可疑肾动脉夹层、动脉瘤或动静脉瘘等，则记录相应的资料信息。

（2） 超声提示

应包含肾动脉有无狭窄或闭塞等异常情况。

4. 质量控制方案

参见"腹主动脉超声诊断规范及质量控制方案"。

五、下腔静脉

（一） 下腔静脉超声诊断规范及质量控制方案

1. 操作规范

（1） 操作步骤

完整的下腔静脉超声检查包括上至膈肌水平下腔静脉汇入右心房处，下至双侧髂静脉汇入下腔静脉处。

下腔静脉常用扫查方法：患者一般平卧位，采用腹正中横切和纵切自上而下扫查，或将探头置于右前腹肋间或右侧腰部，冠状切面扫查。

观察内容包括下腔静脉管腔有无狭窄和扩张、有无移位和受压、管腔内有无异常回声、血流方向、管腔内血流充盈情况和有无紊乱血流信号、频谱的期相性等。

（2） 测量参数

正常下腔静脉的参数测量无硬性要求。当出现下腔静脉血栓或癌栓时，应测量栓子的大小或范围。

（3） 采集要求

灰阶图像的增益适当，清晰显示下腔静脉的管腔。彩色多普勒血流无明显彩色混叠或外溢。

2. 存图标准

应至少包含 3 幅图：下腔静脉近心段血流图（图 6-4-21）、远心段血流图（图 6-4-22）、下腔静脉频谱图（图 6-4-23）。其他异常情况应留取相应阳性图像。以上切面均应包含体标或文字标识。

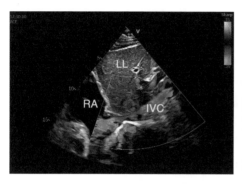

图 6-4-21　**下腔静脉近心段血流图**
显示下腔静脉肝后段和肾静脉水平段的血流充盈情况。RA. 右心房；LL. 肝脏；IVC. 下腔静脉。

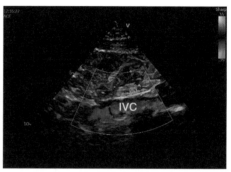

图 6-4-22　**下腔静脉远心段血流图**
显示下腔静脉远心段的血流充盈情况。IVC. 下腔静脉。

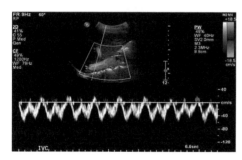

图 6-4-23　**下腔静脉频谱图**
显示下腔静脉随心脏搏动产生的期相性频谱。IVC. 下腔静脉。

3. 报告书写规范

下腔静脉超声检查报告一般分为以下部分：基本信息、声像图、超声描述（即超声所见）和超声提示。

（1）超声描述

应包含下腔静脉内壁是否平整、管径有无狭窄和扩张、管腔内有无异常回声，管腔内血流是否通畅、血流充盈情况、血流频谱是否受心房压力和呼吸影响呈现期相性。若可疑下腔静脉血栓或瘤栓等，则记录相应的资料信息。

（2）超声提示

应包含下腔静脉有无病变、病变类型（血栓或癌栓等）、病变位置和范围。

（3）报告模板示例

下腔静脉多采用描述性报告形式呈现。

正常下腔静脉描述性报告模板示例：

> **超声所见：**
>
> 下腔静脉管径未见狭窄扩张，内壁平整，管腔内未见明显异常回声。
>
> CDFI：管腔内血流通畅，充盈满意，血流频谱明显受心房压力和呼吸的影响。
>
> **超声提示：**
>
> 下腔静脉未见明显异常。

4. 质量控制方案

参见"腹主动脉超声诊断规范及质量控制方案"。

（二）下腔静脉超声筛查规范及质量控制方案

1. 操作规范

参见"下腔静脉超声诊断规范及质量控制方案"。

2. 存图标准

应至少包含 2 幅图像：下腔静脉近心段血流图（图 6-4-21）、远心段血流图（图 6-4-22）。其他异常情况应留取相应阳性图像。以上切面均应包含体标或文字标识。

3. 报告书写规范

（1）超声描述

应包含下腔静脉管径有无狭窄和扩张、管腔内有无异常回声，管腔内血流是否通畅、血流充盈情况。若可疑下腔静脉血栓或瘤栓等，则记录相应的资料信息。

（2）超声提示

应包含下腔静脉有无血栓或癌栓等异常情况。

4. 质量控制方案

参见"腹主动脉超声诊断规范及质量控制方案"。

六、肾静脉

（一）肾静脉超声诊断规范及质量控制方案

1. 操作规范

（1）操作步骤

一般先取平卧位，采用腹正中横切扫查左肾静脉主干，观察左肾静脉在走行过程中有无受肠系膜上动脉和腹主动脉的压迫，以及血流充盈情况。再分别取右侧卧位和左侧卧位，经侧腰部冠状切面扫查双侧肾静脉的主干和肾内静脉,观察肾静脉主干管腔有无明显扩张、有无受压和移位、管腔内有无异常回声和异常血流信号、肾内静脉血流信号的分布情况。右肾静脉主干也可采用右前腹肋间或肋缘下横切扫查。

（2）测量参数

正常肾静脉的参数测量无硬性要求。当出现"胡桃夹"现象时,应测量受压处左肾静脉的前后径、远心段前后径,以及受压处的最高流速。

（3）采集要求

彩色多普勒血流无明显的彩色混叠或外溢。

2. 存图标准

应至少包含双侧肾静脉主干血流图各1幅（图6-4-24、图6-4-25）。其他异常情况应留取相应阳性图像。以上切面均应包含体标或文字标识。

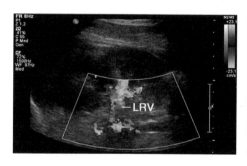

图 6-4-24　**左肾静脉主干血流图**
左肾长轴切面显示左肾静脉主干。
LRV.左肾静脉。

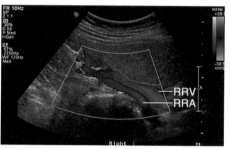

图 6-4-25　**右肾动脉主干血流图**
右前腹肋间或肋缘下于右肾门水平横切面显示右肾静脉长轴。RRA.右肾动脉;RRV.右肾静脉。

3. 报告书写规范

肾静脉超声检查报告一般分为以下部分:基本信息、声像图、超声描述（即超声所见）和超声提示。

（1）超声描述

应包含肾静脉主干管径有无狭窄和扩张、管腔内有无异常回声,管腔内血流是否通畅、血流充盈情况、有无异常血流信号;肾内静脉的血流分布情况。若可疑肾静脉血栓或瘤栓等,则记录相应的资料信息。

（2）超声提示

应包含肾静脉有无病变、病变类型（血栓或瘤栓等）、病变位置和范围。

（3）报告模板示例

肾静脉多采用描述性报告形式呈现。

正常肾静脉描述性报告模板示例：

> **超声所见：**
>
> 肾静脉主干管径未见明显狭窄和扩张，管腔内未见明显异常回声。
>
> **CDFI：** 肾静脉主干管腔内血流通畅，充盈满意。肾内静脉血流信号分布未见明显异常。
>
> **超声提示：**
>
> 肾静脉未见明显异常。

4. 质量控制方案

参见"腹主动脉超声诊断规范及质量控制方案"。

（二）肾静脉超声筛查规范及质量控制方案

1. 操作规范

参见"肾静脉超声诊断规范及质量控制方案"。

2. 存图标准

应至少包含双侧肾静脉主干彩色多普勒血流图像各 1 幅（图 6-4-24、图 6-4-25）。其他异常情况应留取相应阳性图像。以上切面均应包含体标或文字标识。

3. 报告书写规范

（1）超声描述

应包含肾静脉管腔内有无异常回声，管腔内血流是否通畅、血流充盈情况。若可疑肾静脉血栓或瘤栓等，则记录相应的资料信息。

（2）超声提示

应包含肾静脉有无血栓或癌栓等异常情况。

4. 质量控制方案

参见"腹主动脉超声诊断规范及质量控制方案"。

推荐阅读文献

［1］姜玉新,冉海涛.医学超声影像学.2 版.北京：人民卫生出版社,2017.

［2］中国超声医学工程学会颅脑及颈部血管超声专业委员会,国家卫健委脑卒中防治工程专家委员会血管超声专业委员会,中国超声医学工程学会浅表器官及外周血管超声专业委员会.腹部及四肢动脉超声若干常见临床问题专家共识.中国超声医学杂志,2020,36（12）：1057-1066.

［3］王健,王亚红,李建初.肾动脉狭窄规范化超声检查.中华医学超声杂志（电子版）,2018,15（10）：721-740.

第五节　妇科超声检查规范及质量控制方案

一、子宫

（一）子宫超声检查规范及质量控制方案

1. 操作规范

（1）检查前准备

1）绝经前患者,备注末次月经的时间;绝经后患者,备注绝经的时间。

2）备注相关的手术史及药物治疗史。

3）腔内超声检查,需排空膀胱;经腹部超声检查,需适度充盈膀胱。

（2）检查技术

1）经阴道超声检查

观察子宫内膜、宫腔及子宫肌壁病变;常用探头频率为4~9MHz。

2）经腹部超声检查

巨大子宫肌瘤、全子宫增大等及不适宜行经阴道检查的患者;常用探头频率为2~5MHz。

3）经直肠超声检查

适用于处女,阴道痉挛、阴道狭窄与闭锁以及经腹部检查显示不清的患者;常用探头频率为4~9MHz。

（3）操作步骤

经阴道(经直肠)妇科超声检查的基本步骤是从阴道外口(肛门)开始,依次检查阴道、宫颈、宫体、右侧卵巢、左侧卵巢;每个部位先做矢状面扫查,再做冠状面等多切面扫查;附件区先扫查右侧,再扫查左侧(详见卵巢及附件区操作步骤)。

经腹部妇科超声检查的基本步骤是先做纵切面扫查,再做横切面等多切面扫查;依次观察阴道、宫颈、宫体,附件区先扫查右侧,再扫查左侧。

子宫的规范化检查包括阴道、宫颈和子宫体。经腹部超声检查采用仰卧位,经阴道超声检查取膀胱截石位,经直肠超声检查取左侧卧位或膀胱截石位。第一步:显示阴道的矢状面;第二步:显示宫颈的矢状切面;第三步:显示子宫体的矢状面、宫体及宫颈的横切面。观察内容包括子宫的形态、大小及生理性变化;有无异常,其位置、大小、形态、回声特点、与周围结构的关系及血流分布情况;必要时测量频谱多普勒的血流参数。

（4）测量参数

1）测量子宫内膜厚径

在子宫体的正中矢状切面、垂直于子宫内膜中线,测量双层内膜外侧边缘之间的最大厚径(图6-5-1);建议以毫米(mm)为单位,保留小数点后一位数;如果存在宫腔积液,应分别测量两个单层内膜厚径并相加(图6-5-2);存在宫腔病变时,应记录包含病变在内的内膜总厚度(图6-5-3);病变为黏膜下肌瘤时,测量内膜厚度不应包括黏膜下肌瘤;如果内膜与肌层交界面不清楚,应描述为"无法测量"(图6-5-4)。

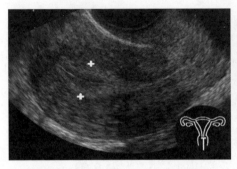

图6-5-1　在子宫体的正中矢状切面测量内膜厚径

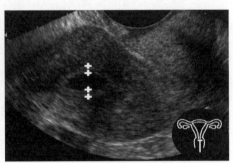

图6-5-2　存在宫腔积液,应分别测量两个单层内膜厚径并相加

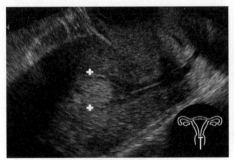

图6-5-3　存在宫腔病变时,应记录包含病变在内的内膜总厚度

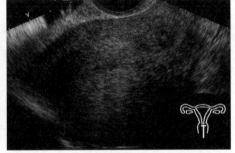

图6-5-4　子宫内膜与肌层界面不清楚,描述为"无法测量"

2)测量子宫大小

在子宫体的正中矢状切面测量子宫体的长径和厚径(图6-5-5);将探头旋转90°,在子宫角下方、子宫体的横切面测量子宫体的宽径(图6-5-6);建议以厘米(cm)为单位。

(5) 采图要求

适当调节深度、聚焦、增益等,清晰显示子宫的各切面。

经阴道(经直肠)的子宫超声检查需留取阴道、宫颈的正中矢状切面图,留取子宫体的正中矢状切面及宫体横切面图像;经腹部超声检查需留取阴道、宫颈和子宫体的正中矢状切面图,留取宫体横切面图像。

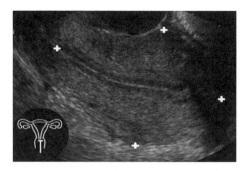

图 6-5-5 测量子宫体长径及厚径

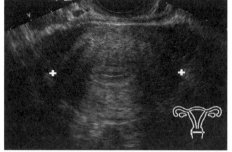

图 6-5-6 测量子宫体宽径

2. 存图标准

(1) 经阴道(经直肠)超声检查

1) 阴道正中矢状切面图,从左至右显示尿道及与之相连的膀胱、阴道前壁、阴道、阴道后壁和直肠(图 6-5-7)。

2) 宫颈正中矢状切面图,显示宫颈的中线回声(图 6-5-8)。

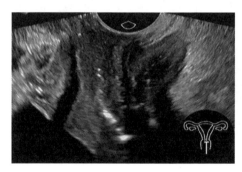

图 6-5-7 阴道正中矢状切面图

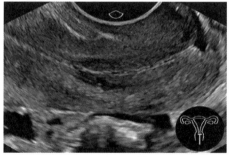

图 6-5-8 宫颈正中矢状切面图

3) 子宫体正中矢状切面图,显示子宫内膜的中线回声(图 6-5-9)。

4) 在子宫角下方显示子宫体的横切面,显示子宫内膜的中线回声(图 6-5-10)。

5) 异常情况应留取阳性图像及对应的体标或文字标识。

(2) 经腹部超声检查

留取阴道、宫颈和子宫的正中矢状切面图(图 6-5-11)及宫体横切面图像(图 6-5-12)。

3. 报告书写规范

子宫的超声检查报告一般包括以下部分:基本信息、声像图、超声描述(即超声所见)和超声提示。

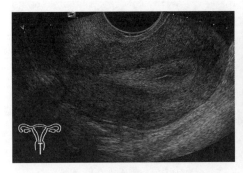

图 6-5-9　子宫体正中矢状切面图

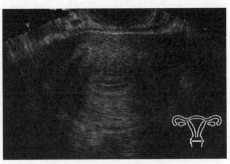

图 6-5-10　子宫体横切面

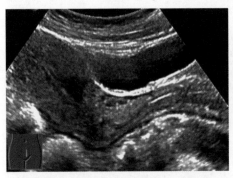

图 6-5-11　经腹部超声显示阴道、宫颈及子宫的正中矢状切面

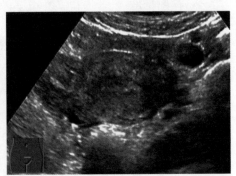

图 6-5-12　经腹部超声显示子宫体横切面

（1）超声描述

应包含子宫的位置、形态、大小；子宫肌层的回声是否均匀，有无异常；内膜的厚径、回声有无异常；宫颈及阴道有无异常；血流信号分布有无异常。

（2）超声提示

应包含子宫体、内膜、宫颈及阴道有无异常，病变位置（子宫肌层、内膜、宫颈、阴道）、病变类型（局灶或弥漫性、囊性或实性）、可能的诊断提示及相关建议。

（3）报告模板示例

超声所见（报告正文部分）建议采用描述性形式呈现。

描述性报告一般以文字描述为主，应按检查顺序将所观察内容和测量数据记录在报告中。

正常子宫及双附件报告模板示例：

> **经阴道(或经腹部)超声所见：**
>
> 子宫前(中、后)位,形态如常,宫体大小＿＿＿ cm×＿＿＿ cm×＿＿＿ cm,肌层回声均匀;内膜厚＿＿＿ mm,回声均匀(高、等、低回声);宫颈形态、回声未见明显异常;阴道可显示。
>
> 双侧卵巢可见,双附件区未见明显异常回声。
>
> CDFI:未见明显异常血流信号。
>
> **超声提示**:子宫及双附件区未见明显异常。

4. 质量控制方案

(1) 操作规范的质量控制

应按照以上超声检查规范完成对子宫的超声检查,包括检查前准备、操作步骤、参数测量及标准切面图像的留存。

(2) 存图标准的质量控制

采用抽查报告上的附图和工作站存图两种方式进行存图标准的质量控制。

报告存图合格率=抽查报告存图合格例数/总抽查报告例数×100%。

存图合格的标准：

1) 仪器调节适当

符合盆腔脏器超声仪器调节的要求,二维超声清晰显示阴道、宫颈及宫体的各切面;彩色多普勒血流成像显示脏器及病变的血流分布状态。

2) 存图切面标准、齐全

图像包含体标或文字标识,测量点正确,存储必要的阳性图像和重要的阴性切面。

(3) 报告书写规范的质量控制

报告书写合格率=抽查报告书写合格例数/总抽查报告例数×100%。

报告书写合格的标准:符合报告书写要求,基本信息齐全,描述和诊断规范,内容完整,数据和文字无误。

(4) 超声诊断符合率

超声诊断符合率=报告期内超声诊断与病理或临床诊断符合例数/报告期内超声报告有对应病理或临床诊断总例数×100%。

在所抽查的子宫超声检查的病例中,将手术确诊病例或同时进行影像学检查(CT、MRI 等)的病例规定为有效病例;与手术病理确诊依据或其他影像学检查结果对照,判断超声诊断正确与否。

（二）子宫超声筛查规范及质量控制方案

1. 操作规范

参见"子宫超声检查规范及质量控制方案"。

2. 存图标准

应包含阴道正中矢状切面图（图 6-5-7）、宫颈正中矢状切面图（图 6-5-8）、子宫体正中矢状切面图（图 6-5-9）、子宫体横切面图（图 6-5-10）。

异常情况应留取阳性图像及对应的体标或文字标识。

3. 报告书写规范

（1）超声描述

应包含子宫的位置、形态、大小；子宫肌层的回声；子宫内膜的厚径及回声；宫颈形态及回声，阴道显示情况；血流信号分布等。

（2）超声提示

1）未发现异常，提示子宫及双附件区未见明显异常。

2）发现异常，提示病变位置（子宫肌层、内膜、宫颈、阴道）、病变类型（局灶或弥漫性、实性或囊性），可能的诊断提示及相关建议。

4. 质量控制方案

参见"子宫超声检查规范及质量控制方案"。

（三）子宫常见疾病超声诊断规范及质量控制方案

依据美国生育协会（American Fertility Society，AFS）1988 年制定的生殖道畸形分类系统简称 AFS 分类，汇总了子宫发育异常的基本术语和定义。依据国际子宫内膜肿瘤专家组（IETA）、超声评估子宫形态专家组（MUSA）颁布的共识及相关文献，汇总正常子宫及子宫常见疾病的基本术语、定义、测量方法及病变彩色血流的评估方法。建议用规范化的术语描述正常子宫的声像图表现，用规范化的术语描述子宫发育异常、子宫病变的声像图表现及彩色血流评分；用规范化的测量方法测量正常子宫及子宫病变的范围。

1. 子宫发育异常

（1）子宫不同程度发育不全或缺如（表 6-5-1）

表 6-5-1　子宫不同程度发育不全或缺如的术语及定义

术语	定义	备注
子宫未发育	双侧副中肾管缺如，或双侧副中肾管向中线横行延伸会合时，中途停止发育，无子宫、输卵管形成	AFS 分类第 I 类
始基子宫	双侧副中肾管融合后不久即停止发育，子宫极小，多为一实体肌性子宫，无宫腔	
幼稚型子宫	青春期前任何时期子宫停止发育都可形成幼稚子宫，子宫内膜发育不良，宫腔形态狭窄	

（2）单角子宫及残角子宫（表6-5-2）

表6-5-2　单角子宫及残角子宫的定义

术语	定义	备注
单角子宫	一侧副中肾管发育良好且偏向一侧,形成单角子宫,有一侧输卵管、卵巢与韧带;对侧副中肾管未发育,常伴有该侧肾脏发育异常	AFS分类第Ⅱ类
单角子宫合并残角子宫	一侧副中肾管发育良好且偏向一侧,形成单角子宫;另一侧副中肾管发育不全,形成残角子宫,残角子宫分三型: ①残角子宫有宫腔及发育的内膜,与对侧的单角子宫腔相通 ②残角子宫有宫腔及发育的内膜,但与对侧的单角子宫不通 ③残角子宫为始基子宫,无宫腔	

（3）双子宫（表6-5-3）

表6-5-3　双子宫的定义

术语	定义	备注
双子宫	两侧副中肾管发育后完全没有会合,各自发育成子宫和阴道,形成两个单角子宫	AFS分类第Ⅲ类

（4）双角子宫（表6-5-4）

表6-5-4　双角子宫的定义

术语	定义	备注
双角子宫	两侧副中肾管尾端大部会合,宫底水平融合不全,形成双角	AFS分类第Ⅳ类 宫底内陷≥1cm

（5）纵隔子宫（表6-5-5）

表6-5-5　纵隔子宫的定义

术语	定义	备注
纵隔子宫	两侧副中肾管会合后吸收过程出现异常,形成宫腔内纵隔,分为完全纵隔和不全纵隔 ①完全纵隔子宫:纵隔完全未吸收、达到甚至超过宫颈内口水平,将子宫腔完全分开 ②不全纵隔子宫:纵隔部分吸收、终止在宫颈内口上方的任何部位,将宫腔部分分开	AFS分类第Ⅴ类 宫底部形态可为正常、平滑、内陷,宫底内陷<1cm

(6) 弓形子宫(表 6-5-6)

表 6-5-6 弓形子宫的定义

术语	定义	备注
弓形子宫	形成机制类似于纵隔子宫,隔短粗、圆顿,宫底横切面类似纵隔子宫	AFS 分类第Ⅵ类 临床处理原则同不全纵隔子宫

(7) T 型子宫(表 6-5-7)

表 6-5-7 T 型子宫的定义

术语	定义	备注
T 型子宫	女性胎儿在母体子宫内受己烯雌酚暴露,可引起子宫肌层形成收缩带样发育异常,宫腔呈 T 型;子宫内膜或肌层损伤也可导致宫腔缩窄呈 T 型,目前,后者更为常见	AFS 分类第Ⅶ类

2. 子宫内膜形态的评估

包括内膜回声、内膜中线及内膜与肌层交界线。

(1) 内膜回声(表 6-5-8)

表 6-5-8 内膜回声的术语及定义

术语		定义	备注
均匀	低回声	低于子宫肌层回声	以子宫肌层回声为参照
	高回声	高于子宫肌层回声	
	等回声	与肌层回声相似	
不均匀		内膜回声均匀,可见形态规则/不规则的囊样结构	
		内膜回声不均,无囊样结构	
		内膜回声不均,可见形态规则/不规则的囊样结构	

(2) 子宫内膜中线包括线性、非线性、不规则、未显示(表 6-5-9)。

表 6-5-9 子宫内膜中线的术语及定义

术语	定义	备注
线性	内膜线平滑、呈线状	图 6-5-5
非线性	内膜线不平滑、呈波状	图 6-5-9
不规则	内膜线回声中断	多见于黏膜下肌瘤
未显示	内膜线显示不清	图 6-5-4

（3）子宫内膜与子宫肌层的交界线包括规则、不规则、中断、未显示（表6-5-10）。

表6-5-10　子宫内膜与子宫肌层交界线的术语及定义

术语	定义	备注
规则	交界面分界清楚	图6-5-1
不规则	交界面呈不规则状	
中断	交界面不连续	因肌瘤突入宫腔致交界面回声中断
未显示	交界面模糊不清	图6-5-4

（4）宫腔内局灶性及弥漫性病变包括子宫内膜病变、子宫肌层向宫腔凸起的病变。

①定义（表6-5-11）

表6-5-11　宫腔内病变的术语及定义

术语	定义	备注
弥漫性	内膜病变基底≥25%的内膜面积	检查者估算
局灶性	内膜病变基底<25%的内膜面积	检查者估算

②局灶性病变分型（表6-5-12）

表6-5-12　局灶性病变分型及定义

术语	定义	备注
有蒂	a/b<1	a:子宫内膜水平处病变基底部的最大直径
无蒂	a/b≥1	b:病变最大直径

3. 子宫肌层

（1）正常子宫肌层

子宫肌层外观大致对称,子宫前壁与后壁的测量值大致相似,回声均匀,子宫内膜和子宫肌层之间的交界部界限清楚。

（2）子宫肌瘤

1）依据FIGO分类分型（表6-5-13）

表 6-5-13　子宫肌瘤分型及定义

术语		定义	备注
黏膜下肌瘤	G_0	窄蒂,且瘤体完全突入宫腔内	
	G_1	宽蒂,位于壁间的瘤体<50%	
	G_2	无蒂,位于壁间的瘤体≥50%	
壁间肌瘤		瘤体完全位于肌层内	
浆膜下肌瘤		瘤体部分或全部突入浆膜下	
其他		宫颈肌瘤	肌瘤位于宫颈
		寄生性子宫肌瘤	

2）描述内容包括回声、声影、血流分布（表 6-5-14）。

表 6-5-14　子宫肌瘤超声描述的术语及定义

术语		定义	备注
回声均匀	低回声	低于子宫肌层回声	以子宫肌层回声为参照
	高回声	高于子宫肌层回声	
	等回声	与肌层回声相似	
回声不均匀		非均质回声伴有或不伴有囊性区域	
声影		声衰减产生的伪像	弥漫性或粗大声影多见于肌瘤的钙化
周边血流信号		肌瘤周边的环绕血流信号	
病灶内血流信号		肌瘤内部的血流信号	

（3）子宫腺肌病

描述内容见表 6-5-15。

表 6-5-15　子宫腺肌症病超声描述的术语及定义

术语	定义	备注
子宫非对称性增大	子宫前后壁不对称	
子宫球形增大	子宫整体增大,前后壁大致对称	
扇形声影	呈扇形分布的声影	与钙化形成的声影不同,图 6-5-13
肌层囊肿	肌层内小的类圆形无回声区,周边回声略高	图 6-5-14
子宫内膜与肌层分界不清	交界面不规则、中断或未显示	图 6-5-4

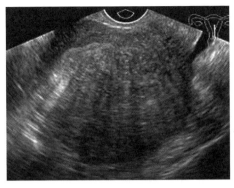

图 6-5-13 扇形声影

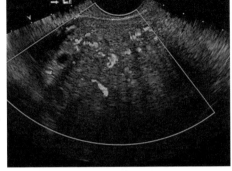

图 6-5-14 肌层囊肿

4. 宫颈(表 6-5-16)

表 6-5-16 宫颈术语及定义

术语	定义	备注
宫颈纳囊	宫颈腺的潴留性囊肿	无回声,无血流信号
宫颈息肉	子宫颈管内界限清楚有蒂或无蒂的隆起样病变	识别蒂的来源有助于与子宫内膜息肉鉴别
宫颈癌	宫颈占位病变	评估肿物大小

5. 血流评分

操作者对病变边缘及内部成分血流分布的主观半定量评估。

1 分:无血流信号。

2 分:少量血流信号。

3 分:中等量血流信号。

4 分:丰富血流信号。

6. 子宫局灶性病变的测量方法

包括子宫内膜病变、子宫肌层病变及宫颈病变。

1) 在三个垂直平面上测量病变的长径、宽径、厚径,建议以厘米(cm)为单位。

2) 病灶体积可以用以下公式计算

体积$(cm^3) = d1(cm) \times d2(cm) \times d3(cm) \times 0.52$。

(四) 子宫常见疾病超声筛查规范及质量控制方案

1. 操作规范

参见"子宫超声检查规范及质量控制方案"。

2. 存图标准

参见"子宫超声检查规范及质量控制方案"。

3. 报告书写规范

（1）超声描述

用规范化术语描述子宫内膜、子宫肌层及宫颈病变的超声图像；测量子宫内膜的厚径、描述回声类型；测量子宫体的大小（长径、宽径、厚径）及病变的大小（长径、宽径、厚径），描述病变的类型（局灶性或弥漫性）及回声类型（均匀或不均匀），以及病变的血流分布情况或评分。

（2）超声提示

应包含病变部位（子宫体、内膜、宫颈、阴道）、病变的类型（局灶或弥漫性、囊性或实性）、可能的诊断提示及相关建议。

4. 质量控制方案

参见"子宫超声检查规范及质量控制方案"和"子宫常见疾病超声诊断规范及质量控制方案"。

二、卵巢及附件

（一）卵巢及附件超声检查规范及质量控制方案

1. 操作规范

（1）检查前准备

参见"子宫超声检查规范及质量控制方案"。

（2）检查技术

参见"子宫超声检查规范及质量控制方案"。

（3）操作步骤

完整的附件区超声检查包括卵巢及输卵管走行区，输卵管超声一般不易显示，当盆腔积液较多时超声有可能显示正常输卵管。

附件区超声检查的基本步骤是从子宫横切面开始，依次显示子宫横切面、右附件区和子宫横切面、左附件区。卵巢的扫查包括纵切面、横切面及斜切面，同时观察附件相邻的盆腔结构。

观察内容包括：双侧卵巢的形态、大小及生理性变化；附件区有无肿物，其位置、大小、形态、回声特点、血流情况及与周围结构的关系，盆腔有无异常积液；必要时测量频谱多普勒血流参数。

（4）测量参数

卵巢无异常不要求常规测量大小；如有异常或需要获取相关测量值，应测量三个径线；在卵巢最大长轴切面测量长径，垂直于卵巢长轴测量厚径（图6-5-15）；将探头旋转90°，在卵巢最大横切面测量卵巢的宽径（图6-5-16）；建议以厘米（cm）为单位。

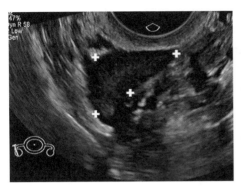

图 6-5-15　测量卵巢长径与厚径

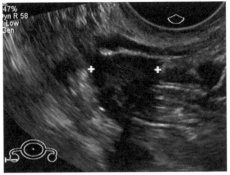

图 6-5-16　测量卵巢宽径

卵巢体积(cm^3) = d1(cm)×d2(cm)×d3(cm)×0.52

卵巢大小的测量应包括功能性囊肿在内,功能性囊肿应单独测量大小,以厘米(cm)为单位。

（5）采图要求

适当调节深度、聚焦、增益等,清晰显示卵巢的各切面。

经阴道及经腹部超声检查,当图像清晰显示卵巢结构,留取卵巢长轴图像。

2. 存图标准

双侧卵巢长轴切面(图 6-5-17、图 6-5-18),或一张图双幅图像。

异常情况应留取阳性图像及体标或文字标识。

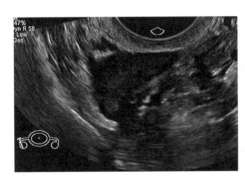

图 6-5-17　右卵巢纵切图

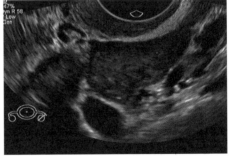

图 6-5-18　左卵巢纵切图

3. 报告书写规范

参见"子宫超声检查规范及质量控制方案"。

（1）超声描述

应包含双侧卵巢及附件区显示是否满意,卵巢的大小及形态;附件区病变

117

的大小、形态,病变的回声类型及血流分布;以及病变与周围脏器的关系等。

(2) 超声提示

1) 未发现异常,提示双附件区未见明显异常。

2) 发现异常,提示病变位置、病变类型(囊性、实性或囊实性),可能的诊断提示以及相关建议。

(3) 报告模板示例

超声所见(报告正文部分)建议采用描述性形式呈现。

描述性报告一般以文字描述为主,应将所观察内容和测量数据记录在报告中。

正常描述性报告模板示例参见"子宫超声检查规范及质量控制方案"。

4. 质量控制方案

1) 操作规范的质量控制

参见"子宫超声检查规范及质量控制方案"。

2) 报告书写规范的质量控制

参见"子宫超声检查规范及质量控制方案"。

3) 超声诊断符合率

同子宫部分。

在所抽查的卵巢及附件区超声检查的病例中,将手术确诊病例或同时进行影像学检查(CT、MRI 等)的病例规定为有效病例;与手术病理确诊依据或其他影像学检查结果对照,判断超声诊断正确与否。

(二) 卵巢及附件超声筛查规范及质量控制方案

1. 操作规范

参见"卵巢及附件超声检查规范及质量控制方案"。

2. 存图标准

应包含至少双侧卵巢各一幅纵切面图(或一张图双幅图像)。

异常情况应留取阳性图像及体标或文字标识。

3. 报告书写规范

(1) 超声描述

应包含双侧卵巢及附件区显示是否满意,卵巢的大小及形态;附件区病变的大小、形态,病变的回声类型及血流信号分布;病变与周围脏器的关系等。

(2) 超声提示

1) 未发现异常,提示双附件区未见明显异常。

2) 发现异常,提示病变位置、病变类型(囊性、实性或囊实性),可能的诊断提示及相关建议。

4. 质量控制方案

参见"卵巢及附件超声检查规范及质量控制方案"。

（三）卵巢及附件区常见疾病超声诊断规范及质量控制方案

依据国际卵巢肿瘤分析专家组（IOTA）颁布的共识、美国放射学会卵巢及附件超声报告词典白皮书及相关文献,汇总卵巢及附件区常见疾病的基本术语、定义、测量方法及病变彩色血流的评估方法。建议用规范化的术语描述正常卵巢及附件区的声像图表现,用规范化的术语描述卵巢及附件区病变的声像图表现及彩色血流评分,用规范化的测量方法测量正常卵巢及附件区病变的范围。

1. **基本术语及定义（表 6-5-17）**

表 6-5-17　卵巢及附件区的基本术语及定义

术语	定义	备注
卵泡	育龄期女性,直径≤3cm 的单纯囊肿	壁薄、光滑,圆形或卵圆形,无回声,无血流信号
黄体	排卵后形成的厚壁囊肿,直径≤3cm,可伴有周边环状血流信号	可无典型囊性成分,表现为卵巢内的低回声区,周边可有血流信号
囊肿	含液结构,内容物无血流信号,可为无回声或有内部回声,通常后方回声增强	可以是生理性,也可以为病理性
实性	有组织样回声的结构,与正常卵巢实质或正常子宫肌层回声相比,定义为高回声、等回声和低回声	以下情况不认为是实性成分: 1）皮样囊肿内的高回声结构,无血流信号 2）血凝块或黏液 3）分隔 4）囊壁不规则增厚,厚径<3mm 5）正常卵巢实质
单房囊性病变	无实性成分,可有不完整分隔,囊壁可不规则增厚,厚径<3mm,可有内部回声	单纯囊肿是单房囊性病变的一种,薄壁、光滑、无回声,内部无其他结构、后方回声增强;绝经后单纯囊肿最大径≤1cm 没有临床意义
单房囊实性病变	有实性成分,囊壁或分隔（不完整）不规则增厚,厚径≥3mm	
多房囊性病变	无实性成分,至少有 1 个完整分隔,囊壁或分隔厚径<3mm	
多房囊实性病变	有实性成分,至少有 1 个完整分隔,囊壁或分隔不规则增厚,厚径≥3mm	
实性病变	1）实性成分最大径除以病变最大径,比例≥80% 2）在两个正交切面评估实性成分至少占病变的 80%	实性病变包括完全实性及实性成分≥80%的病变,两种评估方法可任选一种

2. 实性病变相关术语及定义

（1）外缘（表 6-5-18）

表 6-5-18 外缘相关术语及定义

术语	定义	备注
光滑	实性病变外缘光滑	
不规则	实性病变外缘不规则或不光滑	分叶状的外缘为不规则

（2）内部回声（表 6-5-19）

表 6-5-19 内部回声相关术语及定义

术语	定义	备注
低回声、等回声、高回声	低于、相似、高于正常卵巢实质或子宫肌层回声	
钙化	伴声影的强回声	
声影	声衰减产生的伪像	多见于钙化或纤维瘤

3. 囊性病变相关术语及定义

（1）内壁（表 6-5-20）

表 6-5-20 内壁相关术语及定义

术语	定义	备注
光滑	内壁光滑	
不规则	内壁有不完整的分隔，囊壁或不完整分隔厚径<3mm	
囊壁钙化	壁内弧形或片状强回声可伴有声影	

（2）内部回声（表 6-5-21）

表 6-5-21 内部回声相关术语及定义

术语	定义	备注
无回声	内部没有回声	
高回声成分	高于正常卵巢实性回声的成分，但没有声影	常用于描述皮样囊肿或内膜异位囊肿
磨玻璃样或均匀弱回声	囊内均匀分布的回声	多见于内膜异位囊肿

术语	定义	备注
散在低回声	囊内不均质分布的回声	
液体分层征	由不同成分构成的液平面,液平面两侧的回声不同	多见于血凝块吸收的不同阶段或皮样囊肿的脂液分层

（3）分隔（表 6-5-22）

表 6-5-22　分隔相关术语及定义

术语	定义	备注
完整	与两侧囊壁相连的隔样结构	
不完整	分隔不连续,仅与一侧囊壁相连	
厚分隔	厚径>3mm 的分隔	
薄分隔	厚径≤3mm 的分隔	

（4）实性或实性回声样成分（表 6-5-23）

表 6-5-23　实性或实性回声样成分术语及定义

术语	定义	备注
乳头状突起或结节	囊壁或分隔局部隆起的厚径≥3mm	需记录乳头状突起或结节的数量;囊壁或分隔局部隆起的厚径<3mm 为囊壁或分隔的不规则增厚
规则的实性成分	囊内实性成分的边缘是规则的	
不规则的实性成分	囊内实性成分的边缘或实性成分内囊性区域的边缘不规则	

（5）皮样囊肿（表 6-5-24）

表 6-5-24　皮样囊肿的术语及定义

术语	定义	备注
高回声伴声影	高回声成分后方伴有声衰减	
点、线状回声	点状及线状高回声	
球形高回声	球形高回声呈漂浮状,可伴有声影	相对少见

（6）出血性囊肿（表 6-5-25）

表 6-5-25　出血性囊肿的术语及定义

术语	定义	备注
网格样改变	相互交织的纤细线样结构	较分隔纤细、呈网状
回缩血凝块	边缘成角或呈凹陷形的高回声成分,无血流	

4. 血流相关术语及定义

（1）血流分布（表 6-5-26）

表 6-5-26　血流分布术语及定义

术语	定义	备注
周边血流	病变边缘的血流	
内部血流	实性部位或隔上的血流	

（2）血流评分

主观地评估整个病变的血流的丰富程度,包括壁上及病变内部。

1分:无血流。

2分:少量血流。

3分:血流较丰富。

4分:血流丰富。

5. 卵巢及附件区病变的测量方法

（1）单一最大径线

病变最大长轴的测量值。

（2）病变大小的测量

在病变最大长轴切面,测量长径和厚径;转动探头 90°,测量宽径;用以下公式（d1×d2×d3×0.52）可计算病变的体积。

（3）实性成分的最大径

实性成分最大长轴的测量值。

（4）直肠子宫陷凹积液测量

垂直子宫直肠窝,测量最大深度。

以上测量值,建议以厘米（cm）为单位。

（四）卵巢及附件区常见疾病超声筛查规范及质量控制方案

1. 操作规范

参见"卵巢及附件超声检查规范及质量控制方案"。

2. 存图标准

参见"卵巢及附件超声检查规范及质量控制方案"。

3. 报告书写规范

（1）超声描述

用规范化术语描述卵巢及附件区病变的超声图像，描述卵巢及附件区病变的大小（长径、宽径及厚径），描述病变的类型（囊性或实性、单房或多房、外缘及内壁、分隔、是否有乳头或结节样突起、实性成分的回声等）、病变与子宫及周围脏器的关系，血流分布等。

（2）超声提示

应包含病变位置、病变类型（囊性、实性或囊实性），可能的诊断提示以及相关建议。

4. 质量控制方案

参见"卵巢及附件超声检查规范及质量控制方案"和"卵巢及附件区常见疾病超声诊断规范及质量控制方案"。

推荐阅读文献

［1］中华医学会妇产科学分会.关于女性生殖器官畸形统一命名和定义的中国专家共识.中华妇产科杂志,2015(9):648-651.

［2］LEONE F P G,TIMMERMAN D,BOURNE T,et al. Terms,definitions and measurements to describe the sonographic features of the endometrium and intrauterine lesions:a consensus opinion from the International Endometrial Tumor Analysis(IETA)group. Ultrasound in Obstetrics and Gynecology,2010,35(1):103-112.

［3］BOSCH T V D,DUEHOLM M,LEONE F P G,et al. Terms,definitions and measurements to describe sonographic features of myometrium and uterine masses:a consensus opinion from the Morphological Uterus Sonographic Assessment(MUSA)group. Ultrasound in Obstetrics and Gynecology,2015,46(3):284-298.

［4］MUNRO M G,CRITCHLEY H O,BRODER M S,et al. FIGO classification system(PALM-COEIN)for causes of abnormal uterine bleeding in nongravid women of reproductive age. Int J Gynaecol Obstet,2011,113(1):3-13.

［5］ANDREOTTI R F,DIRK T,BENACERRAF B R,et al. Ovarian-adnexal reporting lexicon for ultrasound:a white paper of the ACR Ovarian-Adnexal Reporting and Data System Committee. JACR,2018,15(10):1415-1429.

［6］LEVINE D,BROWN D L,ANDREOTTI R F,et al. Management of asymptomatic ovarian and other adnexal cysts imaged at US:Society of Radiologists in Ultrasound consensus conference statement. Radiology,2010,256(3):943-954.

［7］TIMMERMAN D,VALENTIN L,BOURNE T H,et al. Terms,definitions and measurements to describe the sonographic features of adnexal tumors:a consensus opinion from the International Ovarian Tumor Analysis(IOTA)group. Ultrasound obstet Gynecol,2000,16(5):500-505.

第六节　产科超声检查规范及质量控制方案

一、孕早期

孕早期超声筛查规范及质量控制方案

1. 操作规范

(1) 操作步骤

孕早期($11 \sim 13^{+6}$ 周)超声检查内容包括:测量胎儿冠-臀长(CRL)及胎儿颈后透明层厚度(NT)。观察胎儿头颅、躯干、肢体等结构,筛查严重结构异常胎儿。观察胎盘、脐带、羊水。如为多胎,需要观察胎儿间是否有绒毛膜和羊膜隔存在,并观察绒毛膜性。

扫查切面包括:胎儿正中矢状面、上胸部正中矢状面、颅脑脉络丛横切面、脐带腹壁入口横切面、肢体长轴切面、胎盘、羊水及宫颈长轴切面。

(2) 测量参数

孕早期超声检查应包含 2 个主要参数:①胎儿冠-臀长;②颈后透明层厚度。

1)胎儿冠-臀长的测量方法(图 6-6-1)

取胎儿正中矢状切面,胎儿呈水平位,自然姿势,正确放置测量标尺,测量线与超声声速方向尽可能垂直,测量胎儿头顶部皮肤外缘至骶尾部皮肤外缘的距离。

2)颈后透明层厚度的测量方法(图 6-6-2)

取胎儿正中矢状切面,胎儿水平位自然屈曲,声束应垂直于颈背部皮肤,清晰显示鼻骨回声及颈后部皮下组织、皮肤、强回声带。"+"光标横线置于胎儿颈部皮肤层内缘及皮下组织层内缘并与之重叠,测量其间软组织无回声带的最宽处。在测量时最少测量 3 次,并记录所得的最大数值。

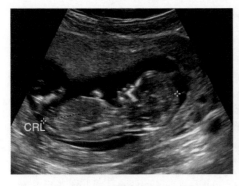

图 6-6-1　**冠-臀长(CRL)测量**
测量胎儿头顶部皮肤外缘至骶尾部皮肤外缘的距离。

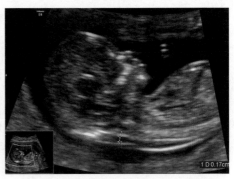

图 6-6-2　**颈后透明层厚度测量**
测量胎儿颈部皮肤层内缘至皮下组织内缘的距离。

（3）采集要求

测量胎儿冠-臀长时应将图像放大至胎儿躯体占屏幕的 2/3~3/4；测量颈后透明层厚度时应将图像放大至胎头及胎胸占屏幕的 2/3~3/4。

2. 存图标准

（1）标准化扫查切面应至少包含 5 幅图像

胎儿冠-臀长、颈后透明层、脉络丛、脐带腹壁入口、肢体。其他异常情况应留取相应阳性图像。

（2）留存图像的要求

1）胎儿冠-臀长切面（图 6-6-1）

胎儿正中矢状切面，图像放大至胎儿躯体占据屏幕的 2/3~3/4。胎体呈水平位自然屈曲，避免胎头过度仰伸或屈曲。

2）颈后透明层切面（图 6-6-2）

胎儿正中矢状切面，放大至胎头及胎胸占据屏幕的 2/3~3/4。胎儿面向探头，胎体自然屈曲，不能过度仰伸或屈曲，显示出胎儿鼻骨回声。声束应垂直于颈背部皮肤，使颈后部显示皮下组织、皮肤强回声带，小心分辨胎儿皮肤及羊膜，并注意区分围绕在颈部的脐带回声。

3）脉络丛切面（图 6-6-3）

胎儿颅脑横切面，应放大至胎儿头部占屏幕的 1/3 以上。显示颅骨环、脑中线、双侧蝴蝶状脉络丛。

4）脐带腹壁入口切面（图 6-6-4）

胎儿腹部横切面，应放大至胎儿腹部占屏幕的 1/3 以上，显示脐带与腹壁的连接处，可以应用彩色多普勒显示，重点观察此处有无异常膨出物。

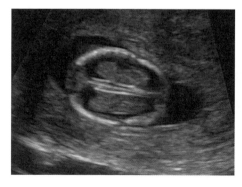 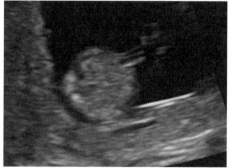

图 6-6-3　脉络丛切面　　　　图 6-6-4　脐带腹壁入口切面

5）肢体切面（图 6-6-5）

各个长骨长轴切面，检查时应放大至胎儿肢体占屏幕的 1/2 以上。完整显示双上肢及双下肢的三段骨骼强回声,可以同时观察肢体活动,且尽可能注意屈曲方向是否正常。

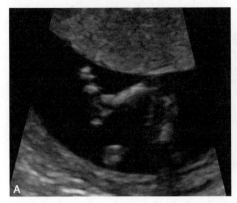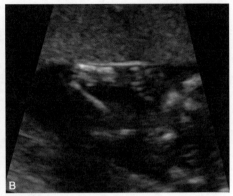

图 6-6-5　肢体切面
A. 下肢;B. 上肢。

3. 报告书写规范

孕早期超声检查报告一般分为以下部分:基本信息、声像图、超声描述(即超声所见)和超声提示。

(1) 超声描述

宫腔内可见胎儿轮廓,如为多胎,则描述胎儿间是否有绒毛膜和羊膜隔存在;胎儿冠-臀长及颈后透明层厚度的测量值,胎心搏动是否可见,羊水最大深度,胎盘情况。如发现异常则应详细描述。

(2) 超声提示

宫内妊娠单或多活胎,超声孕周;如 NT 大于等于 3.0mm,可以提示胎儿 NT 异常增厚;如 NT 大于等于 2.5mm,可以提示胎儿 NT 值大于第 95 百分位数。

(3) 报告模板示例

正常孕早期描述性报告参考模板:

> **超声所见:**
> 　　子宫前位,增大,宫内可见胎儿轮廓,胎心胎动可见。胎儿冠-臀长:＿＿cm;颈后透明层厚度:＿＿cm;羊水最大深度:＿＿cm。胎盘位于前壁,双附件区未见明显异常。
> **超声提示:**
> 　　宫内妊娠单活胎(超声孕周:＿＿周＿＿天)。

4. 质量控制方案

(1) 操作规范的质量控制

应按照以上超声诊断规范对孕早期超声检查的完整性、连贯性、熟练程度,仪器调节是否合适,测量切面是否标准,测量参数是否齐全等指标进行质量控制评分。

(2) 留存图像的质量控制

采用抽查报告上的附图和工作站存图两种方式进行存图合格的质量控制。

报告存图合格率=抽查报告存图合格例数/总抽查报告例数×100%。

存图合格的标准:

1) 仪器调节适当

符合孕早期超声仪器调节的要求,将图像按要求放大,灰阶超声清晰显示所检查的部位。

2) 存图切面标准、齐全

图像测量点正确,存储必要的阳性图像和重要的阴性切面。

(3) 报告书写规范的质量控制

报告书写合格率=抽查报告书写合格例数/总抽查报告例数×100%。

报告书写合格的标准:符合报告书写要求,基本信息齐全,描述和诊断规范,内容完整,数据和文字无误。

(4) 超声诊断符合率

超声诊断符合率=报告期内超声诊断与病理诊断符合例数/报告期内超声报告有对应病理或临床诊断总例数×100%。

在所抽查的孕早期超声检查的病例中,将有生后新生儿临床诊断或者引产后病理的病例规定为有效病例。与新生儿临床诊断或者引产后病理作为确诊依据做对照,判断超声诊断正确与否。

二、孕中期

孕中期超声筛查规范及质量控制方案

1. 操作规范

(1) 操作步骤

孕中期($20\sim24^{+6}$ 周)超声检查内容包括:胎儿颅脑、颜面、胸部、心脏、腹部、膀胱、脊柱、肢体、附属物等结构,并进行胎儿生物学测量。筛查严重结构异常胎儿,排除六大严重胎儿畸形:无脑儿、严重脑脊膜膨出、严重开放性脊柱裂、致死性软骨发育不全、严重腹壁缺损及内脏外翻、单腔心。

扫查切面包括:侧脑室水平横切面、丘脑水平横切面、小脑横切面、鼻唇冠状切面、四腔心切面、左心室流出道切面、右心室流出道切面、三血管气管切面、胃泡及脐静脉切面、腹壁脐带入口切面、双肾横切面、膀胱及脐动脉切面、脊柱纵切面、脊柱骶尾部横切面、肢体切面(股骨/肱骨/尺桡骨/胫腓骨切面)。

(2) 测量参数

孕中期超声检查应包含 5 个主要参数:①双顶径(BPD);②头围(HC);③腹围(AC);④股骨长(FL);⑤羊水最大深度(AFV)或羊水指数(AFI)。

1) 双顶径的测量方法(图 6-6-6)

颅脑横切面,左右结构基本对称,显示脑中线、透明隔腔、丘脑及远场侧脑室后角,不应显示小脑及幕下结构。测量近场颅骨骨板外缘至远场颅骨内缘间垂直于脑中线的最大距离。

2) 头围的测量方法(图 6-6-7)

颅脑横切面,左右结构基本对称,显示脑中线、透明隔腔、丘脑及远场侧脑室后角,不应显示小脑及幕下结构。使用椭圆功能键测量胎儿颅骨外缘的周长,不应包括颅骨外软组织。

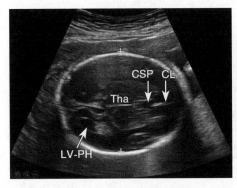

图 6-6-6 双顶径测量
测量近场颅骨骨板外缘至远场颅骨内缘间垂直于脑中线的最大距离。CL. 脑中线;CSP. 透明隔腔;Tha. 丘脑;LV-PH. 侧脑室后角。

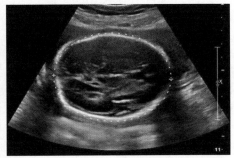

图 6-6-7 头围测量
测量胎儿颅骨外缘的周长。

3) 腹围的测量方法(图 6-6-8)

胎儿腹部横切面,显示胎儿胃泡、脐静脉腹内段及脊柱的横切面。以椭圆功能键测量胎儿腹壁皮肤外缘的周长,测量时尽量使胎儿腹部横切面呈圆形。

4) 股骨长的测量方法(图 6-6-9)

显示股骨全长,可在此切面测量股骨长,测量点应放置在股骨干的末端,不包括骨骺端。

5) 羊水最大深度或羊水指数

探头垂直于水平面,尽量不加压,测量没有脐带和胎儿肢体的羊水最大深

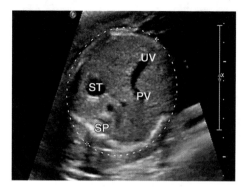

图 6-6-8 腹围测量
测量胎儿腹壁皮肤外缘的周长。
ST. 胃泡;UV. 脐静脉腹内段;PV. 门
静脉;SP. 脊柱。

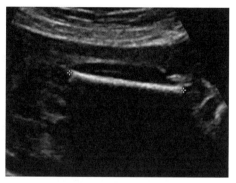

图 6-6-9 股骨长测量
测量股骨干两端末端的距离。

度,此法适用于孕早期、孕中期羊水量的评估,正常值范围为 2~8cm。以孕妇脐为中心将子宫分为右上、右下、左上、左下 4 个象限,测量每个象限的羊水最大深度,4 个测量值之和为羊水指数,此法适用于孕晚期羊水量的评估,正常值范围为 5~25cm。

(3)采集要求

测量胎儿双顶径、头围、腹围、股骨长时应将图像放大至占屏幕的 1/3~1/2。

2. 存图标准

(1)标准化扫查切面应包含至少 22 幅图

侧脑室水平横切面、丘脑水平横切面、小脑横切面、鼻唇冠状切面、四腔心切面、左心室流出道切面、右心室流出道切面、三血管气管切面、胃泡及脐静脉切面、腹壁脐带入口切面、双肾切面、膀胱及双脐动脉切面、脊柱纵切面、脊柱骶尾部横切面、肢体切面(股骨/肱骨/尺桡骨/胫腓骨切面)。其他异常情况应留取相应阳性图像。

(2)留存图像的要求

1)侧脑室水平横切面(图 6-6-10)

侧脑室体部水平的颅脑横切面,显示脑中线、侧脑室体部、侧脑室后角及脉络丛结构。侧脑室体部宽度测量方法:顶枕沟对应的侧脑室体部,垂直于侧脑室体部内、外侧壁进行测量,注意取样点放置于线样强回声壁和侧脑室内无回声区的交界处,测量内径,正常孕中期及孕晚期测量值不大于 10mm。

2)丘脑水平横切面(图 6-6-11)

颅脑横切面,左右结构基本对称,显示脑中线、透明隔腔、丘脑及远场侧脑室后角,不应显示小脑及幕下结构。位于脑中线前 1/3,透明隔腔左右径不大于 10mm。

129

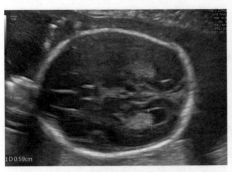

图 6-6-10　侧脑室水平横切面

侧脑室体部宽度测量方法:取样点垂直于侧脑室体部内、外侧壁进行测量。

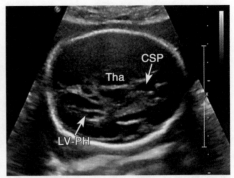

图 6-6-11　丘脑水平横切面

CSP. 透明隔腔;Tha. 丘脑;LV-PH. 侧脑室后角。

3) 小脑横切面(图 6-6-12)

小脑水平颅脑横切面,显示脑中线,透明隔腔、丘脑、小脑半球、小脑蚓部、小脑延髓池。小脑延髓池宽度测量方法:取样点放置于小脑蚓部后缘及颅骨强回声内缘,正常孕中期时小脑延髓池宽度小于 10mm。

4) 鼻唇冠状切面(图 6-6-13)

显示双侧鼻孔、上唇回声连续。

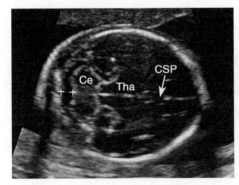

图 6-6-12　小脑横切面

小脑延髓池宽度测量方法:取样点放置于小脑蚓部后缘及颅骨强回声内缘。Ce. 小脑;Tha. 丘脑;CSP. 透明隔腔。

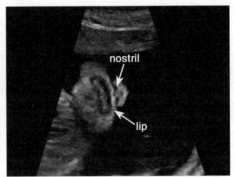

图 6-6-13　鼻唇冠状切面

lip. 上唇;nostril. 鼻孔。

5) 四腔心切面

留存收缩期(图 6-6-14A)或舒张期(图 6-6-14B)四腔心切面二维图像及舒张期 CDFI 图像(图 6-6-14C)。显示大部分心脏位于胸腔左侧,心尖指向左前方,心胸面积比小于 1/3,心轴左偏 45°±20°。两个心房腔大小相似,卵圆瓣在左心房搏动。心脏中央"十"字交叉结构存在。CDFI 显示过二尖瓣及三尖瓣血流束对称,无明显变化或狭窄,至少显示一条肺静脉回流入左心房。三尖瓣隔瓣附着点较二尖瓣前瓣更靠近心尖部。两个心室腔应大小相似且没有明显的室壁肥厚,调节束靠近右心心尖并有助于判定形态学右心室。四腔心水平的胸腔横切面,可以清晰显示双侧肺脏和胸壁,也是测量胸围的标准切面,测量时沿肋骨外缘测量胸围周长,不包括皮肤及皮下脂肪层。

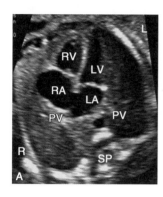 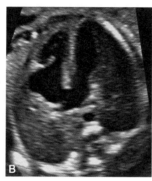 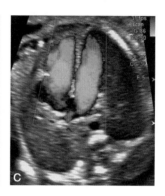

图 6-6-14　四腔心切面
A. 收缩期;B. 舒张期;C. 舒张期 CDFI。RV. 右心室;LV. 左心室;RA. 右心房;LA. 左心房;PV. 肺静脉;SP. 脊柱;R. 胎体右侧;L. 胎体左侧。

6）左心室流出道切面

留存舒张期(图 6-6-15A)或收缩期(图 6-6-15B)左心室流出道切面二维图像及收缩期 CDFI 图像(图 6-6-15C),显示主动脉从形态学左心室发出,室间隔与主动脉前壁连续,流经主动脉血流束无明显变化和狭窄。

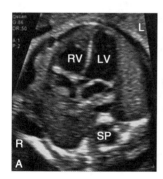 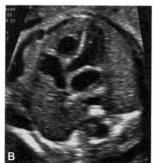 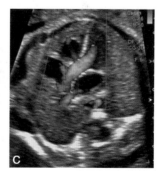

图 6-6-15　左心室流出道切面
A. 舒张期;B. 收缩期;C. 收缩期 CDFI。RV. 右心室;LV. 左心室;SP. 脊柱;R. 胎体右侧;L. 胎体左侧。

7）右心室流出道切面

留存舒张期（图 6-6-16A）或收缩期（图 6-6-16B）右心室流出道切面二维图像及收缩期 CDFI 图像（图 6-6-16C），显示肺动脉从形态学右心室发出，流经肺动脉血流束无明显变化和狭窄。

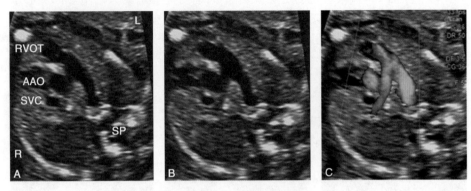

图 6-6-16　右心室流出道切面

A. 舒张期；B. 收缩期；C. 收缩期 CDFI。RVOT. 右心室流出道；AAO. 升主动脉；SVC. 上腔静脉；SP. 脊柱；R. 胎体右侧；L. 胎体左侧。

8）三血管气管切面（图 6-6-17）

留存三血管气管切面二维（图 6-6-17A）及 CDFI 图像（图 6-6-17B），显示导管弓和主动脉弓同时位于气管左侧，二者在脊柱前方汇入降主动脉形成"V"形结构，气管通常表现为圆形或细窄的无回声区，周围高回声包绕，CDFI 显示"V"形结构血流方向一致，血流束基本对称，无明显变化或狭窄。

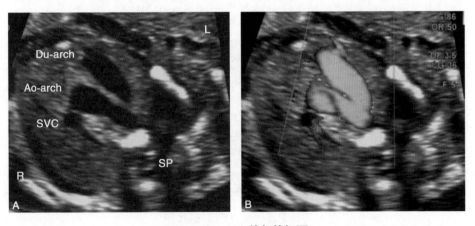

图 6-6-17　三血管气管切面

A. 二维图；B. CDFI。Du-arch. 导管弓；Ao-arch. 主动脉弓；SVC. 上腔静脉；SP. 脊柱；R. 胎体右侧；L. 胎体左侧。

9）胃泡及脐静脉切面（图 6-6-18）

胎儿腹部横切面,显示胎儿胃泡、脐静脉腹内段及脊柱的横切面,正常时胃泡位于左侧腹腔。

10）脐带腹壁入口切面（图 6-6-19）

胎儿腹部横切面,显示脐带与腹壁的连接处,观察周围有无异常膨出物。

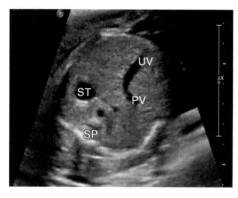

图 6-6-18 **胃泡及脐静脉切面**
ST. 胃泡;UV. 脐静脉腹内段;PV. 门静脉;SP. 脊柱。

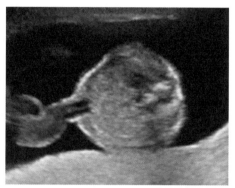

图 6-6-19 **腹壁脐带入口切面**

11）双肾切面（图 6-6-20）

胎儿腹部横切面,可见横切的双肾位于腰段脊柱两侧,可在此切面上测量肾盂宽度。建议留存腰段脊柱两侧纵切图像,可见双肾长轴呈蚕豆形,双肾皮质呈中等回声且边界清晰,内部为低回声的髓质。

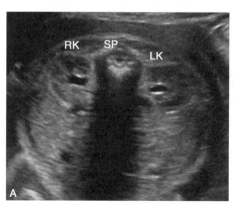

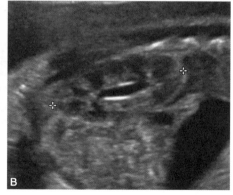

图 6-6-20 **双肾切面**
A. 横切面;B. 纵切面。RK. 右肾;LK. 左肾;SP. 脊柱。

12）膀胱及双脐动脉切面（图 6-6-21）

胎儿下腹部横切面，显示膀胱无回声区，彩色多普勒显示膀胱两侧的脐动脉血流信号。

13）脊柱纵切面（图 6-6-22）

脊柱纵切面可显示脊柱全长，呈两行平行排列的串珠状强回声，有正常的生理弯曲，脊柱在骶尾部收尖后翘，体表皮肤完整。

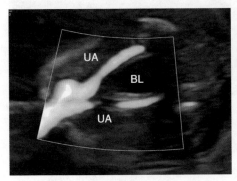
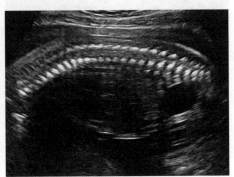

图 6-6-21　**膀胱及双脐动脉切面**
　　BL.*膀胱*；UA.*脐动脉*。

图 6-6-22　**脊柱纵切面**

14）脊柱骶尾部横切面（图 6-6-23）

脊柱连续横切扫查，可见各个节段的椎体和两个椎弓的骨化中心呈"品"字排列。

15）肢体切面（图 6-6-24）

从肢体近端至远端按顺序扫查，分别显示两侧股骨、肱骨、胫腓骨、尺桡骨的全长，分别显示双手及双足是否存在，显示各个关节的屈曲角度是否正常，注意上下肢的数量、长度、形态、连接关系及周围软组织结构，常规筛查不计数手指和脚趾。

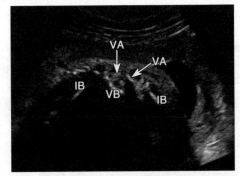

图 6-6-23　**脊柱骶尾部横切面**
　　VB.*椎体*；VA.*椎弓*；IB.*髂骨*。

3. 报告书写规范

孕中期超声检查报告一般分为以下部分：基本信息、声像图、超声描述（即超声所见）和超声提示。

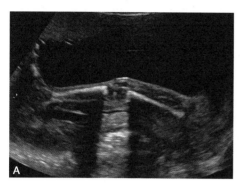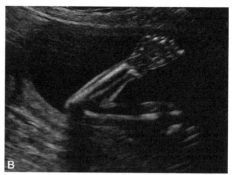

图 6-6-24　肢体切面
A. 下肢;B. 上肢。

（1）超声描述

胎儿数量、胎方位、胎心胎动是否可见,胎盘情况。如发现异常则应详细描述。胎儿各个径线、羊水的测量可记录在表格内。胎儿各个系统检查情况也可以采用列表用符号表示。

（2）超声提示

单/多活胎,胎方位,超声孕周;如有异常,则按阳性发现进行诊断。

（3）报告模板示例

超声所见(报告正文部分)可采用描述性和结构性报告两种形式呈现。

正常孕中期报告参考模板:

名称	测量值	名称	测量值
胎位		FL/BPD(0.71~0.87mm)	
双顶径(BPD)		HC/AC(0.92~1.05mm)	
头围(HC)		FL/AC(0.20~0.24mm)	
腹围(AC)			
股骨长(FL)			
羊水深度(AF)			

超声所见：

胎位：头位，胎心胎动可见，胎盘：位于前壁。

颅骨环：可见；脉络丛：可见；上唇：可见；四腔心：可见；左右心室流出道：可见；三血管切面：可见；胃泡：可见；肾脏：可见；膀胱：可见；脊柱：可见；四肢轮廓：可见。

说明：超声测量默认单位为厘米(cm)。

超声提示：

单活胎，头位(超声孕周：＿＿＿周＿＿＿天)。

备注：已签署知情同意书。

产前超声筛查及诊断知情同意书

产前超声筛查目的是检出胎儿严重结构畸形，产前超声诊断的目的是对胎儿可疑异常部位进行针对性超声检查。国家卫生健康委规定产前超声检查需筛查六大畸形。禁止非医学需要的胎儿性别鉴定。

超声是影像学检查方法，具有一定的局限性。由于受各方面因素的影响(孕妇腹壁厚度、胎儿在宫内的姿势、羊水量、疾病的特点及病程发展等)，产前超声筛查与诊断不能发现及诊断所有的胎儿畸形，不同类型的胎儿畸形诊断率不一样，胎儿畸形的检出率及诊断率不能达到100%。

1. 受胎儿多种因素的影响，一些畸形在宫内不容易检出，如脑沟回异常、微小唇裂、单纯腭裂、眼耳鼻异常、口角裂、面裂、气管食管瘘、某些心脏异常(如室间隔缺损)、膈疝、闭合性脊柱裂、脊髓纵裂、某些肾脏异常如肾缺如、重复肾、肛门、胆道、肠道闭锁畸形、外生殖器异常、不明显的骶尾部畸胎瘤、关节异常、指趾畸形、皮肤异常及罕见畸形等。

2. 有些胎儿异常可能在胎儿发育过程中或中后期受到一些因素影响才表现出来，如长骨发育不良、肾脏发育不良、心脏异常等。有些是在出生后才表现的异常，如房间隔缺损、卵圆孔未闭、动脉导管异常等。

3. 外院超声会诊只着重对可疑异常部位进行检查，可能存在因胎儿孕周较大及体位等原因，导致胎儿其他部位脏器不能显示清楚的情况。

4. 质量控制方案

(1) 操作规范的质量控制

应按照以上超声诊断规范对孕中期超声检查的完整性、连贯性、熟练程度，仪器调节是否合适，测量切面是否标准，测量参数是否齐全等指标进行质量控制评分。

（2）存图合格的质量控制

采用抽查报告上的附图和工作站存图两种方式进行存图合格的质量控制。

报告存图合格率=抽查报告存图合格例数/总抽查报告例数×100%。

存图合格的标准：

1）仪器调节适当

符合孕中期超声仪器调节的要求，将图像按要求放大，灰阶超声清晰显示所检查的部位；彩色多普勒超声无明显的彩色混叠或外溢；频谱多普勒声束血流夹角<60°，每幅图包含3~5个连续完整一致的频谱，频谱尽量放大且不出现混叠。

2）存图切面标准、齐全

图像测量点正确，存储必要的阳性图像和重要的阴性切面。

（3）报告书写规范的质量控制

报告书写合格率=抽查报告书写合格例数/总抽查报告例数×100%。

报告书写合格的标准：符合报告书写要求，基本信息齐全，描述和诊断规范，内容完整，数据和文字无误。

（4）超声诊断符合率

超声诊断符合率=报告期内超声诊断与病理诊断符合例数/报告期内超声报告有对应病理或临床诊断总例数×100%。

在所抽查的孕中期超声检查的病例中，将有生后新生儿临床诊断或者引产后病理的病例规定为有效病例。与新生儿临床诊断或者引产后病理作为确诊依据做对照，判断超声诊断正确与否。

推荐阅读文献

［1］ SALOMON L J, ALFIREVIC Z, COSTA F D S, et al. ISUOG practice guidelines: ultrasound assessment of fetal biometry and growth. Ultrasound Obstet Gynecol, 2019, 53（6）: 715-723.

［2］ Salomon L J, Alfirevic Z, Bilardo C M, et al. ISUOG practice guidelines: performance of first-trimester fetal ultrasound scan. Ultrasound Obstet Gynecol, 2013, 41（1）: 102-113.

［3］ Salomon L J, Alfirevic Z, Berghella V, et al. Practice guidelines for performance of the routine mid-trimester fetal ultrasound scan.［J］. Ultrasound Obstet Gynecol, 2011, 37（1）: 116-126.

［4］ JAUNIAUX E R M, ALFIREVIC Z, BHIDE A G, et al. Placenta praevia and placenta accreta: diagnosis and management. Green-top Guideline No. 27a. BJOG, 2018.

［5］ REDDY U M, ABUHAMAD A Z, LEVINE D, et al. Fetal imaging:executive summary of a joint Eunice Kennedy Shriver National Institute of Child Health and Human Development, Society for Maternal-Fetal Medicine, American Institute of Ultrasound in Medicine, American College of Obstetricians and Gynecologists, American College of Radiology, Society for Pediatric Radiology, and Society of Radiologists in Ultrasound Fetal Imaging Workshop. J Ultrasound Med,2014,33(5):745-757.

［6］ BHIDE A, THILAGANATHAN B. Recent advances in the management of placenta previa. Curr Opin Obstet Gynecol,2004;16(6):447-451.

第七节　周围血管超声检查规范及质量控制方案

一、颅脑血管超声

（一）颅脑血管超声诊断规范及质量控制方案

1. 操作规范

（1）操作步骤

1）经颅多普勒超声（TCD）检查

经双侧颞窗入径分别检查双侧大脑中动脉（MCA）、颈内动脉终末段（TICA）、大脑前动脉（ACA）、大脑后动脉（PCA）。经枕窗入径分别检查双侧椎动脉（VA）、基底动脉（BA）。经眼窗入径分别检查双侧眼动脉（OA）、虹吸部（CS）包括海绵窦段（CS_4）、膝段（CS_3）、床突上段（CS_2）。

2）经颅彩色多普勒超声（TCCS 或 TCCD）检查

双侧颞窗透声良好。第一，通过二维灰阶成像，清晰显示双侧半球脑实质结构,包括远场颅骨板的强回声成像,动态扫查大脑中线、第三脑室、丘脑、中脑基本结构特征。第二,以 CDFI 模式分别检查显示 MCA、ACA、TICA、PCA 主干及其 1 级分支血流成像,在检测 MCA 与 ACA 及 PCA 过程中尽可能检测这些动脉的分支,即 MCA2、ACA2、PCA2,注意威利斯（Willis）环结构的完整性。第三,通过二维灰阶成像经枕窗显示枕骨大孔（近场,环形强回声）、类似倒置的"三角形"的中强回声的脊膜成像（远场）。采用 CDFI 模式显示 BA、双侧 VA 的"Y"形特征血流成像,并通过声束方向、深度及动态范围调整检查,使小脑后下动脉（PICA）或小脑前下动脉（AICA）分别成像（图 6-7-1）。

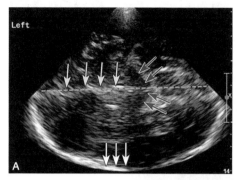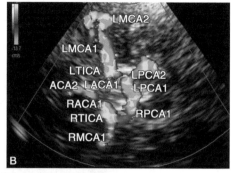

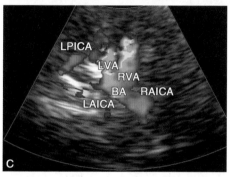

图 6-7-1 经颅彩色多普勒超声（TCCS）检测双侧半球动脉与椎-基底动脉彩色血流成像

A. 采用 TCCS 经左侧颞窗获取二维灰阶成像。黄色箭头为大脑中线，红色箭头为丘脑二维成像，白色箭头为右侧颅骨板。B. 经左侧颞窗 CDFI。C. 经枕窗 CDFI。
LMCA1. 左侧大脑中动脉主干；LMCA2. 左侧大脑中动脉分支 M1 段；LTICA. 左侧颈内动脉终末段；LACA1. 左侧大脑前动脉 A1 段；ACA2. 大脑前动脉 A2 段；LPCA1. 左侧大脑后动脉 P1 段；LPCA2. 左侧大脑后动脉 P2 段；RMCA1. 右侧大脑中动脉主干；RTICA. 右侧颈内动脉终末段；RACA1. 右侧大脑前动脉 A1 段。LVA. 左侧椎动脉；RVA. 右侧椎动脉；LPICA. 左侧小脑后下动脉；LAICA. 左侧小脑前下动脉；RAICA. 右侧小脑前下动脉；BA. 基底动脉。

3）血流动力学参数检查

TCD（图 6-7-2A）与 TCCS（图 6-7-2B）均采用频谱多普勒完整颅内动脉血流动力学参数检测，包括深度（Depth）、峰值流速（PSV）、舒张末期流速（EDV）及血管搏动指数（PI）。

（2）测量参数

双侧半球颅内动脉血流动力学参数包括检查深度（Depth）、峰值流速（PSV）、舒张末期流速（EDV）、平均流速（MV）及血管搏动指数（PI），PI = （PSV−EDV）/MV。MV = [（PSV−EDV）/3+EDV]。颅内 11 支动脉主干均应检测并获取 PSV、EDV 及 PI。如果存在重度狭窄，应计算狭窄段与狭窄远段 PSV 比值，见图 6-7-3。

139

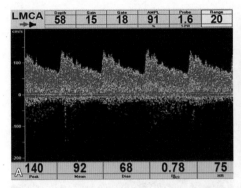
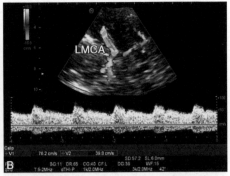

图 6-7-2　经颅多普勒超声(TCD)与经颅彩色多普勒超声(TCCS)检测大脑中动脉血流动力学参数比较

A. TCD 左侧大脑中动脉(LMCA)检查。深度(Depth)58mm,峰值流速(Peak)140cm/s,舒张末期流速(EDV)68cm/s,平均流速(Mean)92cm/s,血管搏动指数(PI)0.78,心率(HR)75 次/min。其他相关检查信息包括增益(Gain)、取样门(Gate)18mm、探头功率(AMPL)、探头频率(Probe)、频谱信噪比调节(Range);B. TCCS 大脑中动脉检查。深度(SD)57.2mm、取样门(SL)6.0mm、帧频(FR)9/s、二维增益(BG)11、动态范围(DR)65、CDFI 增益(CG)40、多普勒增益(DG)39、滤波(WF)15、峰值流速(V1)76.2cm/s、舒张末期流速(V2)39.8cm/s,血管搏动指数值(计算)0.71。

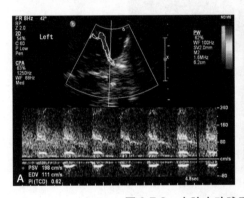
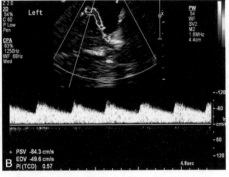

图 6-7-3　大脑中动脉重度狭窄测量与测量值

A. 狭窄段流速测量。峰值流速(PSV)198cm/s、舒张末期流速(EDV)111cm/s、血管搏动指数(PI)0.62。血流频谱异常,收缩期为主的条索状高频"乐性杂音";B. 狭窄以远段流速测量。PSV 84cm/s、EDV 49.6cm/s、PI 0.57。狭窄段 PSV/狭窄远段 PSV 为 2.4。

(3) 采集要求

彩色多普勒血流无明显的混叠或外溢;频谱多普勒的声束与血流束之间的夹角<45°,频谱多普勒要求每幅图为 4~5 个心动周期,扫描时间设置为中速,频谱不出现混叠。

2. 存图标准

颅内动脉共计 11 条主干动脉,发生重度狭窄或闭塞性病变者、颅外颈动脉病变导致颅内侧支循环开放或血管狭窄中度及以上程度病变者,在声窗透声良好的情况下存图。

标准存图包括病变血管的 CDFI 与频谱多普勒 PSV、EDV 及 PI 值的测量结果(图 6-7-1~图 6-7-3)。若 TCD 机器无影像存储与传输系统,则应将检查相关动脉的血流频谱存储于报告系统,或以结构化数据存储。

3. 报告书写规范

颅内动脉超声检查报告一般包括:基本信息(姓名、性别、开单科别、临床诊断)、结构化数据标注模式图或单纯数据结构标注图、超声检查描述(超声所见)和超声提示。

(1) 超声所见

首先,明确说明检查声窗的透声性:透声良好、透声差或不透声。对于颞窗透声差的情况,应说明检查的路径。TCD 及 TCCS 检查均应以双侧半球同名动脉检查结果对比形式表述,依据双侧 MCA、TICA、ACA、PCA、VA 及 BA 顺序表述流速、频谱特征变化、PI 是否对称。若出现重度狭窄者应提示狭窄段/狭窄远段流速比值、狭窄远段血流频谱与 PI 异常。对于侧支循环开放者,应详细表述前交通支、后交通支(侧别)、颈内外动脉侧支开放(侧别)的血流动力学变化特征。

(2) 超声提示

应包含颅内动脉病变的部位、类型、程度、侧支循环建立的血流动力学变化特征表述。

(3) 报告模板示例

颅内动脉超声报告可采用结构性与描述性形式相结合的模式。

1) 描述性报告示例

描述性报告通常以文字表述为主,对于病变动脉的血流动力学参数检查结果应表述 PSV 测量值。侧支循环开放者应表述相关动脉的血流方向性变化的特征。

正常颅内动脉超声检查描述性报告模式示例(透声良好):

超声所见:

双颞窗透声良好,颅内 Willis 环的血流成像清晰。

双侧大脑中动脉流速对称,血流频谱及血管搏动指数未见异常。

双侧颈动脉终末段流速对称,血流频谱及血管搏动指数未见异常。

双侧大脑前动脉流速对称,血流频谱及血管搏动指数未见异常。

双侧大脑后动脉流速对称,血流频谱及血管搏动指数未见异常。

基底动脉及双侧椎动脉"Y"形血流成像清晰,流速对称,频谱及血管搏动指数未见异常。

超声提示:

脑血管超声未见异常。

141

正常颅内动脉超声检查描述性报告模式示例(透声不良/不透声):

超声所见:

左/右侧/双侧颞窗透声不良/不透声,采用 TCCS 与 TCD 联合检查,经眼窗及枕窗交叉检测:

双侧大脑中动脉流速对称,血流频谱及血管搏动指数未见异常。

双侧颈动脉终末段流速对称,血流频谱及血管搏动指数未见异常。

双侧大脑前动脉流速对称,血流频谱及血管搏动指数未见异常。

双侧大脑后动脉流速对称,血流频谱及血管搏动指数未见异常。

基底动脉及双侧椎动脉"Y"形血流成像,流速对称,频谱及血管搏动指数未见异常。

超声提示:

脑血管超声未见异常。

颅内动脉狭窄超声报告描述模式示例:

超声所见:

双颞窗透声良好,TCCS 检查颅内动脉 Willis 环血流成像清晰。

双侧大脑中动脉流速不对称,右侧流速、血流频谱及血管搏动指数正常。左侧大脑中动脉主干流速明显升高,峰值流速最高达____ cm/s,伴收缩期涡流/湍流血流频谱改变,狭窄远段流速明显降低,峰值流速减小为____ cm/s,狭窄段/狭窄远段峰值流速为____,血流频谱为低搏动性改变。

双侧颈动脉终末段流速对称,频谱及血管搏动指数未见异常。

双侧大脑前动脉流速不对称,左侧流速相对升高(代偿),频谱及血管搏动指数未见异常。

双侧大脑后动脉流速不对称,左侧流速相对升高(代偿),频谱及血管搏动指数未见异常。

基底动脉及双侧椎动脉"Y"形血流成像,流速对称,频谱及血管搏动指数未见异常。

超声提示:

左侧大脑中动脉狭窄(重度)。

颅内动脉侧支循环开放报告模板示例：

超声所见：

双颞窗透声良好，颅内 Willis 环血流成像清晰。

双侧大脑中动脉流速不对称，右侧流速降低、频谱形态改变，血管搏动指数减小。左侧大脑中动脉流速、频谱、血管搏动指数正常。

双侧颈动脉终末段流速不对称，右侧血流速度及血管搏动指数明显减小，伴频谱改变。

双侧大脑前动脉（血流方向不一致，）流速不对称，右侧血流方向逆转、血流速度及血管搏动指数相对减小，频谱呈低搏动性改变，压迫左侧颈总动脉时，血流速度进一步降低（前交通支开放征）。

双侧大脑后动脉流速不对称，左侧流速相对升高（代偿），频谱及血管搏动指数未见明显异常。压迫左侧颈总动脉时，血流速度相对升高（后交通支开放征）。

双眼动脉血流速度及血管搏动指数不对称，右侧明显降低伴血流方向逆转及频谱低搏动性改变（颈内-外动脉侧支开放征）。

基底动脉及双侧椎动脉"Y"形血流成像，流速相对升高（代偿），频谱及血管搏动指数未见异常。

超声提示：

右侧颈内动脉颅外段病变（请结合颈动脉超声检查结果）。

前交通支开放（左向右供血）。

右侧后交通支开放（后向前供血）。

右侧颈内-外侧支开放。

2）结构性报告示例

正常颅内动脉超声结构化报告示例：

血管	左侧 Depth/mm	右侧 Depth/mm	左侧 PSV/(cm·s⁻¹)	右侧 PSV/(cm·s⁻¹)	左侧 EDV/(cm·s⁻¹)	右侧 EDV/(cm·s⁻¹)	左侧 PI	右侧 PI
MCA								
ACA								
TICA								
PCA								

血管	左侧 Depth/ mm	右侧 Depth/ mm	左侧 PSV/ $(cm \cdot s^{-1})$	右侧 PSV/ $(cm \cdot s^{-1})$	左侧 EDV/ $(cm \cdot s^{-1})$	右侧 EDV/ $(cm \cdot s^{-1})$	左侧 PI	右侧 PI
VA								
BA								

超声所见：

　　双颞窗透声良好，颅内 Willis 环血流成像清晰。

　　双侧大脑中动脉流速对称，频谱及血管搏动指数未见异常。

　　双侧颈动脉终末段流速对称，频谱及血管搏动指数未见异常。

　　双侧大脑前动脉流速对称，频谱及血管搏动指数未见异常。

　　双侧大脑后动脉流速对称，频谱及血管搏动指数未见异常。

　　基底动脉及双侧椎动脉"Y"形血流成像，流速对称，频谱及血管搏动指数未见异常。

超声提示：

　　脑血管未见异常。

4. 质量控制方案

（1）操作规范的质量控制

按照上述检查要求实施，针对检查仪器调节、超声成像、数据与图像采集及存储的规范化要求等进行质量控制。

（2）存图合格的质量控制

采用 PACS 系统内存储的报告、存图的数量进行抽查。

存图合格率=抽查报告存图合格例数/总抽查报告例数×100%。

存图合格的标准：

1）仪器检查调节

通过相关灰阶值、动态范围、时间增益补偿调节，观察灰阶成像的清晰度。通过 CDFI 的速度标尺、滤波值、增益值、余辉与血流中心带成像等，观察 CDFI 图形的清晰度及仪器调节情况。

2）存图标准、信息完整性

TCD 存图合格的标准主要是频谱清晰、数据检查完整、动脉标识与侧别标注完整。TCD 存图非切面成像，要求对检查动脉存取频谱或结构化数据存储。TCCS 检查以显示清晰的动脉 CDFI 为基础，对于动脉狭窄中度及以上病变、侧支循环开放、一些特殊病变进行存图（声窗透声良好的患者）。存图质量检查内容主要包括患者基本信息、检测血管与侧别是否标注清晰、血流动力学参数测量（PSV、EDV、PI 值）、CDFI 及 PW 联合成像、多普勒取样声束与血流束夹角是否<45°等。

（3）**报告书写规范的质量控制**

报告书写合格率=抽查报告书写合格例数/总抽查报告例数×100%。

报告书写合格的标准:符合报告书写要求,基本信息齐全,描述和诊断规范,内容完整,数据和文字无误。

（4）**超声诊断符合率**

超声诊断符合率=报告期内超声诊断与病理诊断符合例数/报告期内超声报告有对应病理或临床诊断总例数×100%。

（二）颅脑血管超声筛查规范及质量控制方案

对于颅脑血管超声筛查规范及质量控制方案相关的操作规范、存图标准、报告书写规范(包括超声所见与超声提示)均参见"颅脑血管超声诊断规范及质量控制方案"。

二、颈部血管

（一）颈部血管超声诊断规范及质量控制方案

1. 操作规范

（1）操作步骤

1）仪器调节

①通过二维灰阶、动态范围、聚焦点(带)及 TGC 曲线的适度调节,使二维灰阶成像从近场至远场均匀清晰成像。

②通过调节图像光滑度与余辉,适度选择探头的线密度、余辉、重复脉冲频率、速度标尺、滤波、血流色彩的平滑度等,使彩色血流成像显示为中心层流"亮带"(相对高速血流带)、周边相对低速"暗带"(低速血流带)的"层流"式彩色多普勒血流成像,频窗清晰。当存在重度狭窄时,狭窄段的管腔内出现"五彩镶嵌样"或"花彩样"血流成像(图 6-7-4A、B)。

③通过调整速度量程、基线水平、扫描时间、PW 增益等,使多普勒频谱显示完整,频窗显示清晰、不出现"混叠"征。当动脉狭窄达到中度及以上病变程度时,伴随血流速度的升高,出现频窗充填涡流、湍流的频谱特征(图 6-7-4C、D)。

2）检查体位

患者取仰卧位,头颈部置适宜高度的枕头,以患者感觉相对舒适、颈部肌肉放松为宜。

3）检查动脉

颈部动脉超声扫查常规应包括 11 支血管,即双侧颈总动脉(CCA)、颈内动脉(ICA)、颈外动脉(ECA)、椎动脉(VA)、锁骨下动脉(SA)及无名动脉(INA),应完成整体化检查评估。

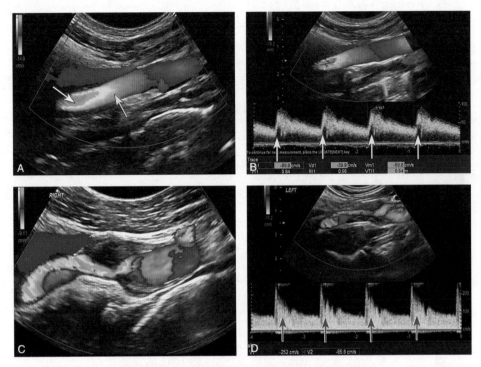

图 6-7-4 正常与狭窄颈动脉的 CDFI 与频谱特征

A. 正常颈动脉 CDFI 层流血流成像特征。正常颈动脉管腔内可见相对高速血流带,即高亮带成像特征(白色箭头),层流血流显示相对低速的血流带(黄色箭头)。B. 血流速度测量。在高亮带层流区域检测的流速最高,收缩期频窗清晰(淡黄色箭头)。C. 颈动脉狭窄血流 CDFI 特征。狭窄段的血流束变细,层流带消失,出现"花彩样"血流成像。D. 狭窄段血流速度测量。颈动脉狭窄段多普勒频谱检测峰值流速 252cm/s、舒张末期流速 85.6cm/s,频窗消失(红色箭头)。

4)检查顺序

①二维灰阶成像:经锁骨上窝扫查。右侧从 INA、左侧从 CCA 开始,连续扫查至 ICA-ECA 分叉以上(尽可能到达 ICA 入颅之前段)。声束从前-后壁或外-内侧壁垂直扫查、自下而上从近心端向远心端动态扫查。

②彩色多普勒成像:通过 CDFI 模式,连续观察 INA、SA、CCA、ICA、ECA、VA 管腔内血流成像。

③频谱多普勒:以 CDFI 模式为导引,分别检测 SA、CCA、ICA、ECA、VA 及 INA 相关的血流动力学参数,包括 PSV、EDV、RI。

(2)测量参数

1)内-中膜厚度(IMT)

以 CCA 远段(分叉水平下方 1.0~1.5cm)、推荐内-外侧壁(减少经前-后壁纵切面检查气管与胸锁乳突肌的声波干扰)或前-后壁垂直纵切面、远场血管壁测量内膜-中膜的垂直厚度(mm),见图6-7-5A。正常IMT<1.0mm;1.5mm>IMT≥1.0mm为IMT增厚;IMT≥1.5mm为斑块。

2)动脉内径

常规检测CCA远段、ICA球部、球部以远段ICA、VA椎间隙(横突孔之间段)血管内径,单位毫米(mm),见图6-7-5B。

3)斑块测量与描述

①斑块大小与数量:大小应表述为长(mm)×厚(mm)。单一斑块即单发斑块。斑块发生≥2个为多发斑块,见图6-7-5C。

②斑块形态:规则形或不规则形,表面纤维完整性评估。溃疡性斑块应表述为"火山口"征,测量口的宽度与深度≥2.0mm为溃疡形斑块。CDFI或能量多普勒检查显示血流充填征,见图6-7-5C。

③回声特征:回声表述为均质回声(单纯中等回声、低回声、高回声、强回声)或不均质回声(回声差异≥20%面积)(中等回声为主、低回声为主、高回声为主、强回声为主、混合性回声)。

4)血流动力学参数检测

分别检测CCA、ICA(球部、球部以远段)、VA(椎间隙段V2)与V1段(起始段)、SA的PSV(cm/s)、EDV(cm/s)、RI。当出现动脉狭窄者,应计算狭窄段与狭窄远段的PSV比值,若比值≥4.0(图6-7-5D、E、F),狭窄≥70%。若比值>2.5但<4.0,狭窄为50%~69%。

(3)采集要求

1)二维灰阶成像

清晰显示责任病变的部位、大小(长度mm)与管腔内厚度(mm);病变侧别与被检测动脉的标识。

2)彩色多普勒血流成像

血流充盈成像无混叠或外溢,血流中心亮带清晰。

3)频谱多普勒

超声束与血流之间的夹角≤60°。每幅图应包含3~5个连续完整的心动周期频谱。频谱尽量放大且不出现混叠;检测动脉侧别标注。

4)病变程度

无论何种病因导致的颈部动脉血管狭窄≥50%或闭塞,均应采集存图。采集要求标准包括:责任病变侧别标识、二维灰阶成像与病变大小测量、CDFI和狭窄病变以近段、狭窄段及以远段的血流动力学参数测量(PSV、EDV、RI),见图6-7-5。

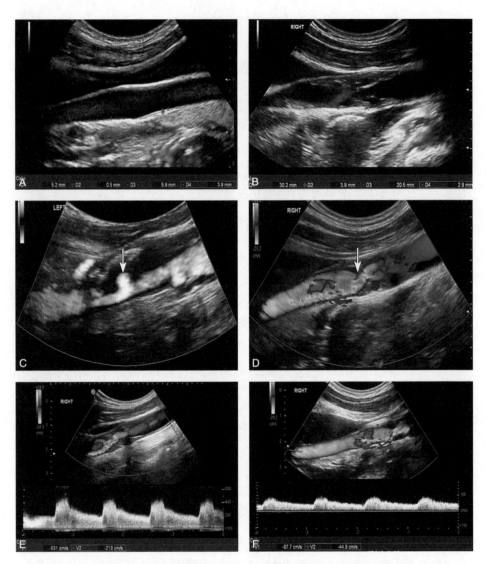

图6-7-5　颈动脉内径、内-中膜厚度（IMT）、斑块、狭窄测量

A. 颈动脉内径测量，图中 D1 为颈总动脉（CCA）远段内径 5.2mm，D2 为 IMT 0.5mm，D3 为颈动脉球部内径 5.9mm，D4 为颈内动脉近段内径 3.9mm。B. 颈动脉斑块测量，前外侧壁斑块大小为 30.2mm×3.9mm，后内侧壁斑块大小为 20.5mm×2.9mm。C. 颈动脉溃疡性斑块特征，能量多普勒成像呈"火山口"特征（白色箭头）。D. 重度狭窄 CDFI，狭窄段内径纤细（白色箭头）。E. 狭窄段流速测量，峰值流速（PSV）531cm/s，舒张末期流速（EDV）218cm/s。F. 狭窄远段流速测量，PSV 87.7cm/s，EDV 44.8cm/s。狭窄段 PSV/狭窄远段 PSV 为 6.1，符合颈动脉狭窄 70%～99% 的诊断标准。

　5）结构化数据采集

　　无论检查结果正常或异常，均应存储结构化检测数据。对于正常检查结果，不要求采集上述图像，但应存储结构化检查测量数据，见表6-7-1。

表 6-7-1　颈部动脉超声检测结构化数据

血管	内-中膜厚度(IMT/mm)		内径/mm		残余内径/mm		峰值流速(PSV)/(cm·s⁻¹)		舒张末期流速(EDV)/(cm·s⁻¹)		血管搏动指数(RI)	
	右	左	右	左	右	左	右	左	右	左	右	左
颈总动脉(CCA)												
颈内动脉(ICA)球部												
颈外动脉(ECA)												
椎动脉(VA)												
锁骨下动脉(SA)												
无名动脉(INA)												

2. 报告书写规范

(1) 超声所见

常规检查颈部 11 支动脉(CCA、ICA、ECA、VA、SA、INA)内径、血流速度的对称性表述。无名动脉出现病变者单独表述,无异常发现者可以不单独描述。基本内容包括:IMT 是否增厚、内径及血流动力学参数的对称性等,对于 CCA 节段病变者应进行分段表述。

对于病变动脉要详细描述病变累及的责任动脉、位置、大小(斑块长与厚,单位 mm)、描述对应的血流动力学参数测定结果,并进行双侧动脉结构对比性表述。

(2) 超声提示

超声提示应遵循基本定性、病变定位、病变程度定量的"三定"原则评估,提出超声诊断。

1) 定性

基本病因学鉴别,区别动脉粥样硬化与非粥样硬化性病变。

2) 定位

确定责任病变动脉的部位。

3) 定量

确定责任病变程度。狭窄病变根据血管内径、血流动力学参数检查结果综合评估,确定小于 50%、50%～69%、70%～99%。闭塞性病变要根据 CDFI 与频谱多普勒检查结果进一步区别为次全性闭塞或完全性闭塞。

（3）报告模板示例

1）描述性报告示例

正常颈部动脉超声描述性报告示例：

> **超声所见：**
>
> 双侧颈总动脉内径对称、内-中膜不厚、血流频谱正常、各段血流速度正常。
>
> 双侧颈内动脉内径对称、内-中膜不厚、血流频谱正常、血流速度正常。
>
> 双侧颈外动脉内径对称、血流频谱正常、血流速度正常。
>
> 双侧椎动脉内径对称、血流频谱正常、血流速度正常。
>
> 双侧锁骨下动脉内径对称、血流频谱正常、血流速度正常。
>
> 无名动脉内径正常、血流流频谱正常、血流速度正常。
>
> **超声提示：**
>
> 双侧颈部动脉未见异常。

颈动脉内-中膜增厚、斑块、轻度狭窄超声描述性报告示例：

> **超声所见：**
>
> 双侧（左/右侧）颈总动脉内-中膜不均匀性增厚、内径不对称。右侧颈总动脉远段前外侧壁可探及＿＿＿ mm×＿＿＿ mm（以低回声为主的不均回声不规则斑块）大小、不规则形斑块，导致局部血管内径相对（变细）减小，残余内径＿＿＿ mm，原始内径＿＿＿ mm，PSV ＿＿＿ cm/s，EDV ＿＿＿ cm/s，血流频谱正常。左侧颈总动脉血流速度未见异常。
>
> 双侧颈内动脉内径基本对称，左侧内-中膜不均匀性增厚，于球部后内侧壁探及＿＿＿ mm×＿＿＿ mm 等回声扁平规则形斑块形，致局部管径相对变细，残余内径＿＿＿ mm，原始内径＿＿＿ mm，血流频谱正常，PSV ＿＿＿ cm/s，EDV ＿＿＿ cm/s，血流频谱尚正常。
>
> 双侧颈外动脉内径对称，血流频谱、血流速度正常。
>
> 双侧椎动脉内径对称，血流频谱、血流速度正常。
>
> 双侧锁骨下动脉内径对称，血流频谱、血流速度正常。
>
> 无名动脉内径正常，血流频谱、血流速度正常。
>
> **超声提示：**
>
> 双侧颈动脉内-中膜不均匀性增厚伴斑块形成（多发）。
>
> 右侧颈总动脉狭窄（远段，＿＿＿%）。
>
> 左侧颈内动脉狭窄（＿＿＿%）。

颈动脉中、重度狭窄超声描述性报告示例：

> **超声所见：**
>
> 　　双侧颈总动脉内-中膜不均匀性增厚、内径不对称。左侧颈总动脉中段后内侧壁探及____ mm×____ mm（不均回声不规则斑块）大小、不规则、不均质回声的斑块，导致局部血管内径（变细）减小，残余内径____ mm，原始内径____ mm，PSV ____ cm/s，EDV ____ cm/s，血流频谱无明显异常。颈总动脉远段内径正常，PSV ____ cm/s，EDV ____ cm/s，中段/远段 PSV 为 2.7，血管阻力尚正常。右侧颈总动脉血流速度未见异常。
>
> 　　双侧颈内动脉内径不对称，左侧颈内动脉起始段探及 26.4mm×4.5mm（以低回声为主的不均回声不规则伴点片状强回声钙化斑块）大小、不规则形、以低回声为主、其内探及点片状强回声的不均质回声斑块，导致内径明显（变细）减小，残余内径____ mm，原始内径____ mm，PSV ____ cm/s，EDV ____ cm/s，血流频谱异常，频窗充填。狭窄远段 PSV ____ cm/s，EDV ____ cm/s，血流频谱呈现低阻力性改变。狭窄段/狭窄远段 PSV 为 4.2。右侧颈内动脉血流速度未见异常。
>
> 　　双侧颈外动脉血流速度不对称，左侧流速相对升高（代偿征），血管阻力相对减小。
>
> 　　双侧椎动脉内径对称，血流频谱、血流速度正常。
>
> 　　双侧锁骨下动脉血流频谱、血流速度正常。
>
> 　　无名动脉血流频谱、血流速度正常。
>
> **超声提示：**
>
> 　　双侧颈动脉内-中膜不均匀性增厚伴斑块形成（多发）。
>
> 　　左侧颈动脉狭窄（中段，50%~69%）。
>
> 　　左侧颈内动脉狭窄（70%~99%）。

2）结构化报告示例

正常颈部动脉超声结构性报告示例：

血管	IMT/mm		内径/mm		残余内径/mm		PSV/(cm·s⁻¹)		EDV/(cm·s⁻¹)		RI	
	R	L	R	L	R	L	R	L	R	L	R	L
CCA												
ICA 球部												
ECA												

血管	IMT/mm		内径/mm		残余内径/mm		PSV/(cm·s⁻¹)		EDV/(cm·s⁻¹)		RI	
	R	L	R	L	R	L	R	L	R	L	R	L
VA												
SA												
INA												

超声所见:

　双侧颈总动脉内径对称,内-中膜不厚,血流频谱、血流速度正常。

　双侧颈内动脉内径对称,内-中膜不厚,血流频谱、血流速度正常。

　双侧颈外动脉内径对称,血流频谱、血流速度正常。

　双侧椎动脉内径对称,血流频谱、血流速度正常。

　双侧锁骨下动脉内径对称,血流频谱、血流速度正常。

　无名动脉内径正常,血流频谱、血流速度正常。

超声提示:

　双侧颈部动脉未见异常。

3. 质量控制方案

(1) 操作规范的质量控制

应按照上述仪器的调节、颈部动脉规范化操作步骤、测量参数、采集图像的要求,对颈部 11 支动脉进行连续性检查,并保证 11 支动脉检测的完整性、报告描述的规范化、检查诊断提示的准确表述、测量与标准切面等指标进行质量控制评估。

(2) 存图合格的质量控制

采用抽查报告上的附图和工作站存图两种方式进行存图合格的质量控制。

报告存图合格率=抽查报告存图合格例数/总抽查报告例数×100%。

存图合格的标准:

1) 仪器调节

符合血管超声仪器调节的要求,灰阶超声清晰显示所检测的管腔。

2) 彩色多普勒

超声探查血流的充盈状态,无明显彩色混叠或外溢;"中心亮带"相关的 CDFI 调节参数正确调整。

3) 频谱多普勒声束血流夹角≤60°,每幅图包含 3~5 个连续完整一致的频谱,频谱尽量放大且不出现混叠。

4) 存图切面标准、齐全

图像包含体标或文字标识,测量点正确,存储必要的阳性图像和重要的阴性切面。双侧颈动脉可对比存图。

(3) 报告书写规范质量控制

报告书写合格率=抽查报告书写合格例数/总抽查报告例数×100%。

报告书写合格标准:符合报告书写要求,基本信息齐全,描述和诊断规范,内容完整,数据和文字无误。

(4) 超声诊断符合率

超声诊断符合率=报告期内超声诊断与病理诊断符合例数/报告期内超声报告有对应病理或临床诊断总例数×100%。

在所抽查的颈动脉超声检查病例中,对于经其他影像学检查如 CT 血管造影(CTA)、磁共振血管成像(MRA)、数字减影血管造影(DSA)相关检查,和外科手术或介入治疗血运重建的患者,确定为符合率评估的有效病例,作为评估超声准确率的参证依据与准确率比较依据。

(二) 颈部血管超声筛查规范及质量控制方案

对于颈部血管超声筛查规范及质量控制方案相关的操作规范、存图标准、报告书写规范(包括超声所见与超声提示)及质量控制均可参见"颈部血管超声诊断规范及质量控制方案"。

三、四肢动脉

(一) 四肢动脉超声诊断规范及质量控制方案

1. 操作规范

(1) 操作步骤(以下肢动脉为代表)

完整的下肢动脉检查包括股总动脉(CFA)、股深动脉(DFA)近段、股浅动脉(SFA)、腘动脉(POA)、胫腓动脉干(TPA)、胫前动脉(ATA)、胫后动脉(PTA)、腓动脉(PERA)的扫查。

下肢动脉的常规的检查方法是横切面与纵切面联合扫查。

1) 常规检查患者取平卧位,受检下肢呈外展外旋位。

2) 首先采用灰阶超声成像,观察股总动脉分叉处水平段以上、股浅与股深动脉(近段)、腘动脉血管结构特征,测量内-中膜厚度及斑块的大小。

3) 在 CDFI 模式下,观察 CFA、DFA 起始段、SFA、POA、TPA、ATA、PTA、PerA 血流充盈成像,确定病变是否存在。

4) 在 CDFI 模式的引导下,测量上述动脉的血流动力学参数,包括 PSV、EDV,根据速度高低,实时调节血流速度标尺。

(2) 测量参数

下肢动脉的超声检查应至少包含4个主要参数:①如果有内-中膜增厚,测量其厚度(mm);②如果有粥样硬化斑块形成,测量其大小,以长度(mm)×厚度(mm)表述;③动脉狭窄时,测量动脉狭窄处、狭窄近心端与狭窄远心端动脉PSV 与 EDV。

下肢动脉内-中膜厚度、斑块大小测量及 PSV 测量方法如图 6-7-6 所示。

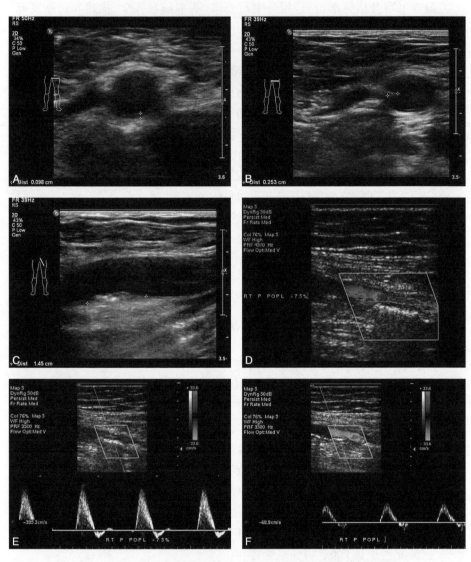

图 6-7-6 下肢动脉内-中膜厚度、斑块大小及峰值流速(PSV)测量方法

A. 股总动脉横切面内-中膜厚度测量图;B. 股总动脉横切面斑块厚度测量图;C. 股总动脉纵切面斑块长度测量图;D. 腘动脉狭窄处彩色多普勒血流图;E. 腘动脉狭窄处 PSV 测量图;F. 腘动脉狭窄近心端 PSV 测量图。

（3）采集要求

下肢动脉内-中膜厚度及斑块厚度应在纵切与横切面联合扫查的基础上选择内-中膜最厚的位置（非斑块形成）测量；彩色多普勒血流无明显的彩色混叠或外溢；频谱多普勒声束血流夹角≤60°，每幅图包含 3~5 个连续完整一致的频谱；频谱尽量放大但不应出现频谱的反折。

2. 存图标准

正常下肢动脉检查一般不要求存图，当出现动脉粥样硬化或非粥样硬化病变者，基本存图 4 张：①病变动脉灰阶成像，包括斑块大小、残余与原始内径等。②病变动脉 CDFI。③病变动脉频谱多普勒血流动力学参数测量。若有动脉狭窄，应采集狭窄处、狭窄近心端、远心端频谱多普勒，并测量 PSV、EDV。存图要求包括体标与侧别、检查动脉的标识。④其他异常情况，视病变类型与程度留取相应的阳性特征图像。

3. 报告书写规范

下肢动脉超声检查报告一般分为以下部分：基本信息、声像图、超声描述（即超声所见）和超声提示。

（1）超声描述

如果下肢动脉超声检查正常，描述应该包含双侧下肢动脉内-中膜不厚、股总动脉血流频谱形态正常（三相波）、下肢动脉无狭窄的信息。

如果为下肢动脉粥样硬化，应包含下肢动脉内-中膜增厚、有无斑块及斑块大小等情况表述，包括位置信息、大小信息。测量最大斑块大小，常规测量股总动脉或腘动脉处斑块。股总动脉血流频谱形态正常或异常，应该进行表述。应该描述下肢各条动脉是否有明显狭窄（≥50%）的信息，如果有狭窄，则描述狭窄处及狭窄近心端动脉 PSV、EDV，狭窄远心端动脉的脉冲多普勒频谱形态，是否为低速低搏动性频谱，提示动脉狭窄程度（如直径狭窄率 50%~75%、直径狭窄率>75%）。

若可疑下肢动脉夹层、动脉瘤或动静脉瘘等，则进行相应描述。

（2）超声提示

应包含下肢动脉有无病变、病变类型（内-中膜增厚伴斑块形成、动脉瘤、假性动脉瘤等）、病变位置（如右股浅动脉近段假性动脉瘤）、病变程度（一般指狭窄程度）。例如：下肢动脉内-中膜增厚伴斑块形成，右侧股浅动脉近段重度狭窄，左侧股浅动脉远段中度狭窄。

（3）报告模板示例

超声所见（报告正文部分）一般采用描述性报告，以文字描述为主，但需包含下肢动脉的血流动力学参数测量值。

1）正常下肢动脉描述性报告模板示例：

> **超声所见：**
>
> 双侧下肢动脉内-中膜不厚，未见斑块形成。双侧股总动脉血流频谱形态正常。彩色多普勒血流图像显示双侧股总动脉、股深动脉近段、股浅动脉、腘动脉、胫-腓动脉干、胫后动脉、腓动脉、胫前动脉血流通畅，未见明显狭窄。
>
> **超声提示：**
>
> 双下肢动脉未见明显异常。

2）异常下肢动脉描述性报告模板示例：

> **超声所见：**
>
> 双侧下肢动脉内-中膜增厚，最厚处位于右侧股总动脉分叉处，内-中膜厚度1.2cm。双侧下肢动脉可见多发斑块形成，大者位于左侧股总动脉分叉处后壁，0.4cm×15cm（厚×长）。左侧股总动脉血流频谱为单相波，右侧股总动脉血流频谱为三相波。右侧股浅动脉近段局限性血流加速，PSV 320cm/s，其近心端动脉 PSV 150cm/s，流速比2~4。
>
> **超声提示：**
>
> 双下肢动脉内-中膜增厚伴斑块形成。
>
> 左股总动脉血流频谱形态异常，提示左侧髂动脉重度狭窄可能性大。
>
> 右侧股浅动脉近段中度狭窄，直径狭窄率50%~75%。

4. 质量控制方案

（1）操作规范的质量控制

应按照以上超声操作规范对下肢动脉超声检查的完整性、连贯性、熟练程度，仪器调节是否合适，测量切面是否标准，测量参数是否齐全等指标进行质量控制评分。

（2）存图合格的质量控制

采用抽查报告附图和工作站存图两种方式，进行存图合格的质量控制。

报告存图合格率=抽查报告存图合格例数/总抽查报告例数×100%。

存图合格的标准：

1）仪器调节适当

符合血管超声仪器调节的要求，灰阶超声清晰显示所探查血管的管腔；彩色多普勒超声所探查血管血流呈良好的充盈状态，无明显的彩色混叠或外溢；

频谱多普勒声束血流夹角≤60°,每幅图包含 3~5 个连续完整一致的频谱,频谱尽量放大但不会出现频谱反折。

2) 存图切面标准、齐全

内-中膜厚度及斑块厚度测量应该在横切面。图像包含体标或文字标识。测量点正确。存储必要的阳性图像和重要的阴性图像。

(3) 报告书写规范的质量控制

报告书写合格率=抽查报告书写合格例数/总抽查报告例数×100%。

报告书写合格的标准:符合报告书写要求,基本信息齐全,描述和诊断规范,内容完整,数据和文字无误。

(4) 超声诊断符合率

超声诊断符合率=报告期内超声诊断与病理诊断符合例数/报告期内超声报告有对应病理或临床诊断总例数×100%。

在所抽查的下肢动脉超声检查的病例中,将同时进行影像学检查如 CTA、下肢动脉造影或外科手术确诊的病例规定为有效病例。与影像学检查如 CTA、下肢动脉造影或外科手术等确诊依据做对照,判断超声诊断正确与否。

(二) 四肢动脉超声筛查规范及质量控制方案

1. 操作规范

参见"四肢动脉超声诊断规范及质量控制方案"。

2. 存图标准

参见"四肢动脉超声诊断规范及质量控制方案"。

3. 报告书写规范

1) 超声描述

如果下肢动脉超声检查正常,应该包含双侧下肢动脉内-中膜不厚、股总动脉血流频谱形态正常(三相波)、下肢动脉无狭窄的信息。

如果为下肢动脉粥样硬化,应包含下肢动脉内-中膜增厚、有无斑块等情况表述,包括位置信息。股总动脉血流频谱形态异常,则应该进行表述。应该表述下肢的各条动脉是否有明显狭窄(≥50%)的信息,如果狭窄,则描述狭窄处及狭窄近心端动脉 PSV,狭窄远心端动脉的脉冲多普勒频谱形态,是否为低速低搏动性频谱,提示下肢动脉狭窄程度。

若可疑下肢动脉夹层、动脉瘤或动静脉瘘等,则进行相应的描述。

2) 超声提示

应包含有无内-中膜增厚及斑块形成,以及有无下肢动脉狭窄或闭塞等异常情况。

4. 质量控制方案

参见"四肢动脉超声诊断规范及质量控制方案"。

四、四肢静脉

（一）四肢静脉超声诊断规范及质量控制方案

1. 操作规范

1）操作步骤

完整的下肢静脉超声检查包括下肢静脉血栓检查、下肢静脉反流检查以及其他下肢静脉疾病的检查,下肢静脉检查主要包括股总静脉、股深静脉近段、股浅静脉、腘静脉、胫腓静脉干、胫后静脉、腓静脉、小腿肌间静脉。

下肢静脉的常用扫查方法包括横切面和纵切面联合扫查等。

首先,采用纵切面灰阶超声及彩色多普勒超声观察股总静脉,采集血流频谱。

静脉血栓检查时,一般患者平卧、检查侧下肢外展外旋位。探头横切面,采用间断加压法检查静脉,对下肢静脉进行加压检查,如果静脉能被压瘪,提示无血栓,如果静脉不能被完全压瘪,提示血栓形成可能。

然后,采用纵切面超声观察,用彩色多普勒超声观察有无回心血流等。当静脉管腔被部分压瘪时,则提示静脉血栓形成并部分再通。

静脉反流检查时,一般采用头高脚底位、站立位或坐位检查,检查侧肢体放松。采用纵切面彩色多普勒超声检查,挤压远端肢体放松后,观察静脉有无反流,如果有反流,采集脉冲多普勒频谱,测量反流时间、最高反流流速等参数,反流时间大于 0.5 秒诊断反流。

其他静脉异常的观察。

2）测量参数

下肢静脉反流超声检查应至少包含 1 个主要参数:反流时间(s)。建议同时测量反流最高流速,有助于反流程度的评估。下肢静脉反流时间测量方法如图 6-7-7 所示。

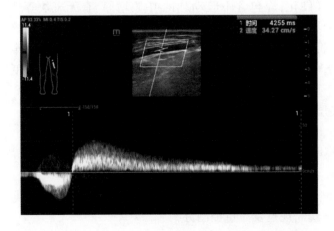

图 6-7-7　下肢静脉反流速度测量方法
两条白线之间的时间为反流时间 4 255 毫秒,反流速度 34.27cm/s。

3）采集要求

检查有无静脉反流,应采用头高脚低位、站立位或坐位,不能采用平卧位。彩色多普勒血流速度标尺应大小合适,增益应该较大但不应该出现明显的彩色混叠或外溢。

2. 存图标准

正常下肢静脉,基本存图 3 张:①双侧股总静脉脉冲多普勒频谱图各 1 张(图 6-7-8A);②下肢静脉横切面加压后图像(或含有无加压时图像的双幅图)1 张(图 6-7-8B)。

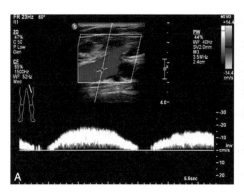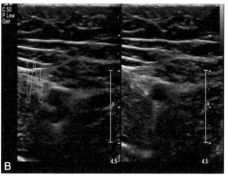

图 6-7-8　**正常下肢静脉超声检查存图**
左侧股总静脉横切面加压前图像(A)可见静脉管腔呈无回声,加压后图像(B)可见静脉管腔消失。

若有静脉血栓,基本存图 3 张:①双侧股总静脉脉冲多普勒频谱图各 1 张(图 6-7-8A);②血栓处横切面探头加压后图像(或含有无加压时图像的双幅图)1 张(图 6-7-9)。

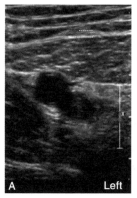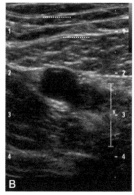

图 6-7-9　**左侧股浅静脉血栓声像图**
A. 加压前图;B. 加压后图。可见股浅动脉旁的股浅静脉未被压瘪。

159

若有静脉反流,基本存图 3 张:①双侧股总静脉脉冲多普勒频谱图各 1 张 (图 6-7-8A);②反流静脉的脉冲多普勒频谱至少 1 张(图 6-7-7)。

以上切面均应包含体标或文字标识。

3. 报告书写规范

下肢静脉超声检查报告一般分为以下部分:基本信息、声像图、超声描述 (即超声所见)和超声提示。

（1）超声描述

如果下肢静脉超声检查正常,应该包含双侧股总静脉血流频谱的呼吸期 相性是否存在,下肢静脉有无血栓,有无静脉反流等信息。

如果有下肢静脉血栓形成,应包含血栓位于哪些静脉段,静脉管腔可被完 全压瘪/部分压瘪,若为部分压瘪则须描述血流回流情况。如果观察到危险的 漂浮血栓头,应做相应提示。

如果为下肢静脉反流,应包含反流位于哪些静脉段,反流时间及反流最高 流速,大隐静脉反流或小隐静脉反流时,应该测量反流静脉的内径。应该进行 有无穿静脉反流的检查,并记录反流穿静脉内径。

若可疑下肢静脉夹层、静脉瘤或动静脉瘘等,则进行相应的描述。

（2）超声提示

应包含下肢静脉有无病变、病变类型(血栓形成、静脉反流等)、病变 位置(如右侧大隐静脉)。例如:右侧大隐静脉反流,左侧股浅静脉血栓 形成。

（3）报告模板示例

超声所见(报告正文部分)一般采用描述性报告,以文字描述为主。

正常下肢静脉描述性报告模板示例:

> **超声所见:**
> 　双侧股总静脉、股浅静脉、腘静脉、大隐静脉和小隐静脉、小腿深静脉 管腔显示清楚,内无回声,探头加压后管腔消失,双侧股总静脉血流频谱呼 吸期相性存在。CDFI 显示上述静脉血流通畅,充盈良好,呈自发性血流。 站立位挤压远端肢体后,上述静脉未见反流。
> **超声提示:**
> 　双下肢静脉未见明显异常。

下肢静脉血栓描述性报告模板示例：

超声所见：

右侧股浅静脉、腘静脉管腔增宽，腔内见实性不均质低回声充填，探头加压后管腔不能压瘪。CDFI 显示上述静脉内未见回心血流信号。

左侧股浅静脉、腘静脉以及双侧股总静脉、股深静脉近段、大隐静脉、小隐静脉、胫后静脉、腓静脉及小腿肌肉静脉管腔显示清晰，探头加压管腔可压瘪。CDFI 显示静脉回心血流通常。

超声提示：

右下肢深静脉血栓形成。

下肢静脉反流描述性报告模板示例：

超声所见：

双侧股总静脉、股浅静脉、腘静脉、大隐静脉和小隐静脉管腔显示清楚，内无回声，探头加压后管腔消失。CDFI 显示上述静脉血流通畅，充盈良好，呈自发性血流。

站立位挤压远端肢体后，左侧大隐静脉可见反流，反流时间 3.1 秒，反流静脉与小腿迂曲扩张静脉相连。右侧股浅静脉可见少量反流，反流时间 1.5 秒。左侧小腿内侧内踝上方 13cm 处可见一穿静脉扩张，内径约 3.7mm，挤压附近肢体后可见穿静脉反流，反流时间 0.6 秒。左侧小腿内侧腘窝皱襞下方 10cm 处可见一穿静脉扩张，内径约 3.0mm，挤压附近肢体后可见穿静脉反流。

左侧大腿段大隐静脉内径 0.45cm，右侧大腿段大隐静脉内径 0.25cm。探头加压后，上述静脉及小腿深静脉可压瘪，提示无血栓。

超声提示：

左大隐静脉反流。

右股浅静脉反流。

左小腿穿静脉扩张并反流。

4. 质量控制方案

（1）操作规范的质量控制

应按照以上超声操作规范对下肢静脉超声检查的完整性、连贯性、熟练程度，仪器调节是否合适，测量切面是否标准，测量参数是否齐全等指标进行质量控制评分。

（2） 存图合格的质量控制

采用抽查报告上的附图和工作站存图两种方式,进行存图合格的质量控制。

存图合格率=抽查报告存图合格例数/总抽查报告例数×100%。

存图合格的标准:

1） 仪器调节适当

符合血管超声仪器调节的要求,灰阶超声清晰显示所探查血管的管腔;彩色多普勒超声所探查血管血流呈良好的充盈状态,无明显的彩色混叠或外溢;频谱尽量放大但不出现反折。

2） 存图切面标准、齐全

静脉血栓加压检查法应采用横切面。图像包含体标或文字标识。反流时间及反流速度测量点正确。存储必要的阳性图像和重要的阴性图像。

（3） 报告书写规范的质量控制

报告书写合格率=抽查报告书写合格例数/总抽查报告例数×100%。

报告书写合格的标准:符合报告书写要求,基本信息齐全,描述和诊断规范,内容完整,数据和文字无误。

（4） 超声诊断符合率

超声诊断符合率=报告期内超声诊断与病理诊断符合例数/报告期内超声报告有对应病理或临床诊断总例数×100%。

在所抽查的下肢静脉超声检查的病例中,将同时进行影像学检查如 CTA、下肢静脉造影或外科手术确诊的病例规定为有效病例。与影像学检查如CTA、下肢静脉造影或外科手术等确诊依据做对照,判断超声诊断正确与否。

（二） 四肢静脉超声筛查规范及质量控制方案

1. 操作规范

参见"四肢静脉超声诊断规范及质量控制方案"。

2. 存图标准

应包含至少4幅图:双侧股总静脉脉冲多普勒频谱图各1张（图6-7-8A）;检查有无静脉血栓的探头横切面加压图1张;有静脉反流时,应采集静脉多普勒频谱图1张;其他异常情况应留取相应阳性图像。以上切面均应包含体标或文字标识。

3. 报告书写规范

（1） 超声描述

如果下肢静脉超声检查正常,应该包含双侧股总静脉血流频谱呼吸期相性是否存在,下肢静脉有无血栓,有无静脉反流等信息。

如果为下肢静脉血栓形成,应包含血栓位于哪些静脉段,静脉可被完全压瘘还是部分压瘪,如果部分压瘪,血流回流情况。如果可见危险的摆动血栓头,应做相应提示。

如果为下肢静脉反流,应包含反流位于哪些静脉段,反流时间及反流最高流速。

若可疑下肢静脉瘤或动静脉瘘等,则进行相应的描述。

（2）超声提示

应包含下肢静脉有无病变、病变类型(血栓形成、静脉反流等)、病变位置(例如右侧大隐静脉)。例如:右侧大隐静脉反流,左侧股浅静脉血栓形成。

4.质量控制方案

参见"四肢静脉超声诊断规范及质量控制方案"。

推荐阅读文献

［1］Prevalence of peripheral arterial disease and risk factors in persons aged 60 and older:data from the National Health and Nutrition Examination Survey 1999—2004. Am Geriatr Soc,2007,55(4):583-589.

［2］ZHOU B,LU Y,HAJIFATHALIAN K,et al. Worldwide trends in diabetes since 1980:a pooled analysis of 751 population-based studies with 44 million participants. Lancet,2016,387(10027):1513-1530.

［3］Society for Vascular Surgery Lower Extremity Guidelines Writing Group,Society for Vascular Surgery. Society for Vascular Surgery practice guidelines for atherosclerotic occlusive disease of the lower extremities:management of asymptomatic disease and claudication. J Vasc Surg,2015,61(3 Suppl):S2-S41.

［4］KULLO I J,ROOKE T W. Clinical practice:peripheral artery disease. N Engl J Med,2016,374(9):861-871.

［5］2011 ASA/ACCF/AHA/AANN/AANS/ACR/ASNR/CNS/SAIP/SCAI/SIR/SNIS/SVM/SVS。Guideline on the management of patients with extracranial carotid and vertebral artery diseasea report of the American College of Cardiology Foundation/American Heart Association Task Force on practice guidelines,and the American Stroke Association,American Association of Neuroscience Nurses,American Association of Neurological Surgeons,American College of Radiology,American Society of Neuroradiology,Congress of Neurological. J Am Coll Cardiol,2011,57(8):16-94.

［6］姜玉新,李建初.超声科诊疗常规.北京:中国医药科学出版社,2021.

［7］华扬.实用颈动脉与颅脑血管超声诊断学.北京:科学出版社,2002.

［8］华扬,刘蓓蓓,凌晨,等.超声检查对颈动脉狭窄50%～69%和70%～99%诊断准确性的评估.中国脑血管病杂志,2006,3(5):211-218.

［9］PELLERITO J,POLAK J F. Introduction to vascular ultrasonography. Elsevier-Health Sciences Division,2019.

［10］焦力群,宋刚,华扬,等.颈动脉内膜切除术治疗颈动脉狭窄极重度狭窄或闭塞患者的可行性和安全性的评估.中国脑血管病杂志,2013,10(9):462-467.

［11］杨洁,华扬,王力力,等.经颅多普勒超声及经颅彩色多普勒超声评估基底动脉狭窄的准确性研究.中华医学超声杂志(电子版),2015,12(4):15-20.

［12］国家卫生计生委脑卒中防治工程委员会.中国脑卒中血管超声检查指导规范.中华医学超声杂志(电子版),2015,12(8):599-610.

［13］刘蓓蓓,华扬,刘玉梅,等.颈动脉粥样硬化斑块二维超声特征与斑块标本结构一致性的研究.中华医学超声杂志(电子版),2015,12(8):668-674.

第八节　眼部超声检查规范及质量控制方案

一、眼部超声诊断规范及质量控制方案

1. 操作规范

（1）操作步骤

1）眼内超声检查方法

横切扫查和纵切扫查是眼内超声最基本检查方法,轴位扫查为特殊的横切或纵切扫查方法。

①横切扫查(transverse):探头标记方向与角巩膜缘相平行的检查方法为横切扫查。探头自角膜中心向眼球后极部移动依次得到探头对侧的后极部、赤道部和周边部子午线图像,见图 6-8-1。根据探头所在位置分为水平横切（探头标志指向鼻侧,探头置于角巩膜缘 6:00、12:00 方向）、垂直横切（探头标志指向上方,探头置于角巩膜缘 3:00、9:00 方向）和斜行横切（探头方向指向上方,探头置于角巩膜缘 1:30、4:30、7:30 和 10:30 方向）三种方法。

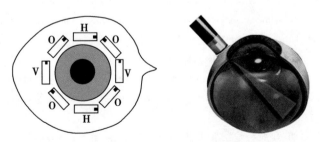

图 6-8-1　横切扫查法示意图

探头标记方向与角巩膜缘相平行。H.水平横切;V.垂直横切;O.斜行横切。

②纵切扫查(longitudinal):探头标记方向与角巩膜缘相垂直的检查方法为纵切扫查,即将横切扫查的探头方向旋转 90°。探头自角膜中心向眼球后极

部做与角巩膜缘相垂直的运动,所得图像为探头对侧径线的切面,见图 6-8-2。探头置于角膜中心显示眼球后极部,探头接近穹窿部显示眼球周边部图像。

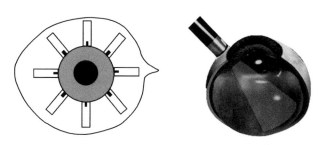

图 6-8-2　**纵切扫查法示意图**
探头的标记方向与角巩膜缘垂直,探头做与角膜缘相垂直
的前后运动。

③轴位扫查(axial):为一种特殊的横切或纵切扫查切面,探头置于角膜的中央,声束自晶状体中央穿过,将眼球的后极部以视神经为中心完整地分为两部分对称图像。一般用于与晶状体、视神经相关疾病的诊断和黄斑疾病的评估。

通常采用水平轴位检查时,探头标记一般朝向患者的鼻侧,这样黄斑的图像正好在视神经图像的下方/颞侧。垂直轴位检查探头标记一般向上,斜行轴位即 1:30—7:30,10:30—4:30 的轴位检查,探头的标记一般向上,见图 6-8-3。

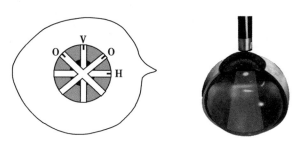

图 6-8-3　**轴位扫查法示意图**
探头位于角膜的中央,声束自晶状体中央穿过。H. 水
平轴位;V. 垂直轴位;O. 斜行轴位。

2) 眼眶的超声检查方法

主要包括球旁扫查法和眶内血管的检查方法。

①球旁扫查(paraocular scan):用于眼球周围浅层的眼眶病变(常在眼眶周围可触及肿块,如鼻旁窦和泪腺等),可以显示前部病变与眼球和眶壁的关系,声束不经眼球,也分横切扫查和纵切扫查。

A. 球旁横切扫查:探头置于患者闭合眼睑、眼球和眼眶之间,探头声束平行于眶缘和眼球,如探头置于眼睑横切扫查 6:00 子午线,称球旁 6:00 横切扫查。如前所述横切扫查时标志指向鼻侧,垂直扫查时标志向上,见图 6-8-4。

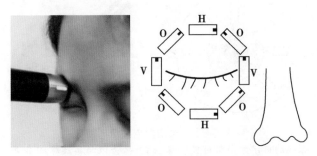

图 6-8-4　球旁横切扫查探头标志位置图像
探头置于眼球和眼眶之间,声束平行于眶缘和眼球。H. 水平横扫,标志向鼻侧;V. 垂直横扫,标志向上;O. 斜行横扫,标志向上。

B. 球旁纵切扫查:探头置于眼球和眶缘之间眼睑上,与横切扫查垂直90°,声束前后扫查,同时显示眼球周边和前部病变,如探头置于 1:30 方向,则称球旁 1:30 纵切扫查。扫查 3:00 与 9:00 方向时,探头标志指向骨壁;扫查下部眼眶时,探头标志指向眼眶中央,见图 6-8-5。

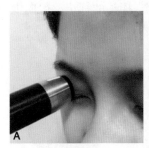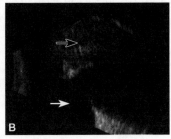

图 6-8-5　球旁纵扫查探头标志位置图像
A. 探头置于眼球和眶缘之间眼睑上,与横切扫查垂直90°,水平及上方扫查探头标志向眶缘,下方扫查标志向眼球;B. 球旁 12:00 方向纵切扫查:探头位于上睑,标志指向12:00 方向,声束同时经过肿瘤和眼球上部,所以眶上部肿瘤(黑色箭头)显示在图像上方,眼球在下方(白色箭头)。

②眶内血管的彩色多普勒超声检查方法:视神经是眶内血管定位的标志,首先做眼球水平轴位切面充分显示视神经。将多普勒取样点置于球后 15～25mm 处,视神经的两侧寻找类似英文字母"S"形的粗大血管,即眼动脉,在与多普勒取样线平行且没有分支血管处进行取样。调整取样框在眼球后 10mm

左右视神经内可以发现红蓝相间的血流信号,即视网膜中央动脉和视网膜中央静脉,在眼球壁后2~5mm处选择与取样线平行的位置进行取样。在视神经的两侧可以发现单一颜色的柱状血流信号,为睫状后短动脉,在眼球壁后5~8mm处选择与取样线平行的位置进行取样即可。

（2）测量参数

眼内疾病超声检查一般需要测量双眼球轴长作为特殊病变的评估指标。如为占位病变则测量病变的最大径线及与最大径线相垂直切面的病变大小。眼球轴长的测量方法见图6-8-6A;球内占位病变的测量方法见图6-8-6B。眼眶疾病超声检查如为占位病变一般需要测量病变的最大径线及与最大径线相垂直切面的病变大小;如疾病需要可测量眼外肌的厚度作为评价指标。眼的动脉血管一般进行如下测量,包括收缩期峰值流速（peak systolic velocity,PSV）、舒张末期流速（end diastolic velocity,EDV）、时间平均最大流速（time average peak velocity,T_{max}）等,计算血管搏动指数（pulsatility index,PI）和血管阻力指数（resistive index,RI）。定量测量分析时,每条血管至少测量3个心动周期的连续频谱,以保证测量结果的准确性。

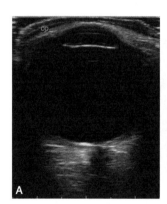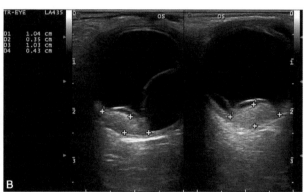

图 6-8-6　眼球相关参数的测量方法

A.眼球轴长的测量方法;B.球内占位病变的测量方法。

（3）采集要求

二维超声检查眼内疾病注意病变与视神经、黄斑区和相应的眼球壁之间的关系。球内疾病建议从高增益状态进行检查,以免漏诊。眼眶超声检查时,应首先做轴位扫查,观察病变与眶内正常结构如眼外肌、眼球和视神经的关系。如病变体积较大很难在一个位置全面了解病变整体情况,可移动探头位置观察病变全貌。彩色多普勒血流无明显的彩色混叠或外溢;频谱多普勒血流夹角<30°。

2. 存图标准

眼内超声检查时以下切面的图像必须保留备查:①经过视盘和黄斑区的

轴位切面;②病变最典型、集中区域的切面,尤其是反映病变与视神经、黄斑区之间关系的图片,如为占位病变则保留病变的最大径线及与之相垂直径线的图片。

眼眶超声检查时以下切面图像必须保留备查:①经过视盘和黄斑区的轴位切面;②病变区域的横切面与纵切面,尤其是反映病变与视神经、黄斑区之间关系的图片。

彩色多普勒超声检查以下切面图像必须保留备查:①眼动脉、视网膜中央动脉和睫状后短动脉的正常和异常 CDFI 图片;②眶内血管异常的频谱和定量测量图片。

图片均应含体标或文字标识。

3. 报告书写规范

眼内病变超声检查报告一般分为以下部分:基本信息、声像图、超声描述(即超声所见)和超声提示。

(1) 超声描述

应包含眼球正常结构的超声特征及病灶超声特征。眼内疾病应注意眼球壁和眼内容的正常解剖位置有无异常改变,如是否存在晶状体位置异常(完全脱位或部分脱位);玻璃体透声性改变,如玻璃体内病变的形态(点状、膜状、团块状)、回声强度(强回声、等回声、低回声)、位置(晶状体后、周边部、中部、后极部)、病变与眼球壁的位置关系(连接、不连接)、病变连接点的位置(视盘、黄斑区、其他位置)、病变的运动情况(活跃、中等、无运动);眼球壁有无异常增厚,球壁结构之间是否存在无回声区,玻璃体病变上是否存在血流信号,血流信号的延续关系及频谱特点等。

眼眶病变一定注意双眼比较检查,如发现异常回声应注意病变的形态(椭圆、圆形、不规则)、位置(肌锥内、肌锥外、泪腺区)、病变边缘(光滑、不光滑,不光滑可采用模糊、毛刺等描述)、回声强度(无回声、低回声、等回声、强回声、囊实性混合回声、不均匀回声)、后方回声特征(无改变、衰减声影)、病变与视神经之间的关系、压缩试验的性质(阴性、阳性),病变内血流情况(无血供、内部血供和边缘血供)、血流丰富程度(少量、中量、多量)等。对于其他特殊征象如眼睑表面水肿、肿块及血管改变等,则记录相应的资料信息。

(2) 超声提示

应包含病变位置(玻璃体、视网膜、脉络膜、眼眶等)、病变性质(囊性、实性、囊实混合性、膜性等)和结合临床病变的具体诊断等。

(3) 报告模板示例

超声所见(报告正文部分)根据不同疾病的超声表现特点可分别采用描述

性或结构性报告两种形式呈现,以下示例供参考。

1) 描述性报告示例

描述性报告一般以文字描述为主,特殊病例可应用 A 型超声测量其他眼球生物学参数,如角膜厚度、晶状体厚度、玻璃体腔长度等。

玻璃体视网膜疾病典型病例描述性报告示例(图 6-8-7):

超声所见:

　　右眼后极部玻璃体内可探及大量不规则形点条状弱回声,其后为连续带状中强回声与视盘回声相连。运动实验(+),后运动实验(+)。CDFI 玻璃体内未探及异常血流信号,视网膜中央动、静脉的血流信号可清晰显示但未向玻璃体内延续。左眼球内未见异常回声。

超声提示:

　　右眼玻璃体内病变,结合临床考虑:玻璃体积血合并玻璃体不完全后脱离。

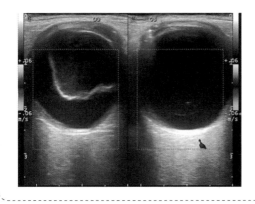

图 6-8-7　玻璃体积血合并玻璃体后脱离超声图像

右眼玻璃体内可探及大量不规则形点条状回声,其后为连续带状回声,与视盘回声相连。运动实验(+),后运动实验(+)。CDFI 玻璃体内未探及异常血流信号。

典型病例描述性报告模板示例(图 6-8-8):

超声所见:

　　右眼视盘回声轻度隆起,边界欠清晰。CDFI 未见异常血流信号,睫状后短动脉(PCA)的血流参数 PSV = 5.0cm/s,EDV = 1.0cm/s。左眼球内未见异常回声及血流信号,PCA 的血流参数 PSV = 11.0cm/s,EDV = 3.0cm/s。

超声提示:

　　右眼视盘异常回声,结合临床考虑:视盘水肿;右眼 PCA 血供异常。

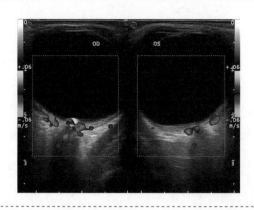

图 6-8-8　视盘水肿超声图像
右眼视盘回声轻度隆起。

2）结构性报告示例

血管名称	测量内容									
	右眼					左眼				
	PSV/ (cm · s^{-1})	EDV/ (cm · s^{-1})	T$_{max}$/ (cm · s^{-1})	PI	RI	PSV/ (cm · s^{-1})	EDV/ (cm · s^{-1})	T$_{max}$/ (cm · s^{-1})	PI	RI
眼动脉	34.2	7.4	13.0	2.06	0.78	25.2	4.5	11	1.88	0.82
视网膜中央动脉	4.7	0.8	2.23	1.75	0.83	8.7	2.6	4.5	1.36	0.7
睫状后短动脉	6.9	1.4	3.58	1.54	0.8	9.2	3.2	5.76	1.06	0.65

超声所见：
　　双眼球内、眶内未见异常回声，CDFI 未见异常血流信号。
超声提示：
　　右眼视网膜中央动脉、睫状后短动脉血供异常，符合正常眼压性青光眼的血流动力学改变。

4. 质量控制方案

（1）操作规范的质量控制

应按照以上超声诊断规范对眼内结构超声检查的完整性、连贯性、熟练程度，仪器调节是否合适，测量切面是否标准，测量参数是否齐全等指标进行质量控制评分。

（2）存图标准的质量控制

采用抽查报告上的附图和工作站存图两种方式进行存图标准的质量控制。

报告存图合格率=抽查报告存图合格例数/总抽查报告例数×100%。

存图合格的标准如下：

1）仪器调节适当

符合眼超声仪器调节的要求，二维超声准确显示所探查结构的特点及其与毗邻结构之间的关系，清晰显示病变及病变与眼球壁的位置关系等。

2）存图切面标准、齐全

图像包含体标或文字标识，测量点正确，存储必要的阳性图像和重要的阴性切面。

（3）报告书写规范的质量控制

报告书写合格率＝抽查报告书写合格例数/总抽查报告例数×100%。

报告书写合格的标准：符合报告书写要求，基本信息齐全，描述和诊断规范，内容完整，数据和文字无误。

（4）超声诊断符合率

超声诊断符合率＝报告期内超声诊断与病理诊断符合例数/报告期内超声报告有对应病理或临床诊断总例数×100%。

在所抽查的眼超声检查病例中，将同时进行其他影像学检查如 CT、MRI、眼底血管造影、光学相干断层成像（OCT）或眼科手术、病理学证实的病例规定为有效病例，与影像学检查或手术、病理等确诊依据做对照，判断超声诊断正确与否。

二、眼内疾病超声筛查规范及质量控制方案

1. 操作规范

参见"眼部疾病超声诊断规范及质量控制方案"。

2. 存图标准

应包含至少 2 幅图：双侧 3:00 至 10:00 眼球二维超声轴位图（包含视神经和黄斑区）（图 6-8-9）；其他异常情况应留取相应阳性图像；以上切面均应包含体标或文字标识。

3. 报告书写规范

（1）超声描述

应包含玻璃体透声性是否发生改变；眼球壁的结构是否发生增厚、变薄、结构缺失，是否存在分离、是否存在异常形态改变等情况；眼眶是否有异常，以及相关的 CDFI 表现。

（2）超声提示

应包含眼球和眼眶有无异常回声，眼动脉、视网膜中央动脉和睫状后短动脉等的血

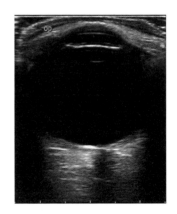

图 6-8-9　眼二维超声轴位图像

171

流参数变化等情况。

4. 质量控制方案

参见"眼部超声诊断规范及质量控制方案"。

附录：眼超声图像的标识规范

1. 眼别的标识规范

右眼—OD；左眼—OS。

2. 切面的标识规范

轴位切面—A；横切面—T；纵切面—L；轴旁切面—PA。

3. 眼内结构标识规范

视神经—ON；晶状体—L；后极部—P；赤道部—E；周边部—O。

4. 血管的标识规范

眼动脉—OA；视网膜中央动脉—CRA；睫状后短动脉—PCA；视网膜中央静脉—CRV，眼上静脉—SOV。

见图6-8-10。

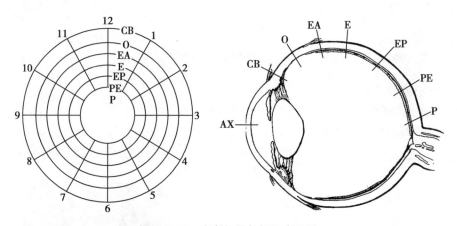

图6-8-10　**病变位置与标识表示图**

CB. 睫状体；O. 周边部；EA. 赤道前；E. 赤道；EP. 赤道后；PE. 后极前；P. 后极部；AX. 轴位。

推荐阅读文献

［1］BYRNE S F，GREEN R L. Ultrasound of the eye and orbit. Mosby，2nd. St. Louis：Mosby，2002：13-32；273-309.

［2］SINGH A D，HAYDEN B C. Ophthalmic Ultrasonography. Saunders：Elsevier，2012：5-23.

［3］杨文利. 临床眼超声诊断学. 北京：科学技术文献出版社，2019：48-61.

第九节　颈部超声检查规范及质量控制方案

一、涎腺

（一）涎腺超声诊断规范及质量控制方案

1. 操作规范

（1）操作步骤

腮腺：在两侧耳前下及耳下的腮腺区进行连续横切面、纵切面、多切面扫查。

颌下腺：在颌下三角区进行连续横切面、纵切面、多切面扫查。

舌下腺：在下颌骨内侧、舌两旁进行扫查，一般不做常规扫查，病变时可以检查。

观察内容主要为灰阶声像图表现，必要时可应用彩色多普勒及频谱多普勒模式。

（2）测量参数

因涎腺个体差异较大，一般不做常规测量，需要双侧对照时可行测量。如有病灶时，测量病灶大小、病灶内血流参数。

（3）采集要求

进行彩色多普勒检查时，检查者探头保持稳定，以探头接触颈部皮肤为宜，不要挤压涎腺，以避免血流信号丢失。

2. 存图标准

存图标准：至少包含涎腺最大长轴图（图 6-9-1），若有病灶应留存病灶纵切面及横切面图，病灶血流图。其他异常情况应留取相应阳性图像。以上切

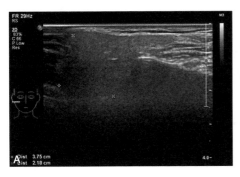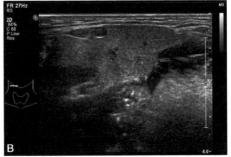

图 6-9-1　腮腺、颌下腺基本存图示例
A. 腮腺；B. 颌下腺。

面均应包含体标或文字标识。

3. 报告书写规范

（1）超声描述

涎腺形态及大小、被膜是否光整、内部回声情况、腺体血流特点；阳性病灶的形态大小、内部回声特点、血流特点。

（2）超声提示

应包含涎腺有无病变、病变位置、初步考虑诊断。

（3）报告模板示例

超声所见：

涎腺形态大小未见异常，表面光滑，内部回声均匀，其内未见异常回声。

超声提示：

涎腺未见明显异常。

---

4. 质量控制方案

（1）操作规范的质量控制

应按照以上超声诊断规范对涎腺超声检查的完整性、连贯性、熟练程度，仪器调节是否合适，测量切面是否标准，测量参数是否齐全等指标进行质量控制评分。

（2）存图合格的质量控制

采用抽查报告上的附图和工作站存图两种方式进行存图标准的质量控制。

报告存图合格率=抽查报告存图合格例数/总抽查报告例数×100%。

存图合格的标准：

1）仪器调节适当：符合要求，灰阶超声清晰显示腺体结构，图像深度、增益合适；彩色多普勒超声所探查腺体血流信号显示清晰；血管频谱多普勒声束血流夹角<60°，每幅图包含3~5个连续完整一致的频谱，频谱尽量放大且不出现混叠。

2）存图切面标准、齐全：图像包含体标或文字标识，测量点正确，存储必要的阳性图像和重要的阴性切面。

（3）报告书写规范的质量控制

报告书写合格率=抽查报告书写合格例数/总抽查报告例数×100%。

报告书写合格的标准：符合报告书写要求，基本信息齐全，描述和诊断规范,内容完整,数据和文字无误。

（4）超声诊断符合率

超声诊断符合率=报告期内超声诊断与病理诊断符合例数/报告期内超声报告有对应病理或临床诊断总例数×100%。

在所抽查的涎腺病例中,将同时进行临床诊断或外科手术确诊的病例规定为有效病例。与临床诊断或外科手术等确诊依据做对照,判断超声诊断正确与否。

（二）涎腺超声筛查规范及质量控制方案

1. 操作规范

参见"涎腺超声诊断规范及质量控制方案"。

2. 存图标准

参见"涎腺超声诊断规范及质量控制方案"。

3. 报告书写规范

参见"涎腺超声诊断规范及质量控制方案"。

4. 质量控制方案

参见"涎腺超声诊断规范及质量控制方案"。

二、甲状腺及甲状旁腺

（一）甲状腺及甲状旁腺超声诊断规范及质量控制方案

1. 操作规范

（1）操作步骤

检查内容包括甲状腺、甲状腺血管（必要时）、甲状旁腺。

甲状腺扫查方法为从上向下、从外向内做一系列横切扫查和纵切扫查。甲状旁腺扫查同甲状腺。

甲状腺上动脉扫查顺序为先横切扫查颈总动脉分叉处,探头向上移动,颈外动脉发出第一分支为甲状腺上动脉,然后沿动脉走行内下追踪观察。甲状腺下动脉先显示甲状颈干,其发出的甲状腺下动脉先向上行走,后转向内侧从颈总动脉深面穿过入甲状腺。

观察内容包括灰阶声像图表现、彩色多普勒,必要时可应用频谱多普勒。

引流区淋巴结操作步骤参见"浅表淋巴结超声诊断规范及质量控制方案"。

（2）测量参数（必要时测量）

正常时甲状腺、甲状旁腺大小不做常规测量,必要时（如涉及与体积大小相关的疾病等)进行测量,包括前后径、左右径、上下径;如有病灶时,测量病灶大小、病灶内血流参数。

（3）采集要求

进行彩色多普勒检查时,嘱患者尽可能不吞咽和保持浅呼吸(必要时屏气),检查者保持探头稳定,以探头恰好接触颈部皮肤为宜,不要挤压甲状腺,以避免血流信号丢失。

2. 存图标准

至少包含以下图:甲状腺纵切面、横切面图、甲状腺血流图(必要时)(图6-9-2),若有病灶应留存病灶纵切面及横切面图、病灶血流图。其他异常情况应留取相应阳性图像(淋巴结留存参见"浅表淋巴结超声诊断规范及质量控制

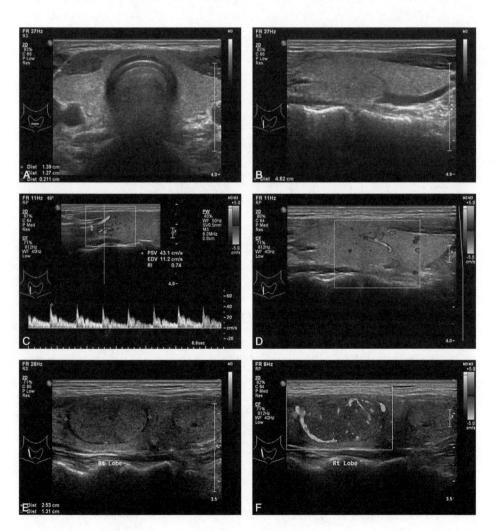

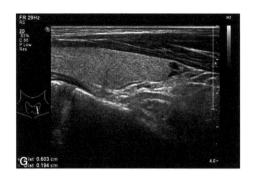

图 6-9-2　甲状腺、甲状腺旁腺基本存图示例
A. 甲状腺横切面；B. 甲状腺纵切面；C. 甲状腺上动脉血流频谱；D. 甲状腺腺体内彩色多普勒图；E. 甲状腺腺体内结节的测量；F. 甲状腺腺体内结节的彩色多普勒图；G. 甲状旁腺图。

方案”）。以上切面均应包含体标或文字标识。

3. 报告书写规范

（1）超声描述

甲状腺形态及大小、被膜是否光整、内部回声情况、腺体血流特点。阳性病灶超声特征，如位置（邻近被膜/实质内）、形态（规则/不规则）、纵横比（小于 1/大于 1）、边缘（完整/不完整，不完整中可采用模糊、毛刺、成角等描述）、回声模式（无回声/高回声/囊实性混合回声/低回声/等回声/不均匀回声）、后方回声特征（无改变/衰减声影/增强混合性改变）、钙化类型（微钙化/粗大钙化/蛋壳样钙化）、相关特征（是否侵犯被膜等）、血流分布情况（无血供、内部血供和边缘血供）及血流丰富程度（不丰富/较丰富/丰富）等。若可疑恶性病灶，则应描述颈部淋巴结有无异常及相应表现。

甲状旁腺区是否存在异常回声。

（2）超声提示

应包含甲状腺及甲状旁腺有无病变、病变位置、初步考虑诊断，必要时建议进一步检查方案（如细针穿刺抽吸活组织检查）。根据本地区情况考虑是否使用 TI-RADS 分类，并注明 TI-RADS 分类版本，（如 C-TI-RADS 或 K-TI-RADS）。

（3）报告模板示例

超声所见：
甲状腺切面形态大小未见异常，表面光滑，内部回声均匀，其内未见异常回声。甲状旁腺区未见异常回声。
超声提示：
甲状腺及甲状旁腺区未见明显异常。

4. 质量控制方案

（1）操作规范的质量控制

应按照以上超声诊断规范对甲状腺和甲状旁腺超声检查的完整性、连贯性、熟练程度，仪器调节是否合适，测量切面是否标准，测量参数是否齐全等指标进行质量控制评分。

（2）存图合格的质量控制

采用抽查报告上的附图和工作站存图两种方式进行存图标准的质量控制。

报告存图合格率=抽查报告存图合格例数/总抽查报告例数×100%。

存图合格的标准：

1）仪器调节适当：符合要求，灰阶超声清晰显示腺体结构，图像深度、增益恰当；彩色多普勒超声所探查腺体血流信号显示清晰；血管频谱多普勒声束血流夹角<60°，每幅图包含 3~5 个连续完整一致的频谱，频谱尽量放大且不出现混叠。

2）存图切面标准、齐全：图像包含体标或文字标识，测量点正确，存储必要的阳性图像和重要的阴性切面。

（3）报告书写规范的质量控制

报告书写合格率=抽查报告书写合格例数/总抽查报告例数×100%。

报告书写合格的标准：符合报告书写要求，基本信息齐全，描述和诊断规范，内容完整，数据和文字无误。

（4）超声诊断符合率

超声诊断符合率=报告期内超声诊断与病理诊断符合例数/报告期内超声报告有对应病理或临床诊断总例数×100%。

在所抽查的甲状腺或甲状旁腺病例中，将同时进行临床诊断或外科手术确诊的病例规定为有效病例。与临床诊断或外科手术等确诊依据做对照，判断超声诊断正确与否。

（二）甲状腺及甲状旁腺超声筛查规范及质量控制方案

1. 操作规范

参见"甲状腺及甲状旁腺超声诊断规范及质量控制方案"

2. 存图标准

应包含至少 2 幅图：甲状腺纵切面、横切面图（图 6-9-3）；若有病灶应留存病灶纵切面及横切面图、病灶血流图。其他异常情况应留取相应阳性图像。以上切面均应包含体标或文字标识。

3. 报告书写规范

（1）超声描述

甲状腺形态及大小有无异常，被膜是否光整，内部回声情况，腺体血流特

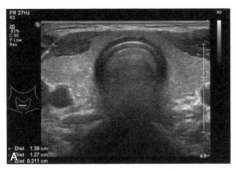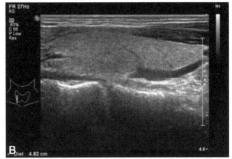

图 6-9-3　甲状腺基本存图示例
A. 甲状腺横切面；B. 甲状腺纵切面。

点。阳性病灶的形态大小，内部回声特点，血流特点。甲状旁腺区未见异常回声。

（2）超声提示

应包含甲状腺或甲状旁腺区有无病变，病变位置，初步考虑诊断。

（3）报告模板示例

超声所见：甲状腺切面形态大小正常，表面光滑，内部回声均匀，其内未见异常回声。

超声提示：甲状腺及甲状旁腺区未见明显异常。

> **超声所见：**
> 甲状腺切面形态大小正常，表面光滑，内部回声均匀，其内未见异常回声。
> **超声提示：**
> 甲状腺及甲状旁腺区未见明显异常。

4. 质量控制方案

参见"甲状腺及甲状旁腺超声诊断规范及质量控制方案"。

三、浅表淋巴结

（一）浅表淋巴结超声诊断规范及质量控制方案

1. 操作规范

（1）操作步骤

患者取仰卧位或侧卧位，尽量展平受检部位，使探头与受检部位充分接触并保持与局部皮肤垂直,行纵向和横向扫查。

颈部淋巴结:平卧或颈下垫枕充分暴露颈部,检查一侧颈部时嘱患者将头转向对侧。按照美国癌症联合委员会(AJCC)头颈部淋巴结七个分区顺序扫查,必要时可以补充扫查腮腺旁、腮腺内、耳前、耳后淋巴结。

腋窝淋巴结:患者手臂置于头上充分暴露腋窝。探头置于上臂内侧,沿腋静脉向腋窝顶部移动,扫查外侧淋巴结和腋尖淋巴结,再由顶部移动至腋窝内侧壁,扫查中央淋巴结。探头转为纵切,以腋窝顶部为轴线侧向扫查腋窝前臂的胸肌淋巴结和后壁的肩胛下淋巴结。即从上臂上端到胸壁、后缘到前缘至锁骨下顺序扫查。

腹股沟淋巴结:嘱患者双腿伸直略分开,充分暴露腹股沟区。沿腹股沟韧带和大隐静脉横向和纵向扫查。按从上到下、从外到内顺序扫查。

首先观察淋巴结的大小、形态、内部回声、淋巴门是否存在、与周围组织毗邻关系等,必要时采用彩色多普勒和频谱多普勒观察;对淋巴结进行准确定位,有助于诊断。

(2) 测量参数

同一切面测量淋巴结纵切面的最大纵径线(L)和最大横径线(T)及纵横比(L/T),以彩色多普勒观察其内部及周边的血流分布情况,尽量寻找到淋巴结门及入门的小动脉,以脉冲多普勒测定收缩期最大峰值流速、舒张末期流速及阻力指数(图6-9-4)。

正常腋窝淋巴结长径0.5~2cm,厚度0.5~1.0cm,皮质菲薄;正常腹股沟淋巴结较大、较长,且淋巴结门部结构与皮质相比明显呈团状。通过对淋巴结各项指标的观察作出定性诊断,初步判断其属于良性或者恶性疾病,并尽可能进一步推测其病变类型(如炎性、结核性、转移性或淋巴瘤等)。

不同类型淋巴结典型声像图如6-9-5所示。对于不能明确性质的淋巴结,可建议必要时超声引导下穿刺活检等明确诊断。

(3) 采集要求

灰阶图像清晰,图像深度、增益恰当,准确测量最大纵径、横径。彩色多普勒血流无明显的彩色混叠或外溢,能够显示淋巴结血供类型;频谱多普勒声束血流夹角<60°,每幅图包含3~5个连续完整一致的频谱。

2. 存图标准

应至少包含:观察部位双侧淋巴结灰阶图像并测量淋巴结大小(图6-9-4A)、淋巴结彩色超声血流图像(图6-9-4B)、必要时采集淋巴结动脉血流参数(图6-9-4C),其他异常情况应留取相应阳性图像;以上切面均应包含体标或文字标识。

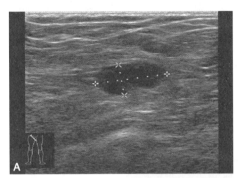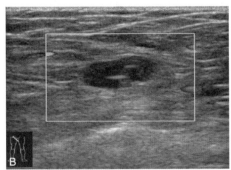

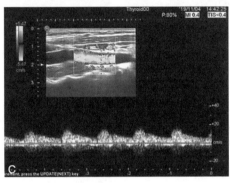

图 6-9-4　淋巴结超声存图示例

A. 淋巴结灰阶图像的标准纵切面,取样点位于淋巴结最大纵径和最大横径处;B. 淋巴结彩色血流图像,淋巴结纵切面扫查切面,可见正常淋巴门处血流信号;C. 淋巴结动脉血流频谱,淋巴结纵切面扫查,取样点位于淋巴结门部的动脉,测量淋巴结动脉阻力指数。

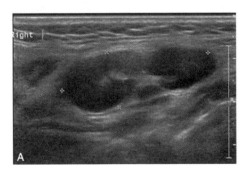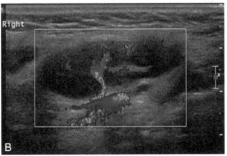

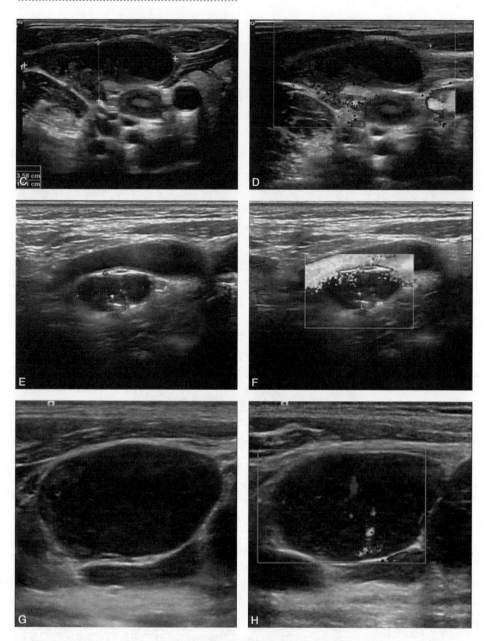

图 6-9-5 不同类型淋巴结

A~B. 颈部淋巴结反应性增生,纵横比>2,门部结构清楚,触之有压痛,CDFI 可见自淋巴门走行的血流信号分布;C~D. 结核性淋巴结炎,淋巴结明显肿大,皮质增厚、回声不均,淋巴门结构消失,CDFI 混合型血供,可见边缘型血供和无血供区;E~F. 甲状腺髓样癌颈部淋巴结转移,淋巴门偏心、狭窄,皮质不均匀增厚,内可见微钙化,CDFI 淋巴门部血供消失;G~H. 非霍奇金淋巴瘤,淋巴结明显肿大,纵横比<2,淋巴门消失,CDFI 可见边缘型血供。

3. **报告书写规范**

浅表淋巴结超声检查报告一般分为以下部分：基本信息、声像图、超声描述（即超声所见）和超声提示。

1）超声描述

应包含所观察淋巴结的具体部位及分区，必要时描述与周围脏器和组织结构的解剖关系。描述淋巴结大小、纵横比，淋巴结形态及皮质回声，淋巴结门部结构及回声，淋巴结边界是否清晰，淋巴结血流分布类型，必要时测量淋巴结阻力指数和搏动指数。

2）超声提示

应包含病变位置，淋巴结是否肿大、皮质回声有无异常（囊性变或钙化等），可能时考虑病变类型（反应增生性、结核性、转移性或淋巴瘤等）。如左颈部多发肿大淋巴结，结合病史考虑转移性。

3）报告模板示例

超声所见（报告正文部分）可采用描述性形式呈现。

正常颈部淋巴结描述性报告模板示例：

超声所见：

双侧颈部可见多发淋巴结回声，左侧较大约＿＿＿ mm×＿＿＿ mm，右侧较大约＿＿＿ mm×＿＿＿ mm，L/T>2，淋巴结门部结构清晰，淋巴结皮质为均匀低回声，边界清晰，CDFI 示可见出入淋巴结的规则血流信号。

超声提示：

双侧颈部未见异常肿大淋巴结。

4. **质量控制方案**

（1）操作规范的质量控制

应按照以上超声诊断规范对浅表淋巴结超声检查的完整性、连贯性、熟练程度，仪器调节是否合适，测量切面是否标准，测量参数是否齐全等指标进行质量控制评分。

（2）存图标准的质量控制

采用抽查报告上的附图和工作站存图两种方式进行存图标准的质量控制。

报告存图合格率＝抽查报告存图合格例数/总抽查报告例数×100%。

存图合格的标准：

1）仪器调节适当：符合浅表超声仪器调节的要求，图像深度、增益恰当，灰阶超声尽量清晰显示所探淋巴结皮质及门部结构;彩色多普勒超声所探查淋巴结血供类型,无明显的彩色混叠或外溢;频谱多普勒声束血流夹角<60°,每幅图包含 3~5 个连续完整一致的频谱。

2)存图切面标准、齐全:图像包含体标或文字标识,测量点正确,存储要求的阳性图像和重要的阴性切面。

(3) 报告书写规范的质量控制

报告书写合格率=抽查报告书写合格例数/总抽查报告例数×100%。

报告书写合格的标准:符合报告书写要求,基本信息齐全,描述和诊断规范,内容完整,数据和文字无误。

(4) 超声诊断符合率

超声诊断符合率=报告期内超声诊断与病理诊断符合例数/报告期内超声报告有对应病理或临床诊断总例数×100%。

在所抽查的浅表淋巴结超声检查的病例中,将同时结合临床诊断或有病理确诊的病例规定为有效病例。与影像学检查如 CT、MRI、穿刺活检或外科手术等确诊依据做对照,判断超声诊断正确与否。

(二) 浅表淋巴结超声筛查规范及质量控制方案

1. 操作规范

参见"浅表淋巴结超声诊断规范及质量控制方案"。

2. 存图标准

参见"浅表淋巴结超声诊断规范及质量控制方案"。

3. 报告书写规范

(1) 超声描述

应包含所观察淋巴结的具体部位及分区,必要时描述与周围脏器和组织结构的解剖关系。描述淋巴结大小,纵横比,淋巴结形态及皮质回声,淋巴结门部结构及回声,淋巴结边界是否清晰,淋巴结血流分布类型,必要时测量淋巴结阻力指数和搏动指数。

(2) 超声提示

应包含淋巴结有无异常肿大和是否有恶性倾向等情况。

4. 质量控制方案

参见"浅表淋巴结超声诊断规范及质量控制方案"。

推荐阅读文献

[1] 姜玉新,李建初.周围血管和浅表器官超声鉴别诊断图谱.南昌:江西科学技术出版社,2006:205-209.

［2］中国医师协会超声医生分会.中国浅表器官超声检查指南.北京：人民卫生出版社，
　　2017：253-267.

［3］李泉水.浅表器官超声医学.2版.北京：科学出版社，2017：263-286.

［4］岳林先.实用浅表器官和软组织超声诊断学.2版.北京：人民卫生出版社，2016：
　　556-590.

［5］郭万学.超声医学：上册.6版.北京：人民军医出版社，2011：363-368.

第十节　乳腺超声检查规范及质量控制方案

一、乳腺超声诊断规范及质量控制方案

1. 操作规范

（1）操作步骤

乳腺超声检查包括双侧乳腺和腋窝的扫查。

仪器设置：常规使用高频线阵探头，推荐使用中心频率 12MHz 或以上的宽频探头，同时穿透深度达到 5cm，如果探头的频带较窄，则可考虑配备两种不同中心频率的探头；在满足穿透力的情况下，应尽量选择较高的成像频率，有利于细节的观察。

扫查准备：患者取仰卧位或侧卧位，手上举或者外展，充分暴露乳房及腋窝。调节图像至合适的频率及深度。对于不同腺体厚度的乳腺，需适当调节图像深度，使腺体层位于图像中央聚焦区域。

常用扫查方法：以乳头为中心向外做放射状和垂直放射状扫查，或对全乳腺区域进行纵横交错扫查，并对双侧腋下区域进行广泛扫查；探头扫查力度须适度，在保证成像清晰的条件下，尽量减小探头加压力度，发现病变后需多角度、多切面观察，并进行彩色多普勒超声检查。条件允许时，可以加做弹性成像及超声造影检查；对乳头、乳晕区进行扫查时，采用多方位斜切扫查，对主诉包括乳头溢液的患者，尤其是有溢血病史者，应特别留意乳头深方导管有无扩张、管壁是否光滑，管腔内及导管周围有无异常回声等。

（2）测量参数

测量参数：①乳腺病灶位置；②乳腺病灶大小；③腋窝可疑淋巴结大小；④扩张导管内径。

测量方法：寻找病灶及可疑淋巴结的最长轴，然后获得两幅正交的图像并测量，同时测量肿块距乳头的距离。需注意测量肿块时，应沿肿块的长轴而不是沿图像的水平线来测量（图 6-10-1）；测量可疑淋巴结的原理与乳腺

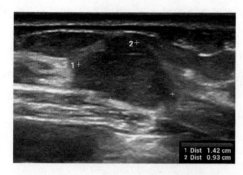

图 6-10-1　乳腺肿块大小的测量方法

相同。

（3）采集要求

灰阶超声检查：病灶图像聚焦区应置于感兴趣区如病灶的中央；增益水平应清晰显示乳腺组织的各解剖成分（如皮肤、脂肪、结缔组织、纤维腺体和导管），其中皮下脂肪小叶显示为中等回声；可以先根据实际显示灰度调节总增益，然后观察整个图像，适当调节时间增益补偿，使图像的浅部、中部和深部灰度相似；根据实际情况，可调用组织谐波成像和宽景成像。

彩色/能量多普勒超声检查：探头轻触皮肤，调节取样框大小及位置，速度标尺通常设置为 3~5cm/s；彩色增益和壁滤波调节以恰好不出现彩色噪声为基本原则，注意彩色多普勒血流成像时取样框应包括病灶图像及正常乳腺组织，探头不能加压。

超声弹性成像：探头轻触皮肤，尽量保持探头与皮肤垂直，调节弹性成像感兴趣区（ROI）大小及位置，将病灶置于 ROI 中心位置，ROI 需包括病灶周围部分正常腺体；应变弹性成像时，调节探头压放幅度，直到达到仪器的要求；剪切波弹性成像时，无须压放探头，将 ROI 置于病灶相应位置，嘱患者屏住呼吸，待弹性图像稳定、无明显伪像时，冻结图像；将 ROI 置于病灶相应位置，获取数据。

2. 存图标准

正常乳腺应包含至少 4 幅图：双侧正常腺体各 1 幅，双侧正常腋窝各 1 幅。

乳腺包含病灶时应包含至少 4 幅图：病灶最长轴切面（图 6-10-2）、垂直于病灶最长轴的正交切面（图 6-10-3）、病灶彩色/能量多普勒切面（图 6-10-4）、对侧相应位置正常乳腺腺体切面（图 6-10-5）。需注意：应同时存储带有测量标记和去掉测量标记的病灶图像。

腋窝可疑淋巴结时，应包含至少 3 幅图：淋巴结最长轴切面（图 6-10-6）、垂直于淋巴结最长轴的正交切面、彩色多普勒血流成像显示血流最丰富的切面（图 6-10-7）。需注意：应同时存储带有测量标记和去掉测量标记的可疑淋巴结图像。

若条件允许，乳腺病灶及可疑淋巴结可添加超声弹性成像及超声造影检查的声像图，其他异常情况应留取相应阳性图像；以上切面均应包含体标或文字标识。

3. 报告书写规范

乳腺超声检查报告一般分为以下部分：基本信息、声像图、超声描述（即超

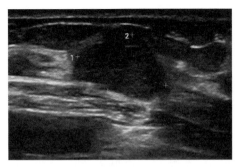

图 6-10-2 病灶最长轴切面

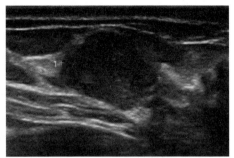

图 6-10-3 垂直于病灶最长轴的正交切面

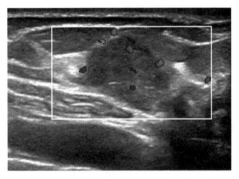

图 6-10-4 彩色多普勒血流成像显示病灶血流最丰富的切面

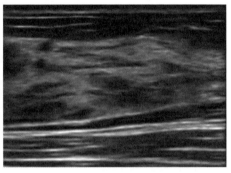

图 6-10-5 对侧正常乳腺腺体切面

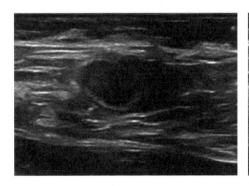

图 6-10-6 最大异常淋巴结最长轴切面

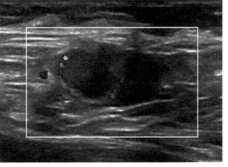

图 6-10-7 淋巴结血流显示最丰富的彩色多普勒血流声像图

声所见)和超声提示。

（1）**超声描述**

应包含乳腺背景回声、乳腺导管有无扩张、乳腺病灶位置及超声特征、腋窝淋巴结超声特征。

乳腺背景回声：均匀、不均匀。

乳腺导管有无扩张：左侧/右侧、中央区/外周、扩张内径。

乳腺病灶位置：象限、时钟方向、距乳头的位置。对于恶性病灶应描述病灶最大径切面距皮肤及后间隙的距离。

乳腺病灶超声特征：形态（椭圆、圆形、不规则）、方位（平行、不平行）、边缘（清楚、不清楚，不清楚中可采用模糊、毛刺、成角、微小分叶描述）、回声是否均匀（均匀、不均匀）、回声模式（无回声、高回声、囊实性混合回声、低回声、等回声）、后方回声特征（无改变、衰减、增强、混合性改变）、钙化位置（肿块内、肿块外、导管内钙化）、钙化类型（微钙化、粗大钙化）、相关特征（结构扭曲、导管改变、皮肤改变、水肿）、血流分布情况（无血供、内部血供和边缘血供）及血流丰富程度（少量、中量、多量）等。若后续添加超声弹性成像或超声造影时，可对其弹性（质软、质中、质硬）或造影情况进行评估。对于其他特殊征象如皮肤内部或表面肿块、异物等，则记录相应的资料信息。

腋窝可疑淋巴结特征：形态（椭圆、圆形、不规则）、皮质是否增厚（增厚、不增厚）、皮髓质分界（清楚、不清楚）、淋巴门结构（存在、消失）、血流分布情况（无血供、内部血供和边缘血供）及血流丰富程度（少量、中量、多量）等。

（2）**超声提示**

应包含乳腺有无病变、病变位置、病变BI-RADS分类、腋窝淋巴结是否正常。

（3）**报告模板示例**

超声所见（报告正文部分）可采用描述性或结构性报告两种形式呈现。

1）描述性报告示例

描述性报告一般以文字描述为主。

正常乳腺描述性报告模板示例：

超声所见：

双乳腺体呈均匀腺体回声型。

双乳未见明确囊实性结节，CDFI：未探及异常血流信号。

双腋下未探及明确异常淋巴结。

超声提示：

双侧乳腺及腋窝淋巴结未见明显异常（BI-RADS 1 类）。

2）结构性报告示例

结构性报告可对乳腺病灶进行完整数据填写和描述超声特点,若乳腺存在多个类型病灶,须对每个类型病灶进行描述、此外应对腺体回声类型进行描述。

乳腺结构性报告模板示例:

	病变		超声特征	BI-RADS 分类
	位置	大小		
右乳	___点距乳头___ cm			
	___点距乳头___ cm			
左乳	___点距乳头___ cm			
	___点距乳头___ cm			
淋巴结	_____侧			
超声所见: 　双侧腺体呈均匀腺体回声型。 超声提示: 　双侧乳腺及腋窝淋巴结未见明显异常。				

4. 质量控制方案

（1）操作规范的质量控制

应按照以上超声诊断规范,对乳腺超声检查的仪器参数调节、测量切面是否标准、存图是否齐全等指标进行质量控制评分。

（2）存图标准的质量控制

采用抽查报告上的附图和工作站存图两种方式进行存图标准的质量控制。

报告存图合格率=抽查报告存图合格例数/总抽查报告例数×100%。

存图合格的标准:

1）仪器调节适当:符合乳腺超声检查的探头频率要求,图像深度、增益水平适当;彩色多普勒超声时彩色增益和壁滤波调节适当,未出现彩色噪声以及彩色多普勒取样框大小适当等;应变弹性成像时探头压放幅度达到仪器的要求;剪切波弹性成像时弹性图像稳定,无明显伪像时冻结图像。

2）存图切面标准、齐全:图像包含体标或文字标识,测量点正确,存储必要的阳性图像和重要的阴性切面。

（3）**报告书写规范的质量控制**

报告书写合格率＝抽查报告书写合格例数/总抽查报告例数×100%。

报告书写合格的标准：符合报告书写要求，基本信息齐全，描述和诊断规范，内容完整，数据和文字无误。

（4）**超声诊断符合率**

超声诊断符合率＝报告期内超声诊断与病理诊断符合例数/报告期内超声报告有对应病理或临床诊断总例数×100%。

在所抽查的乳腺超声检查的病例中，将获得病理确诊的病例规定为有效病例。与活检或外科手术病理确诊等依据做对照，判断超声诊断正确与否。

二、乳腺超声筛查规范及质量控制方案

1. 操作规范

参见"乳腺超声诊断规范及质量控制方案"。

2. 存图标准

应包含至少 4 幅图：双侧乳腺超声图像（图 6-10-8）、双侧腋窝图像，若发现病灶应留存病灶图像，其他异常情况应留取相应阳性图像；以上切面均应包含体标或文字标识。

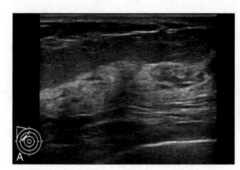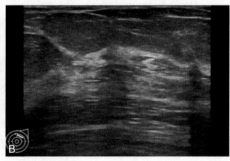

图 6-10-8　**正常乳腺切面**
A. 右侧乳腺；B. 左侧乳腺。

3. 报告书写规范

（1）**超声描述**

应包含腺体回声类型、腋窝淋巴结是否肿大等情况；若发现乳腺病灶、淋巴结结构异常，或存在其他特殊情况时，则记录相应的资料信息。

（2）**超声提示**

应提示乳腺、淋巴结是否异常。

4. 质量控制方案

参见"乳腺超声诊断规范及质量控制方案"。

参 考 文 献

[1] 中华医学会影像技术分会,中华医学会放射学分会.乳腺影像检查技术专家共识.中华放射学杂志,2016,50(8):561-565.

[2] MENDELSON E B,BOHM-VELEZ M,BERG W A,et al. Breast imaging reporting and data system:ACR BI-RADS-breast imaging atlas(2013).

[3] 国家超声医学质量控制中心,中华医学会超声医学分会.超声医学专业质量管理控制指标专家共识(2019年版).中华超声影像学杂志,2020,29(1):1-5.

第十一节　阴茎及阴囊超声检查规范及质量控制方案

一、阴茎

（一）阴茎超声诊断规范及质量控制方案

1. 操作规范

（1）操作步骤

1）完整超声检查:包括阴茎头部、体部和根部的扫查。

2）扫查方法:经阴茎腹侧、背侧,纵切扫查和横切扫查,发现病灶应采用相应的其他切面联合扫查。

3）观察内容一般包括:①阴茎皮肤及皮下组织,以及海绵体白膜的形态及完整性;②双侧阴茎海绵体及尿道海绵体的形态结构、回声、血流等;③尿道的形态结构、回声;④阴茎深动脉、阴茎背动脉、阴茎背深静脉等血管的走行、回声、血流,必要时进行脉冲多普勒检测。

（2）测量参数

测量参数包括:①阴茎左右径、前后径;②阴茎深动脉 PSV、EDV、RI;③阴茎背动脉 PSV、EDV、RI。以上参数均可根据临床情况,必要时才进行测量。

（3）采集要求

灰阶超声:频率、增益、TGC 曲线、聚焦等调节合适,各结构图像清晰。

彩色多普勒:速度标尺、增益、聚焦等调节合适,彩色多普勒血流无明显的彩色混叠或外溢。

脉冲多普勒:速度标尺、增益、基线等调节合适,声束血流夹角<60°,每幅图包含 3~5 个连续完整一致的频谱。频谱尽量放大且不出现混叠。

2. 存图标准

应包含至少 3 幅图,阴茎体部横切面灰阶图,阴茎纵切面灰阶图、彩色血流图等(图 6-11-1)。留取相应阳性图像,包括灰阶及彩色血流图,必要时留取频谱多普勒测量图(图 6-11-2)。图片均应含体标或文字标识。

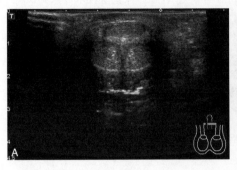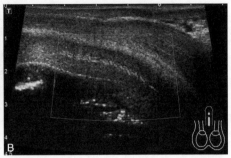

图 6-11-1 正常阴茎超声图

A. 阴茎体部腹侧横切面灰阶图,尿道海绵体及双侧阴茎海绵体呈"品"字形排列;
B. 阴茎纵切面彩色血流图,显示阴茎深动脉。

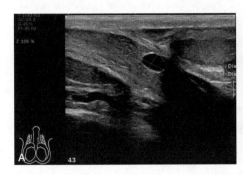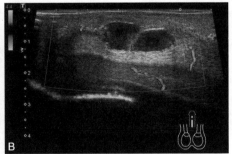

图 6-11-2 阴茎阳性病例超声图

A. 阴茎体部腹侧纵切灰阶图,左侧阴茎海绵体囊肿;B. 阴茎体部腹侧纵切彩色血流图,阴茎外伤后白膜下血肿。

3. 报告书写规范

阴茎超声检查报告一般包括以下部分:基本信息、图像、超声描述(即超声所见)和超声提示。

(1) 超声描述

应包含阴茎皮肤、双侧阴茎海绵体、尿道海绵体、白膜及尿道等结构的形态、回声、彩色血流等。必要时包含阴茎背动脉、阴茎深动脉、阴茎背深静脉等频谱多普勒信息。若发现结构异常或病灶,则记录相应的信息,包括部位、数目、大小、形态、回声、血流等。

（2）超声提示

应包含阴茎各结构有无异常或病灶，及其类型、程度，并与描述内容相关。必要时，给予进一步相关检查的建议。

（3）报告模板示例

正常阴茎描述性报告模板示例：

超声所见：

阴茎各结构显示清晰，皮肤、白膜完整，未见明显异常回声；阴茎海绵体及尿道海绵体形态正常、内部回声均匀，未见明显异常回声。

CDFI：阴茎血流分布未见异常。

必要时，描述阴茎正常充血状态，包括回声、彩色血流、脉冲多普勒信息。

超声提示：

阴茎未见明显异常。

---

4. 质量控制方案

（1）操作规范的质量控制

应按照以上超声诊断规范对阴茎超声检查的完整性、连贯性、熟练程度，仪器调节是否合适，测量切面、方法是否标准，测量参数是否齐全等指标进行评分。

（2）存图标准的质量控制

1）存图合格的标准

①仪器调节适当：符合小器官条件的要求，灰阶超声清晰显示阴茎各结构；彩色多普勒超声所探查血管血流呈良好的充盈状态，无明显的彩色混叠或外溢；频谱多普勒声束血流夹角<60°，每幅图包含3~5个连续完整一致的频谱，频谱尽量放大且不出现混叠。

②存图切面标准、齐全：图像包含体标或文字标识，测量点正确，存储相应张数的阴性图像及阳性图像。

2）存图合格率=抽查报告存图合格例数/总抽查报告例数×100%。

采用抽查报告上的附图和工作站存图两种方式，对图像标准进行质量控制。指标为存图合格率。

存图合格率=抽查报告存图合格例数/总抽查报告例数×100%。

（3）报告书写规范的质量控制

报告书写合格的标准：符合报告书写要求，基本信息齐全，描述和诊断规范,内容完整,文字和数据正确。

报告书写合格率=抽查报告书写合格例数/总抽查报告例数×100%。

(4) 超声诊断符合率

超声诊断符合率=报告期内超声诊断与病理诊断符合例数/报告期内超声报告有对应病理或临床诊断总例数×100%。

在所抽查的阴茎超声检查的病例中,将同期经手术病理结果或临床明确诊断的病例规定为有效病例,以手术病理结果或临床诊断作为对照依据,判断超声诊断正确与否。

(二) 阴茎超声筛查规范及质量控制方案

1. 操作规范

参见"阴茎超声诊断规范及质量控制方案"。

2. 存图标准

应包含至少1幅图:阴茎体部横切面灰阶图(图6-11-1)。

其他异常情况应留取相应阳性图像(包括灰阶及彩色图片,必要时留取频谱多普勒测量图),图像均应含体标或文字标识。

3. 报告书写规范

(1) 超声描述

应包含阴茎各结构的回声、彩色血流等。若发现病变,则记录相应的信息。

(2) 超声提示

应包含阴茎有无病变,及其类型、程度。必要时,给予进一步相关检查的建议。

4. 质量控制方案

参见"阴茎超声诊断规范及质量控制方案"。

二、阴囊

(一) 阴囊超声诊断规范及质量控制方案

1. 操作规范

(1) 操作步骤

1) 完整超声检查

包括阴囊壁、睾丸、附睾、附件、精索及鞘膜腔的扫查。

2) 扫查方法

横切扫查和纵切扫查,发现病灶、应采用相应的其他切面联合扫查。站立位,纵切精索静脉丛,辅助Valsalva动作,观察是否反流。

3）观察内容

一般包括：①阴囊壁厚度、回声、血流，鞘膜腔情况；②睾丸及附睾的位置、大小、数目、形态、内部回声、血流；③睾丸附件及附睾附件的位置、大小、数目、形态、内部回声、血流；④精索的走行、内部回声、血流，蔓状静脉丛内径、血流，必要时进行频谱多普勒检测；⑤必要时，观察精索外静脉、输精管（阴囊段）的走行、内径、血流。

（2）**测量参数**

包括：①双侧睾丸大小（长×宽×厚）；②双侧附睾头部、体部、尾部厚度；③双侧睾丸鞘膜腔积液的深度；④双侧精索静脉丛的最大内径；⑤双侧睾丸动脉 PSV、EDV、RI 等；⑥双侧精索横切面最大径；⑦双侧精索外静脉、输精管（阴囊段）内径。以上参数均可根据临床情况，必要时才进行测量。

（3）**采集要求**

灰阶超声：频率、增益、TGC 曲线、聚焦等调节合适，各结构图像清晰。

彩色多普勒：速度标尺、增益、聚焦等调节合适，彩色多普勒血流无明显的彩色混叠或外溢。

频谱多普勒：速度标尺、增益、基线等调节合适，声束血流夹角<60°，每幅图包含 3~5 个连续完整一致的频谱。频谱尽量放大且不出现混叠。

2. **存图标准**

应包含至少 7 幅图（图 6-11-3）：阴囊横切面血流图（含双侧睾丸）、双侧睾丸纵切面灰阶图、双侧附睾纵切面灰阶图、双侧精索纵切面血流图等。

其他异常情况应留取相应阳性图像包括灰阶及彩色图片，必要时留取频谱多普勒测量图（图 6-11-4）；图像均应含体标或文字标识。

3. **报告书写规范**

阴囊超声检查报告一般包括以下部分：基本信息、图像、超声描述（即超声所见）和超声提示。

（1）**超声描述**

应包含：①阴囊壁厚度、回声、血流；②双侧睾丸大小、回声、血流情况；③双侧附睾大小、回声、血流情况；④双侧睾丸鞘膜腔情况；⑤双侧附件大小、回声、血流情况；⑥双侧精索的走行、内部回声、蔓状静脉丛内径、血流；⑦阴囊壁、附件、精索外静脉、输精管（阴囊段）必要时描述。

若发现结构异常或病灶，则记录相应的信息，包括部位、数目、大小、形态、回声、血流等。

（2）**超声提示**

应包含睾丸、附睾、精索等各结构有无异常或病灶，及其类型、程度，并与描述内容相关。必要时，给予进一步相关检查的建议。

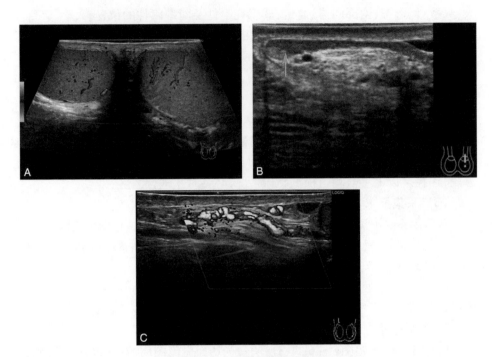

图 6-11-3　阴囊内容物超声图

A.阴囊横切面彩色血流图;B.左侧附睾纵切面灰阶图;C.右侧精索纵切面超声血流图。

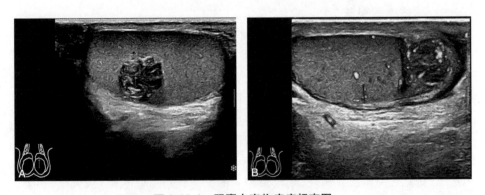

图 6-11-4　阴囊内容物疾病超声图

A.左侧睾丸纵切面灰阶图,睾丸表皮样囊肿;B.右侧睾丸附睾纵切面彩色血流图,附睾尾部急性炎症。

(3) 报告模板示例

正常阴囊描述性报告模板示例:

超声所见:

双侧睾丸大小形态正常,实质回声均匀,未见占位性病变。

双侧附睾大小形态正常,回声均匀,未见占位性病变。

双侧睾丸鞘膜腔未见异常。

双侧精索走行正常,站立位精索静脉丛无扩张。

[阴囊壁、附件、精索外静脉、输精管(阴囊段)必要时描述]

CDFI:睾丸及附睾血流分布未见异常;站立位、Valsalva 动作后,双侧精索静脉丛未见明显反流信号。

超声提示:

双侧睾丸、附睾、精索未见明显异常。

4. 质量控制方案

(1) 操作规范的质量控制

应按照以上超声诊断规范对阴囊超声检查的完整性、连贯性、熟练程度,仪器调节是否合适,测量切面是否标准,测量参数是否齐全等指标进行质量控制评分。

(2) 存图标准的质量控制

1) 存图合格的标准

①仪器调节适当:符合小器官条件的要求,灰阶超声清晰显示阴囊内容物;彩色多普勒超声所探查血管血流呈良好的充盈状态,无明显的彩色混叠或外溢;频谱多普勒声束血流夹角<60°,每幅图包含 3~5 个连续完整一致的频谱,频谱尽量放大且不出现混叠。

②存图切面标准、齐全:图像包含体标或文字标识,测量点正确,存储必要的阳性图像和重要的阴性切面。

2) 存图合格率

采用抽查报告上的附图和工作站存图两种方式,对图像标准进行质量控制。指标为存图合格率。

存图合格率=抽查报告存图合格例数/总抽查报告例数×100%。

(3) 报告书写规范的质量控制

报告书写合格率=抽查报告书写合格例数/总抽查报告例数×100%。

报告书写合格的标准:符合报告书写要求,基本信息齐全,描述和诊断规范,内容完整,文字和数据正确。

(4) 超声诊断符合率

超声诊断符合率=报告期内超声诊断与病理诊断符合例数/报告期内超声报告有对应病理或临床诊断总例数×100%。

在所抽查的阴囊超声检查的病例中,将同期经手术病理结果或临床明确诊断的病例规定为有效病例,以手术病理结果或临床诊断作为对照依据,判断超声诊断正确与否。

(二) 阴囊超声筛查规范及质量控制方案

1. 操作规范

参见"阴囊超声诊断规范及质量控制方案"。

2. 存图标准

应包含至少3幅图:阴囊横切面血流图(含双侧睾丸)、双侧附睾纵切面灰阶图(图6-11-3)。

其他异常情况应留取相应阳性图像(包括灰阶及彩色图片,必要时留取脉冲多普勒测量图),图像均应含体标或文字标识。

3. 报告书写规范

(1) 超声描述

应包含双侧睾丸大小、回声、彩色血流情况;双侧附睾大小、回声、彩色血流情况;双侧精索静脉丛有无扩张及反流。若发现病变,则记录相应的信息。

(2) 超声提示

应包含睾丸、附睾、精索静脉等有无病变,及其类型、程度。必要时,给予进一步相关检查的建议。

4. 质量控制方案

参见"阴囊超声诊断规范及质量控制方案"。

附录:规范化术语

睾丸　testis

睾丸纵隔　mediastinum testis

睾丸网　rete testis

附睾　epididymis

睾丸附件　appendix of testis

附睾附件　appendage of epididymis

精索　spermatic cord

睾丸动脉　testicular artery

蔓状静脉丛　pampiniform plexus

精索内静脉　vena spermatica interna

精索外静脉(提睾肌静脉)　vena spermatica externa(vena cremaster muscle)

阴茎　penis

阴茎海绵体　corpus cavernosum penis

尿道海绵体　corpus spongiosum

海绵体白膜　albuginea of cavernous body

阴茎深动脉　arteriae profunda penis

推荐阅读文献

[1] 姜玉新,冉海涛.医学超声影像学.北京:人民卫生出版社,2016:489-490.

[2] 薛恩生.阴囊及其内容物疾病的超声诊断.福州:福建科技出版社,2016.

[3] 中国医师协会超声医师分会.中国浅表器官超声检查指南。北京:人民卫生出版社,2017:186-217.

[4] 李泉水.浅表器官超声医学.2版.北京:科学出版社,2017:238-288.

第十二节　肌肉骨骼系统超声检查规范及质量控制方案

一、肌肉

(一) 肌肉超声诊断规范及质量控制方案

1. 操作规范

(1) 操作步骤

肌肉病变的超声扫查包括病变部位的多切面扫查;肌肉主动、被动运动过程中对病变的观察;探头加压对病变形态、回声的影响。必要时,需与对侧同名肌肉进行比较扫查。

观察内容包括:肌肉结构与连续性、肌肉回声、彩色多普勒血流声像图表现。

(2) 测量参数

肌肉病变的超声测量至少需要包含病变最大切面长径和短径两个数值;肌肉撕裂伤合并血肿,应测量血肿的最大长径、横径和厚径。

2. 存图标准

肌肉病变扫查应至少包含以下几幅图:肌肉病变局部的长轴切面(图6-12-1A)、短轴切面(图6-12-1B),可提供相应位置对侧同名肌肉的上述切面对比图像(长轴或短轴)(图6-12-1C),包含病变在内的肌肉长轴全景声像图(如果机器有此功能)(图6-12-1D),病变部位的彩色多普勒血流声像图(图6-12-1E)。

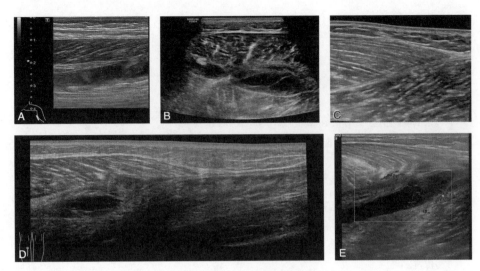

图 6-12-1　肌肉病变扫查

A. 左侧腓肠肌内侧头局部牵拉伤长轴切面；B. 同一病变短轴切面；C. 同一患者，右侧腓肠肌内侧头相同部位的长轴切面对比声像图；D. 左腿腓肠肌内侧头肌肉拉伤长轴切面全景声像图，病变范围及其与周围肌肉关系更加清晰；E. 左侧腓肠肌内侧头局部拉伤的长轴切面彩色多普勒血流声像图。

3. 报告书写规范

肌肉病变的超声检查报告应包含：基本信息、声像图、超声所见和超声提示。

（1）超声描述

病变在肌肉内的位置，累及范围，局部肌肉结构的变化。彩色多普勒血流情况。必要时，对侧同名肌肉的情况。

（2）超声提示

包括所检查肌肉名称，有无病变及其程度，如符合相应的临床诊断，则需说明。

（3）报告模板示例

肌肉撕裂伤报告模板示例：

超声所见：

右侧腓肠肌内侧头远端肌肉腱膜连接处可见不规则的低至无回声区域，范围约 5.3cm×2.6cm。局部肌肉纹理连续性中断。CDFI：周边血流信号较丰富。

双侧对比扫查，左侧局部肌肉连续性完整。

超声提示：

右侧腓肠肌内侧头远端部分撕裂损伤，符合网球腿诊断。

---

4. 质量控制方案

（1）操作规范的质量控制

应按照规范要求对病变进行完整扫查,检查过程中适当调节仪器扫查深度、增益等设置,必要时选用梯形扩展模式或更换较低频探头来显示病变全貌。注意识别各向异性伪像并调整。

（2）存图合格的质量控制

图像存储合格的标准:符合图像存储数量最低要求;图像深度、增益、聚集位置适当,使得病变显示清晰,图像深度包含病变所在整块肌肉及其深方部分结构;全景图像连续完整,无曲折和模糊拼凑区域。

采用抽查报告上的附图和工作站存图两种方式进行存图合格的质量控制。

存图合格率=抽查报告存图合格例数/总抽查报告例数×100%。

（3）报告书写规范的质量控制

超声所见涵盖病变完整信息,按规范依次书写。动态扫查和与对侧比较的情况,必要时也应描述。

报告书写合格率=抽查报告书写合格例数/总抽查报告例数×100%。

（4）超声诊断符合率

超声诊断符合率=报告期内超声诊断与病理诊断符合例数/报告期内超声报告有对应病理或临床诊断总例数×100%。

在所抽查的肌肉检查病例中,将同时进行影像学检查如 MRI、CT 或临床手术确诊或临床综合诊断确诊的病例规定为有效病例。将超声诊断符合其他影像诊断或临床最终诊断的病例与同期总有效病例数比较来计算超声诊断符合率。

（二）肌肉超声筛查规范及质量控制方案

1. 操作规范

参见"肌肉超声诊断规范及质量控制方案"。

2. 存图标准

至少两幅图像,肌肉长轴和短轴切面声像图。

3. 报告书写规范

超声描述包括肌肉形态、结构,回声状态。如无病变,则可不进行超声提示。

4. 质量控制方案

参见"肌肉超声诊断规范及质量控制方案"。

二、肌腱

（一）肌腱超声诊断规范及质量控制方案

1. 操作规范

（1）操作步骤

肌腱病变的超声扫查包括病变部位的多切面连续扫查;从肌腱与骨连接

处开始,探头移向肌腹,着重对肌腱两个移行部位进行观察,即肌腹与肌腱移行处和肌腱与骨质连接移行处;观察探头加压对病变形态、回声的影响。必要时,需与对侧同名肌腱相同位置进行比较扫查。超声扫查肌腱的同时,对于有腱鞘的肌腱应同时观察腱鞘。怀疑肌腱撕裂时,应进行肌腱拉伸动态下扫查。

观察内容包括:肌腱的结构与连续性、肌腱回声、腱鞘有无积液及增厚、彩色多普勒血流表现。

(2) 测量参数

肌腱完全撕裂时,应在最大长轴切面上测量裂口长度;肌腱部分断裂时,应分别在最大长轴切面和短轴切面上测量长度与宽度;肌腱肿胀时,一般无须测量,亦可在同一切面、同一部位与对侧同名肌腱进行对比测量肌腱厚度;腱鞘积液或增厚时,在最大短轴切面测量液体或增厚腱鞘厚度。

2. 存图标准

肌腱病变扫查应包含至少 3 幅图:肌腱病变局部的长轴切面声像图(图 6-12-2A)、相应位置对侧同名肌腱对比声像图(图 6-12-2B)、肌腱病变处彩色多普勒血流声像图(图 6-12-2C)。

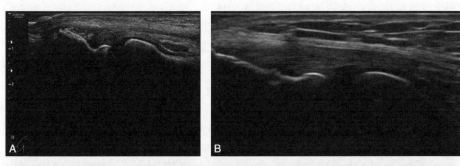

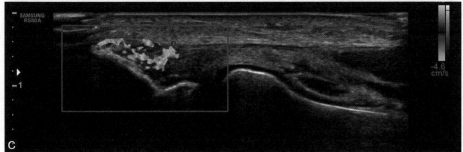

图 6-12-2　肌腱病变扫查

A.肘关节伸肌总腱病变长轴切面声像图;B.对侧同名肌腱长轴切面对比声像图;
C.同一肌腱病变处长轴切面彩色多普勒血流声像图。

为使病变定位显示更加准确,可增加长轴切面全景声像图,肌腱自然状态、拉伸后对比声像图等。

肌腱腱鞘病变扫查应包含至少4幅图:腱鞘病变局部的长轴和短轴切面声像图(图6-12-3A、B)、长轴或短轴切面的彩色多普勒血流声像图(图6-12-3C)、对侧同名肌腱相同位置短轴切面对比声像图(图6-12-3D)。

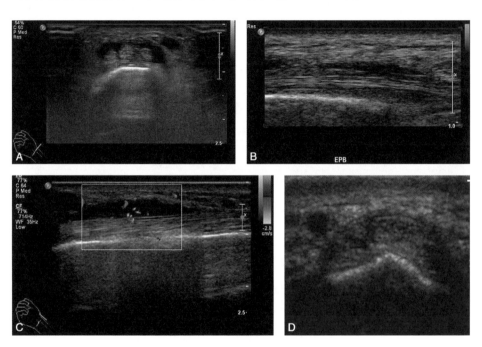

图 6-12-3　**肌腱腱鞘病变扫查**
A.右侧腕部第一组伸肌腱腱鞘增厚部位短轴切面声像图;B.同一病变长轴切面声像图;C.同一病变长轴切面彩色多普勒血流声像图;D.左侧同名肌腱相同部位短轴对比声像图。

3. 报告书写规范

肌腱病变的超声检查报告应包含:基本信息、声像图、超声所见和超声提示。

1) 超声所见

病变累及肌腱的名称,病变在肌腱内的位置,累及范围,局部肌腱结构和回声的变化。彩色多普勒血流情况。必要时,对侧同名肌腱的情况。腱鞘描述涵盖内容要求同肌腱。

2) 超声提示

包括所检查肌腱名称,有无病变及其程度,如符合相应的临床诊断,则需说明。

3）报告模板示例

肌腱弥漫性病变报告模板示例：

超声所见：

右侧肱骨外上髁伸肌总腱附着处肌腱弥漫性肿胀，回声减低，腱体内可探及局灶性块状强回声，其深方骨皮质表面粗糙不光滑。CDFI：局部血流信号较丰富。双侧对比扫查，左侧相应肌腱形态回声未见明显异常。

超声提示：

右侧肱骨外上髁伸肌总腱腱病，符合肱骨外上髁炎（网球肘）诊断。

肌腱局限性病变报告模板示例：

超声所见：

右侧肱骨外上髁伸肌总腱附着处深方肌腱局限性肿胀，回声减低，其深方骨皮质表面光滑。CDFI：局部血流信号较丰富。双侧对比扫查，左侧相应肌腱形态回声未见明显异常。

超声提示：

右侧肱骨外上髁伸肌总腱腱病（累及肌腱深层部分），符合肱骨外上髁炎（网球肘）诊断。

4. 质量控制方案

（1）操作规范的质量控制

应按照规范要求对病变进行完整扫查，扫查过程中根据肌腱位置进行体位调整，适当调节仪器深度、增益等设置，必要时选用梯形扩展模式或全景成像方式显示病变全貌。注意识别各向异性伪像并调整，彩色多普勒血流声像图检查时调整肌腱处于松弛位并避免探头加压。

（2）存图合格的质量控制

图像存储合格的标准：符合图像存储数量最低要求；图像深度、增益、聚集适当，使得病变显示清晰，图像深度包含整个病变肌腱及其深方部分结构；全景图像连续完整，无曲折和模糊拼凑区域。

采用抽查报告上的附图和工作站存图两种方式进行存图合格的质量控制。

存图合格率=抽查报告存图合格例数/总抽查报告例数×100%。

（3）报告书写规范的质量控制

超声所见涵盖病变完整信息，按规范依次书写。动态扫查和与对侧比较的情况，必要时也应描述。

报告书写合格率＝抽查报告书写合格例数/总抽查报告例数×100%。

（4）超声诊断符合率

超声诊断符合率＝报告期内超声诊断与病理诊断符合例数/报告期内超声报告有对应病理或临床诊断总例数×100%。

在所抽查的肌腱检查病例中，将同时进行影像学检查如 MRI、CT 或临床手术确诊或临床综合诊断确诊的病例规定为有效病例。将超声诊断符合其他影像诊断或临床最终诊断的病例与同期总有效病例数比较来计算超声诊断符合率。

（5）涵盖多个肌腱扫查的质量控制要求

以肩袖为例，每一条肌腱都应按上述要求进行操作和图像存储。

（二）肌腱超声筛查规范及质量控制方案

1. 操作规范

参见"肌腱超声诊断规范及质量控制方案"。

2. 存图标准

至少两幅图像，肌腱长轴和短轴切面声像图。

3. 报告书写规范

超声描述包括肌腱形态、结构，回声状态。如无病变，则可不进行超声提示。

4. 质量控制方案

参见"肌腱超声诊断规范及质量控制方案"。

三、韧带

（一）韧带超声诊断规范及质量控制方案

1. 操作规范

1）操作步骤

韧带病变的超声扫查主要包括长轴切面扫查；重点观察韧带的起止点；注意排除各向异性对韧带回声的影响。怀疑韧带断裂时，应做被动应力下的动态观察，必要时与对侧同名韧带进行比较扫查。

观察内容包括：韧带起止点结构与连续性、韧带回声和形态、彩色多普勒血流表现。

2）测量参数

韧带多为损伤性病变，一般无须测量。

2. 存图标准

韧带病变扫查应包含至少 3 幅图：韧带病变的长轴切面（图 6-12-4A）、病变部位的彩色多普勒血流声像图（图 6-12-4B）、对侧同名韧带的上述切面对比图像（长轴）（图 6-12-4C）。必要时存储自然状态和被动应力后的图像进行对比，韧带长轴全景声像图。

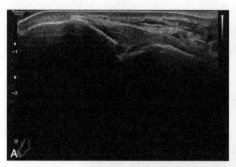
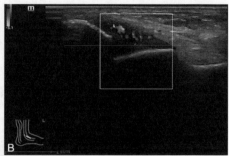
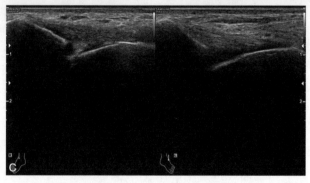

图 6-12-4　韧带病变扫查

A. 右侧距腓前韧带肿胀长轴切面声像图；B. 右侧距腓前韧带肿胀长轴切面彩色多普勒血流声像图；C. 距腓前韧带肿胀与对侧同名韧带的长轴切面对比声像图。

3. 报告书写规范

韧带病变的超声检查报告应包含：基本信息、声像图、超声所见和超声提示。

（1）超声所见

病变韧带的名称，病变位置，累及范围，局部韧带形态和回声的变化，被动应力拉伸后情况。彩色多普勒血流情况。必要时，对侧同名韧带的情况。

（2）超声提示

包括所检查韧带名称,有无病变及其程度,如符合相应的临床诊断,则需说明。

（3）报告模板示例

韧带损伤报告模板示例:

超声所见:

　　右侧距腓前韧带肿胀,回声衰减,韧带中部连续性部分中断。彩色多普勒血流声像图:其内血流信号较丰富。双侧对比扫查,左侧距腓前韧带连续性完整,结构清晰。

超声提示:

　　右侧距腓前韧带损伤,符合部分断裂。

---

4. 质量控制方案

（1）操作规范的质量控制

应按照规范要求对病变进行完整扫查,扫查过程中适当调节仪器深度、增益等设置,必要时选用梯形扩展模式显示病变全貌。能够识别各向异性伪像并调整。彩色多普勒血流显像时调整韧带处于松弛位,并且调整探头不加压。

（2）存图和书写规范的质量控制

图像存储合格的标准:符合图像存储数量最低要求;图像深度、增益、聚集适当,使得病变显示清晰,图像包含整个韧带及其深方部分结构。

采用抽查报告上的附图和工作站存图两种方式进行存图合格的质量控制。

报告存图合格率=抽查报告存图合格例数/总抽查报告例数×100%。

（3）报告书写规范的质量控制

超声所见涵盖病变完整信息,按规范依次书写。动态扫查和与对侧比较的情况,必要时也应描述。

报告书写合格率=抽查报告书写合格例数/总抽查报告例数×100%。

（4）超声诊断符合率

超声诊断符合率=报告期内超声诊断与病理诊断符合例数/报告期内超声报告有对应病理或临床诊断总例数×100%。

在所抽查的韧带检查病例中,将同时进行影像学检查如 MRI、CT 或临床手术确诊或临床综合诊断确诊的病例规定为有效病例。将超声诊断符合其他影像诊断或临床最终诊断的病例与同期总有效病例数比较来计算超声诊断符合率。

（二）韧带超声筛查规范及质量控制方案

1. 操作规范

参见"韧带超声诊断规范及质量控制方案"。

2. 存图标准

至少两幅图像：韧带长轴和彩色多普勒血流/能量声像图。

3. 报告书写规范

超声描述包括韧带形态、结构，回声状态。如无病变，则可不进行超声提示。

4. 质量控制方案

参见"韧带超声诊断规范及质量控制方案"。

四、神经

（一）神经超声诊断规范及质量控制方案

1. 操作规范

（1）操作步骤

神经超声检查以短轴切面追踪扫查为主，长轴扫查为辅，观察神经走行和径线变化，评估神经内部结构有无改变。有时需要双侧对比探查以发现神经内微小病变或排除神经卡压。动态扫查可以评估神经的稳定性以排除神经脱位或半脱位。

观察内容包括：神经纤维结构与连续性、神经回声、有无占位性病变、彩色多普勒血流声像图表现以及神经周围邻近组织结构情况。

（2）测量参数

神经病变的超声测量至少需要包含病变最大切面长径和前后径两个数值，如为占位性病变则应评估彩色多普勒血流声像图表现。

神经肿胀处的超声测量至少需要包含肿胀处神经短轴切面的前后径以及横截面积两个数值。

神经卡压综合征的超声测量至少需要含神经卡压处短轴切面横径与前后径两个数值并计算横径前后径之比，继发神经肿胀处的超声测量至少需要包含肿胀处神经短轴切面的前后径以及横截面积两个数值。

2. 存图标准

神经病变扫查应包含至少 3 幅图：神经病变局部的长轴切面（图6-12-5A）、短轴切面（图6-12-5B）、病变部位的长轴或短轴彩色多普勒血流声

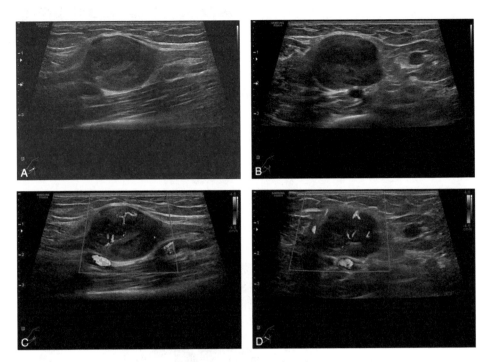

图 6-12-5　神经病变扫查

A.右上臂正中神经鞘瘤长轴切面声像图;B.同一病变,短轴切面声像图;C.同一病变,长轴切面彩色多普勒血流声像图;D.同一病变,短轴切面彩色多普勒血流声像图。

像图(图 6-12-5C、D)。

　　神经卡压综合征扫查应至少包含 4 幅图:神经卡压处及肿胀处的整体长轴切面(图 6-12-6A)、神经卡压处短轴切面(图 6-12-6B)、神经肿胀处短轴切面(图 6-12-6C)、神经肿胀处的彩色多普勒血流声像图(图 6-12-6D)。

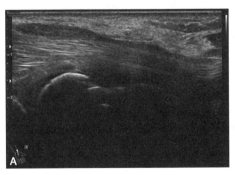
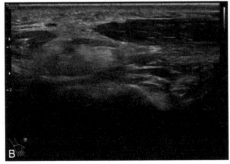

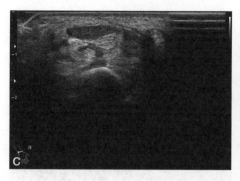
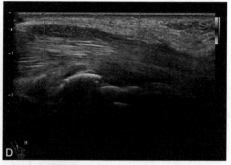

图 6-12-6 神经卡压综合征扫查

A.左侧腕管处,正中神经卡压处及肿胀处的整体长轴切面声像图;B.同一病变,正中神经卡压处短轴切面声像图;C.同一病变,正中神经肿胀处短轴切面声像图;D.同一病变,神经肿胀处的长轴彩色多普勒血流声像图。

静态神经脱位扫查应至少包含 1 幅图:脱位处神经的短轴切面图(图 6-12-7)。

动态神经脱位扫查应至少包含 2 幅图:神经未脱位时的短轴切面图(图 6-12-8A)、屈曲关节后神经脱位时的短轴切面图(图6-12-8B);推荐留存神经动态脱位视频图像。

上述长轴切面均应包含正常神经与病变区。

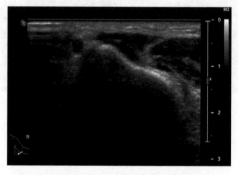

图 6-12-7 静态神经脱位扫查

左侧肘管脱位处尺神经短轴切面声像图。

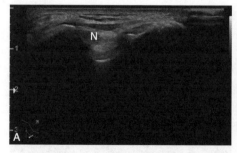
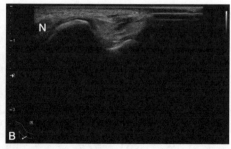

图 6-12-8 动态神经脱位扫查

A.左侧肘管处,尺神经未脱位时的短轴切面声像图;B.同一患者,屈曲关节后尺神经脱位时的短轴切面声像图。

3. 报告书写规范

神经病变的超声检查报告应包含：基本信息、声像图、超声所见和超声提示。

（1）超声所见

病变位于神经内的位置（如能分辨具体累及的神经名称，需写明）、大小范围、边界、内部回声、内部结构情况以及彩色多普勒血流情况。必要时，描述神经周围组织结构或病变的情况或对侧同名神经情况。

神经卡压综合征：神经卡压的部位，卡压处短轴切面的横径、前后径及横径前后径之比，近端神经是否肿胀，回声有无异常，肿胀处神经短轴切面的短径及横截面积，肿胀处神经的彩色多普勒血流，如能显示明确的卡压原因需写明，若为占位性病变引起卡压，需描述占位性病变的位置、大小、回声、边界、与神经的关系、彩色多普勒血流情况等。

神经脱位：描述为静态脱位还是动态脱位，是半脱位还是脱位，脱位的神经是否肿胀、回声有无异常。

（2）超声提示

包括所检查神经名称，有无病变及其程度，如符合相应的临床诊断，则需说明。

（3）报告模板示例

神经病变报告模板示例：

> **超声所见：**
>
> 右侧上臂中段桡神经局部可见椭圆形低回声结节，范围约 2.0cm×0.9cm，边界清晰，两端与桡神经相延续，内部回声不均匀，可见少量不规则无回声区。彩色多普勒血流声像图：内可见较丰富血流信号。
>
> **超声提示：**
>
> 右侧上臂中段桡神经占位性病变—神经鞘瘤可能。

神经卡压综合征报告模板示例：

> **超声所见：**
>
> 右侧腕管处腕横韧带肿胀增厚，最厚处约 0.13cm，局部正中神经受压变扁，受压处正中神经短轴切面横径 0.73cm，前后径 0.14cm，横径前后径之比约 5.2 : 1。受压处近端正中神经肿胀，回声衰减，最肿胀处正中神经前后径 0.38cm，横截面积约 0.23cm²，肿胀处正中神经内可见较丰富血流信号。
>
> **超声提示：**
>
> 右侧腕横韧带肿胀、局部正中神经卡压伴近端肿胀，符合腕管综合征表现。

神经脱位报告模板示例：

> **超声所见：**
>
> 动态扫查：伸肘时尺神经位于左侧肘管内，肘部屈曲90°时可见尺神经移至左侧桡骨内上髁内前方（肘管外），尺神经连续性完好，未见明显肿胀征象。
>
> **超声提示：**
>
> 右侧尺神经脱位。

4. 质量控制方案

（1）操作规范的质量控制

应按照规范要求对神经病变进行完整扫查，扫查过程中适当调节仪器深度、增益等设置，必要时可切换梯形扩展模式，应用全景成像或更换低频探头来显示病变全貌。能够识别各向异性伪像并调整。

（2）存图和书写规范的质量控制

图像存储合格的标准：符合图像存储数量最低要求；图像深度、增益、聚集适当，使得病变显示清晰，图像深度包含目标神经及其深方部分结构；如有全景图像，要求图像连续性完整，无曲折和模糊拼凑区域。

采用抽查报告上的附图和工作站存图两种方式进行存图合格的质量控制。

报告存图合格率=抽查报告存图合格例数/总抽查报告例数×100%。

（3）报告书写规范的质量控制

超声所见涵盖病变完整信息，按规范依次书写。动态扫查和与对侧比较的情况，必要时也应描述。

报告书写合格率=抽查报告书写合格例数/总抽查报告例数×100%。

（4）超声诊断符合率

超声诊断符合率=报告期内超声诊断与病理诊断符合例数/报告期内超声报告有对应病理或临床诊断总例数×100%。

在所抽查的神经检查病例中，将同时进行影像学检查如 MRI、CT 或临床手术确诊或临床综合诊断确诊的病例规定为有效病例。将超声诊断符合其他影像诊断或临床最终诊断的病例与同期总有效病例数比较来计算超声诊断符合率。

（二）神经超声筛查规范及质量控制方案

1. 操作规范

参见"神经超声诊断规范及质量控制方案"。

2. 存图标准

至少两幅图像,病变长轴和短轴切面声像图。

3. 报告书写规范

超声描述包括神经连续性、回声状态、有无肿胀、有无病变等。如无病变,则可不进行超声提示。

4. 质量控制方案

参见"神经超声诊断规范及质量控制方案"。

五、骨骼

(一) 骨骼超声诊断规范及质量控制方案

1. 操作规范

(1) 操作步骤

骨骼病变的超声扫查需在病变处多切面扫查;必要时,需与对侧同一位置进行对比扫查。

观察内容包括:病变大体解剖位置,即病变位于什么骨骼的具体位置;是否有骨膜反应、骨皮质连续性是否存在;骨皮质是否有破损、局部有无占位;病变内部回声及结构,边界是否清晰,周围软组织情况。彩色多普勒血流声像图表现:根据病变处血流信号的多少可分为无血流信号、少量血流信号、丰富血流信号。

(2) 测量参数

骨骼病变超声需测量病变的范围,包括病变的最大长度、宽度及厚度,测量值应精确到 0.1cm。如使用频谱多普勒定量病变处血流信号,则应测量峰值流速及阻力指数。

2. 存图标准

骨骼病变扫查应包含至少 3 幅图:病变的长轴切面(图 6-12-9A)、短轴切面(图 6-12-9B)、彩色多普勒血流声像图(图 6-12-9C)。如病变范围较大,则应使用梯形扩展或宽景成像显示病变全貌。

3. 报告书写规范

骨骼病变的超声检查报告应包含:基本信息(如患者年龄、性别及简要病史),声像图,超声所见和超声提示。

(1) 超声所见

病变具体位置、范围、有无骨膜反应、有无占位及病变内部回声、结构、边界、周围软组织情况及血流信号等。

(2) 超声提示

包括所检查骨骼名称,有无病变及其程度,如符合相应的临床诊断,则需说明。

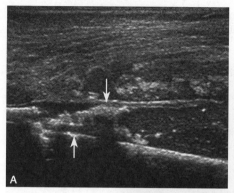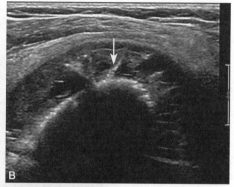

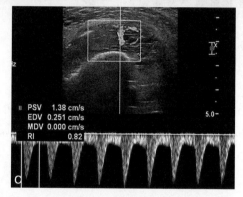

图 6-12-9　骨骼病变扫查

A. 骨肉瘤长轴切面声像图，左股骨下段骨肉瘤长轴切面，可见骨膜抬高(↓)及不规则的瘤骨强回声伴后方声影；B. 同一病变，短轴切面声像图，肿瘤内可见垂直于骨皮质方向的强回声针状瘤骨(↓)；C. 短轴切面彩色多普勒血流声像图，显示病灶内丰富血流信号，并探及高阻动脉血流频谱。

（3）报告模板示例

患者，男性，12 岁，因"发现左膝关节上方肿胀、疼痛 2 月余，逐渐加重"就诊。

超声所见：

左侧膝关节上方股骨干骺端长约 5cm 骨皮质破损，可见骨膜抬高、包绕股骨干不均匀低回声实性肿物，内可见垂直骨皮质分布的针状强回声，肿物最厚处 2.5cm，与周围肌层分界不清，内可见丰富血流信号，并测得高阻力血流频谱。

超声提示：

左侧膝关节上方股骨干骺端病变，恶性骨肿瘤可能，建议穿刺活检。

---

4. 质量控制方案

（1）操作规范的质量控制

应按照规范要求对骨骼病变进行多切面完整扫查,扫查过程中调节灰阶超声成像频率、焦点位置、总增益、TGC 曲线、成像深度,必要时切换梯形扩展模式或更换低频探头来显示病变全貌。进行彩色多普勒血流成像时,调节速度标尺、彩色增益和壁滤波。根据不同的仪器,速度标尺通常设置为 3~5cm/s;彩色增益和壁滤波的调节以显示最多的彩色血流信号,但同时不出现彩色噪声为基本原则。如进行频谱多普勒检查,应合理调节量程、壁滤波、增益和基线等参数,让频谱质量达到最优,同时应保证声束与血流之间的夹角(θ 角)控制在60°以下。

（2）存图合格的质量控制

图像存储合格的标准:符合图像存储数量最低要求;图像深度、增益、聚集适当,使得病变显示清晰,图像应包含整个骨骼病变及其周围软组织部分结构;全景图像连续完整,无曲折和模糊拼凑区域。

采用抽查报告上的附图和工作站存图两种方式进行存图合格的质量控制。

报告存图合格率=抽查报告存图合格例数/总抽查报告例数×100%。

（3）报告书写规范的质量控制

超声所见内包含病变完整信息的描述,按规范依次书写。频谱多普勒的情况在必要时也应描述。

报告书写合格率=抽查报告书写合格例数/总抽查报告例数×100%。

（4）超声诊断符合率

超声诊断符合率=报告期内超声诊断与病理或临床诊断符合例数/报告期内超声报告有对应病理诊断总例数×100%。

在所抽查的骨骼检查病例中,将同时进行影像学检查如 MRI、CT 或临床手术确诊或临床综合诊断确诊的病例规定为有效病例。将超声诊断符合其他影像诊断或临床最终诊断的病例与同期总有效病例数比较来计算超声诊断符合率。

（二）骨骼超声筛查规范及质量控制方案

1. 操作规范

参见"骨骼超声诊断规范及质量控制方案"。

2. 存图标准

至少3幅图像,包括骨骼病变长轴切面、短轴切面声像图及彩色多普勒血流声像图。

3. 报告书写规范

超声描述包括骨骼病变所在位置及范围、内部回声、边界、血流信号。

4. 质量控制方案

参见"骨骼超声诊断规范及质量控制方案"。

六、关节

（一）关节超声诊断规范及质量控制方案

1. 操作规范

（1）操作步骤

关节病变的超声扫查包括关节病变的多切面扫查；关节活动或探头加压对病变形态的影响；必要时，需与对侧同一关节进行比较扫查。

观察内容包括：关节腔积液、滑膜、关节软骨、骨皮质及其彩色多普勒血流声像图表现。

（2）测量参数

关节病变的超声测量需要包含关节腔积液的最大深度，关节腔滑膜增生的最大厚度，滑膜增生彩色多普勒或能量多普勒血流信号分级，关节软骨肿胀或变薄时最厚或最薄处厚度，骨皮质侵蚀分级。

2. 存图标准

关节病变扫查应包含3~6幅图：关节病变最大范围的长轴切面及短轴切面（包含关节积液和/或滑膜增生），见图6-12-10A、B；彩色多普勒血流或能量多普勒声像图，见图6-12-10C；关节软骨的长轴或短轴切面（如有病变），见图

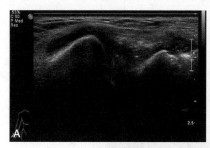
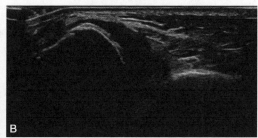
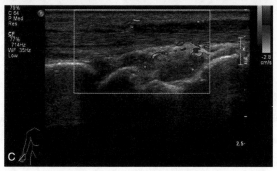

图6-12-10　关节病变扫查（1）

A. 右腕关节长轴切面声像图（滑膜增生）；B. 右腕关节短轴切面声像图（滑膜增生）；C. 右腕关节长轴切面彩色多普勒血流声像图（滑膜增生）。

6-12-11;骨皮质侵蚀的长轴或短轴切面(如有病变)图 6-12-12;包含关节病变的长轴全景声像图(关节病变范围较大时)。

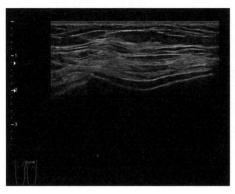

图 6-12-11 关节病变扫查(2)

左膝关节股骨髁滑车软骨短轴切面声像图,显示软骨表面尿酸沉积,呈"双轮廓"改变。

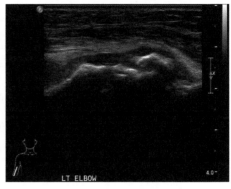

图 6-12-12 关节病变扫查(3)

右肘关节长轴切面声像图显示骨质破坏。

3. 报告书写规范

关节病变的超声检查报告应包含:基本信息、声像图、超声所见和超声提示。

(1) 超声所见

关节腔有无积液,滑膜有无增生、增生时彩色多普勒血流或能量多普勒表现;关节软骨有无肿胀、变薄或缺失,表面是否光滑连续,回声有无增高、是否均匀,骨皮质有无侵蚀或破坏,关节间隙有无变窄等。

(2) 超声提示

包括所检查关节名称,有无病变及其程度,如符合相应的临床诊断,则需说明。

(3) 报告模板示例

关节腔滑膜增生报告模板示例:

超声所见:

右手第二掌指关节未见明显积液,可见滑膜增生,最厚处厚约 0.25cm,内可见丰富血流信号(3级),软骨未见明显变薄,骨皮质连续性好,未见明显骨侵蚀。

超声提示:

右手第二掌指关节滑膜增生。

4. 质量控制方案

（1）操作规范的质量控制

应按照规范要求对关节病变进行完整扫查,扫查过程中适当调节仪器深度、增益、聚焦等设置,必要时切换梯形扩展模式或更换低频探头来显示病变全貌,彩色多普勒血流或能量多普勒标尺及增益适当调节以充分显示滑膜内血流情况。彩色多普勒血流成像时探头应保持不加压状态。

（2）存图合格的质量控制

图像存储合格的标准:符合图像存储数量最低要求;图像深度、增益、聚焦适当,使得关节病变显示清晰,图像深度包含关节及其深方部分结构;彩色多普勒血流或能量多普勒标尺及增益调节适当,尽量显示滑膜内血流情况但无噪声及溢出;全景图像连续完整,无曲折和模糊拼凑区域。

采用抽查报告上的附图和工作站存图两种方式进行存图合格的质量控制。

报告存图合格率＝抽查报告存图合格例数/总抽查报告例数×100%。

（3）报告书写规范的质量控制

超声所见涵盖病变完整信息,按规范依次书写。动态扫查和与对侧比较的情况,必要时也应描述。

报告书写合格率＝抽查报告书写合格例数/总抽查报告例数×100%。

（4）超声诊断符合率

超声诊断符合率＝报告期内超声诊断与病理诊断符合例数/报告期内超声报告有对应病理或临床诊断总例数×100%。

在所抽查的关节检查病例中,将同时进行影像学检查如 MRI、CT 或临床手术确诊或临床综合诊断确诊的病例规定为有效病例。将超声诊断符合其他影像诊断或临床最终诊断的病例与同期总有效病例数比较来计算超声诊断符合率。

（二）关节超声筛查规范及质量控制方案

1. 操作规范

参见"关节超声诊断规范及质量控制方案"。

2. 存图标准

至少两幅图像,关节长轴和短轴切面声像图。

3. 报告书写规范

超声描述包括关节有无积液,滑膜增生,软骨及骨皮质变化。如无病变,则可不进行超声提示。

4. 质量控制方案

参见"关节超声诊断规范及质量控制方案"。

（三）发育性髋关节发育不良超声诊断规范及质量控制方案

1. 操作规范

婴幼儿一般应在出生后 4~6 周内接受超声检查,6 个月以内的婴幼儿髋关节超声检查结果最为可靠,如临床检查婴儿髋关节有可疑发现,则应尽早行超声检查。

（1）操作步骤

推荐使用 5~7.5MHz 或更高频率线阵探头,在保证获得必要的超声诊断信息前提下,用尽可能小的声强和尽可能短的时间完成检查。

婴儿取侧卧位,待检测髋关节处于生理状态(轻微屈曲内收)。探头置于髋关节外侧股骨大转子处,与身体长轴保持基本平行,声束基本垂直于骨盆矢状面,获得髋臼窝正中标准冠状切面。

观察内容包括(图 6-12-13):

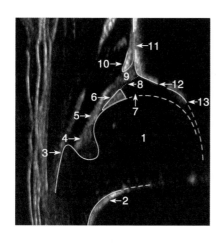

图 6-12-13 **正常髋关节标准冠状切面声像图**
1. 股骨头;2. 软骨-骨交界;3. 股骨大转子;4. 滑膜皱襞;5. 关节囊;6. 盂唇;7. 软骨性髋臼顶;8. 软骨膜;9. 包含脂肪垫的关节囊附丽;10. 股直肌反折头;11. 平直髂骨外缘;12. 骨缘转折点;13. 髂骨支下缘。

1）软骨-骨交界:股骨头及股骨近端主要由透明软骨构成,软骨-骨交界是软骨结构与股骨骨性结构的分界。

2）股骨头:新生儿的股骨头呈类椭圆形而非球形,股骨头由透明软骨构成,呈低回声,其中心区域可见呈短线样高回声的血窦组织。

3）滑膜皱襞:关节囊在股骨颈处反折,并移行为股骨大转子软骨膜的区域,声像图中称为"滑膜皱襞"。

4）关节囊:股骨头的外侧被覆关节囊,关节囊自滑膜皱襞向头侧延伸覆盖股骨头、盂唇、软骨髋臼顶。

5）盂唇：由纤维软骨构成的盂唇在声像图中表现为位于关节囊内的三角形高回声结构,盂唇基底部附着于软骨髋臼顶的外侧缘。

6）"近端软骨膜"："近端软骨膜"为超声专用术语,由三个解剖结构组成,分别为股直肌反折头的腱性部分、包含脂肪垫的关节囊附丽及软骨膜本身,在声像图中被称为"近端软骨膜"。软骨膜是软骨髋臼顶的外侧边界,其近端与髂骨骨膜相融合,远端与关节囊相融合。

7）髋臼顶：髋臼顶部由髂骨构成,包括骨性和软骨性部分。骨性髋臼顶,描述可分为好、合适的/有缺陷、差。

8）骨性边缘：骨性边缘为骨性髋臼顶的外侧缘,描述可分为锐利/稍钝、圆钝、平直。

9）骨缘转折点：骨缘转折点是骨性髋臼顶从凹面移行为凸面的转折点。

10）髂骨支下缘：髂骨支下缘是髋臼窝内的骨性结构,是髋臼窝正中冠状切面的标志,呈强回声突起,髂骨支下缘足侧是低回声的 Y 状软骨。在偏心型髋关节中,股骨头向髋臼外移位,探头如跟随着移位的股骨头扫查,显示的超声平面已不是标准切面,此时髂骨支下缘多无法准确显示。

（2）测量参数

Graf 检查法要求在髋关节标准冠状切面声像图上才能进行测量,测量前需再次确认:髂骨支下缘、平直髂骨外缘、盂唇。

首先在近端软骨膜移行为骨膜处做髂骨切线为基线;然后以髋臼窝内髂骨支下缘与骨性髋臼顶的切线为骨顶线;确定骨缘转折点（骨性髋臼顶凹面向凸面移行处）和关节盂唇中心点,这两点相连形成软骨顶线（图 6-12-14）。基线与骨顶线相交成 α 角。基线与软骨顶线相交成 β 角,基线、骨顶线及软骨顶线三者很少相交于同一点,仅出现在骨性髋臼边缘锐利的 Graf Ⅰ 型髋关节。α 角主要衡量骨性髋臼发育的程度,α 角小表明骨性髋臼较浅,β 角代表软骨性髋臼的形态。由于髋臼软骨部分和软骨顶线个体差异较大,故 β 角测量值较 α 角测量值显示出更多的个体差异。

Graf 法将髋关节分为四大类型及多个亚型（表 6-12-1）。

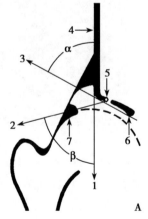

图 6-12-14　Graf 法测量示意图

1.基线;2.软骨顶线;3.骨顶线;4.平直髂骨外缘;5.骨缘转折点;6.髂骨支下缘;7.盂唇。

表 6-12-1 髋关节 Graf 分型

髋关节 Graf 分型		骨性髋臼顶/α 角	骨缘区	软骨髋臼顶/β 角	月龄
Ⅰ 型		发育良好 α≥60°	锐利/稍钝	覆盖股骨头良好	任何月龄
Ⅱ 型	Ⅱa(+)型	发育充分 α 50°~59°	圆钝	覆盖股骨头良好	0~12 周
	Ⅱa(-)型	有缺陷 α 50°~59°	圆钝	覆盖股骨头良好	6~12 周
	Ⅱb 型	有缺陷 α 50°~59°	圆钝	覆盖股骨头良好	>12 周
	Ⅱc 型	严重缺陷 α 43°~49°	圆钝到较平直	部分覆盖股骨头 β<77°	任何月龄
	D 型	严重缺陷 α 43°~49°	圆钝到较平直	移位 β>77°	任何月龄
Ⅲ 型	Ⅲa 型	发育差 α<43°	较平直	头侧移位,软骨髋臼顶回声及结构没有改变,软骨膜被向上推挤	任何月龄
	Ⅲb 型	发育差 α<43°	较平直	头侧移位,软骨髋臼顶回声及结构改变,软骨膜被向上推挤	任何月龄
Ⅳ 型		发育差 α<43°	较平直	足侧移位,软骨髋臼顶回声及结构改变,软骨膜呈水平或槽状	任何月龄

2. 存图标准

每侧髋关节标准冠状面存图 2 张,1 张有测量线,1 张无测量线。

3. 报告书写规范

一般项目包括受检婴幼儿姓名、性别、月龄。

(1) 超声所见

包括髋关节骨性髋臼顶、软骨性髋臼顶及骨性边缘形态的描述。

(2) 超声提示

发育性髋关节发育不良超声诊断应综合髋关节形态结构及测量数据给出

Graf 分型。

(3) 报告模板示例

患儿,女,2 月龄。

超声所见:

双侧髋关节骨性髋臼顶覆盖股骨头良好,软骨性髋臼顶覆盖股骨头良好,骨性髋臼上缘锐利,双侧股骨头形态大小对称,位于髋臼内,双侧股骨头骨化中心未出现。

左:α 63°   β 55°   右:α 65°   β 55°

超声提示:

双侧髋关节 Graf Ⅰ 型

---

4. 质量控制方案

(1) 操作规范的质量控制

婴儿取侧卧位,待检测髋关节处于生理状态(轻微屈曲内收)。探头置于髋关节外侧股骨大转子处,与身体长轴基本保持平行,声束基本垂直于骨盆矢状面,获得髋臼窝正中标准冠状切面。

推荐使用 5~7.5MHz 或更高频率线阵探头(不推荐使用梯形或扇形探头)

适当调节仪器深度、增益等设置,清晰显示:①股骨头;②软骨-骨交界;③股骨大转子;④滑膜皱襞;⑤关节囊;⑥盂唇;⑦软骨性髋臼顶;⑧软骨膜;⑨包含脂肪垫的关节囊附丽;⑩股直肌反折头;⑪平直髂骨外缘;⑫骨缘转折点;⑬髂骨支下缘。

(2) 存图合格的质量控制

图像存储合格的标准:符合图像存储数量要求;图像深度、增益、聚集适当,使得髋关节各部分结构细节显示清晰。

采用抽查报告上的附图和工作站存图两种方式进行存图合格的质量控制。

报告存图合格率=抽查报告存图合格例数/总抽查报告例数×100%。

(3) 报告书写规范的质量控制

对于书写规范应该采用一定的顺序,并应用术语描述。

报告书写合格率=抽查报告书写合格例数/总抽查报告例数×100%。

(4) 超声诊断符合率

超声诊断符合率=报告期内超声诊断与病理诊断符合例数/报告期内超声报告有对应病理或临床诊断总例数×100%。

在所抽查的婴儿髋关节检查病例中,将同时进行影像学检查如 MRI、CT 或临床综合诊断或上级小儿髋关节诊断中心给出终诊的病例规定为有效病例。将超声诊断符合其他影像诊断或临床最终诊断的病例与同期总有效病例数比较来计算超声诊断符合率。

(四) 发育性髋关节发育不良超声筛查规范及质量控制方案

1. 操作规范

参见"发育性髋关节发育不良超声诊断规范及质量控制方案"。

2. 存图标准

至少每侧髋关节 1 幅图像。

3. 报告书写规范

参见"发育性髋关节发育不良超声诊断规范及质量控制方案"。

4. 质量控制方案

参见"发育性髋关节发育不良超声诊断规范及质量控制方案"。

七、肌肉骨骼系统相关软组织肿物

(一) 肌肉骨骼系统相关软组织肿物超声诊断规范及质量控制方案

1. 操作规范

(1) 操作步骤

肌肉骨骼系统相关软组织肿物的超声扫查包括:病变部位的灰阶超声多切面连续扫查,如病变表浅甚至突出于皮肤表面,建议使用导声垫改善图像质量;探头加压对病变的影响(例如怀疑病变含有组织碎屑或浓稠液体,加压观察其流动性);使用彩色多普勒血流超声观察肿物内血流信号,必要时可以选用频谱多普勒定量病变内血流信号。

观察内容包括:

①软组织肿物大体解剖位置:即病变具体位于头颈部、躯干或四肢的什么位置。

②软组织肿物所在的组织层次:即病变位于皮肤层、皮下脂肪层还是肌间。

③软组织肿物的形状:可描述为圆形、椭圆形、不规则形。

④软组织肿物的回声:病变回声是以皮下非纤维分隔部分的脂肪回声作为参考而确定,可分为高回声、等回声、低回声及混合回声。

⑤软组织肿物后方回声:指肿物深方的回声改变,可分为增强、衰减、无改变和混合型改变。

⑥软组织肿物边缘:即病变与周围正常组织的分界是否清晰,可分为清晰和模糊。

⑦软组织肿物内是否存在局灶性强回声:可进一步包括粗大钙化(大于

1mm 的强回声）、微钙化（小于 1mm 的点状强回声）、气体样强回声（强回声后伴脏声影）、线样强回声。

⑧加压有无流动征象：即探头挤压肿物后，是否能观察到肿物内容物流动。

⑨彩色多普勒血流超声表现：根据肿物内血流信号的多少可分为无血流信号，少量血流信号，丰富血流信号，加压后血流信号增多。

（2）测量参数

在软组织肿物最大切面上测量其长径及与长径相互垂直的短径，测量值应精确到 0.1cm。如果选用频谱多普勒定量病变内血流信号，则应测量峰值流速。

2. 存图标准

软组织肿物的扫查应至少包括 3 幅图：软组织肿物的长轴切面（图6-12-15A）、短轴切面（图 6-12-15B）、彩色多普勒血流声像图（图 6-12-15C）。如肿物较大，则应使用梯形扩展或宽景成像显示肿物边缘。

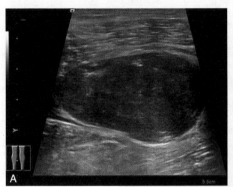
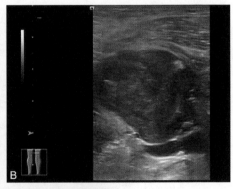
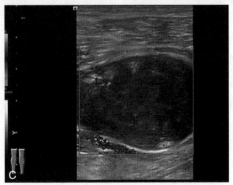

图 6-12-15　软组织肿物的扫查

A. 右侧腘窝软组织肿物长轴切面声像图；B. 同一病变，短轴切面声像图；C. 同一病变的彩色多普勒血流声像图。

3. 报告书写规范

肌肉骨骼系统相关软组织肿物的超声检查报告应包含：基本信息如患者年龄、性别及简要病史，声像图，超声所见和超声提示。

（1）超声所见

病变大体位置、所在层次、大小、形状、内部回声、后方回声（无变化可不描述）、边缘、内部局灶性强回声（不存在强回声可不描述）、血流信号。

（2）超声提示

包括肿物所在位置解剖层次名称，有无病变及其程度，如符合相应的临床诊断，则需说明。

（3）报告模板示例

患者，男性，52 岁，因"发现左膝关节内上方肿物 2 年余，逐渐长大"就诊。

超声所见：

左侧膝关节内上方肌间可见一椭圆形低回声肿物，大小为 5.0cm×3.0cm×2.9cm，边缘清晰，内可见少量血流信号。

超声提示：

左侧膝关节内上方肌间实性肿物，性质待定，可行超声引导下粗针穿刺活检。

---

4. 质量控制方案

（1）操作规范的质量控制

应按照规范要求对病变进行完整扫查，扫查过程中调节灰阶超声成像频率、焦点位置、总增益、TGC 曲线、成像深度，必要时切换梯形扩展模式或更换低频探头来显示病变全貌。如病变表浅甚至突出于皮肤表面，建议使用导声垫改善图像质量。进行彩色多普勒血流成像时，调节速度标尺、彩色增益和壁滤波。根据不同的仪器，速度标尺通常设置为 3~5cm/s；彩色增益和壁滤波的调节以显示最多的彩色血流信号，但同时不出现彩色噪声为基本原则。应注意成像时探头不能加压，除非怀疑病变为血管瘤时，可开启彩色多普勒血流成像后加压观察其血流信号变化。如进行频谱多普勒检查，应合理调节量程、壁滤波、增益和基线等参数，让频谱质量达到最优。频谱高度处于图像显示高度的 2/3 左右水平，同时应保证声束与血流之间的夹角（θ 角）控制在 60° 以下。

（2）存图合格的质量控制

图像存储合格的标准：符合图像存储数量最低要求；图像深度、增益、聚集适当，使得软组织肿物显示清晰，图像应包含整个病变及其深方部分结构；全景图像连续完整,无曲折和模糊拼凑区域。

采用抽查报告上的附图和工作站存图两种方式进行存图合格的质量控制。

报告存图合格率=抽查报告存图合格例数/总抽查报告例数×100%。

(3) 报告书写规范的质量控制

超声所见内包含病变完整信息的描述,按规范依次书写。动态加压扫查与频谱多普勒的情况在必要时也应描述。

报告书写合格率=抽查报告书写合格例数/总抽查报告例数×100%。

(4) 超声诊断符合率

超声诊断符合率=报告期内超声诊断与病理诊断符合例数/报告期内超声报告有对应病理或临床诊断总例数×100%。

在所抽查的软组织肿物检查病例中,将同时经影像学检查如 MRI、CT、组织学活检确诊或临床手术确诊或临床综合诊断确诊的病例规定为有效病例。将超声诊断符合其他影像诊断或临床最终诊断的病例与同期总有效病例数比较来计算超声诊断符合率。

(二) 肌肉骨骼系统相关软组织肿物超声诊断规范及质量控制方案

1. 操作规范

参见"肌肉骨骼系统相关软组织肿物超声诊断规范及质量控制方案"。

2. 存图标准

至少两幅图像,包括软组织肿物长轴切面声像图及彩色多普勒血流声像图。

3. 报告书写规范

超声描述包括软组织肿物所在位置及层次、大小、内部回声、边缘、血流信号。

4. 质量控制方案

参见"肌肉骨骼系统相关软组织肿物超声诊断规范及质量控制方案"。

推荐阅读文献

[1] BIANCHI S. Ultrasound of the Musculoskeletal System. Berlin:Springer,2008.

[2] MCNALLY E. Practical Musculoskeletal Ultrasound. Philadelphia:Elsevier,2014.

[3] CZYRNY Z. Standards for musculoskeletal ultrasound. Journal of ultrasonography. 2017,Vol. 17(No. 70):182-187.

[4] GRIFFITH J F. Accuracy of ultrasound in the characterization of superficial soft tissue tumors:a prospective study. Skeletal Radiology,2020,23(4):345-346.

[5] JACOBSON J A. Shoulder US:anatomy,technique,and scanning pitfalls. Radiology,2011, 260(1):6-16.

［6］ KONIN G P，NAZARIAN L N，WALZ D M. US of the elbow：indications，technique，normal anatomy，and pathologic conditions. Radiographics，2013，33（4）：E125-E147.

［7］ TAGLIAFICO A S，BIGNOTTI B，MARTINOLI C. Elbow US：anatomy，variants，and scanning technique. Radiology，2015，275（3）：636-650.

［8］ SILVESTRI E，MARTINOLI C，DERCHI L E，et al. Echotexture of peripheral nerves：correlation between US and histologic findings and criteria to differentiate tendons. Radiology，1995，197（1）：291-296.

［9］ GRAF R. Hip sonography：background；technique and common mistakes；results；debate and politics；challenges. Hip Int，2017，27（3）：215-219.

［10］ 郭源，吕学敏. 婴幼儿发育性髋关节发育不良的诊断与治疗. 骨科临床与研究杂志，2019，4（3）：129-132.

［11］ 中华医学会小儿外科分会骨科学组，中华医学会骨科学分会小儿创伤矫形学组. 发育性髋关节发育不良临床诊疗指南（0～2岁）. 中华骨科杂志，2017，37（11）：641-650.

［12］ 中国医师协会超声医师分会. 中国肌骨超声检查指南. 北京：人民卫生出版社，2017：58-66.

第十三节　儿科超声检查规范及质量控制方案

儿科超声中对腹部实质脏器、颈部、四肢等的检查操作、报告书写及图像存储与成人超声检查无明显差异，仅疾病谱不同于成人，可以参照成人的检查切面、存储图像和质量控制方案，此处不再赘述。儿童体脂薄、腹部前后径小，可应用高频探头进行儿童腹部超声检查，故超声在儿童胃肠道疾病的检查和诊断方面有极大优势；儿童各种先天性泌尿系统异常和畸形，大部分可通过超声检查得到明确诊断；婴幼儿胸骨未完全骨化，也较易进行纵隔超声检查。故本节主要介绍儿童胃肠、泌尿系统及纵隔超声检查规范及质量控制方案。

临床常因为患儿胃肠道生理积气多、哭闹不合作，导致儿科超声检查存在一定困难。存储的图像和超声报告内容主要包括诊断依据、病灶毗邻关系、病变内部结构、病变血流状况、病变继发和伴发疾病五方面的信息，但在图像存储时静态的固定切面不能全面反映上述几点，常需要结合动态图像加以说明。一般清晰的超声图像需要在患儿平静合作的基础上才能获得，所以对于不合作患儿，应该将检查前镇静作为必须条件。

在实际工作中，首先需要做好如下准备。

1. 人员培养

儿科超声相对独立，虽然在形式上类似于成人，但是在病种和诊疗上自成一体，需要结合儿科临床知识作出诊断，尤其是对于儿童消化道疾病的准确诊断要从临床症状、高度怀疑的疾病出发，检查前准备、检查中重点检查区域、根据检查获得的诊断都与临床密切相关,所以需要更为专业化的培训。

结合实际情况,提出对诊断分级要求如下。

(1) 胃肠道疾病诊断分级要求

1) 初级掌握的疾病

先天性幽门肥厚性狭窄、新生儿十二指肠梗阻、典型的阑尾炎及阑尾脓肿、原发性肠套叠、小肠梗阻的诊断与识别。

2) 中高级掌握的疾病

常见消化道畸形(小肠闭锁、肠重复畸形、典型的梅克尔憩室)、消化道壁肿胀性疾病(过敏性紫癜、炎性肠病、肠壁淋巴瘤)、急腹症(不典型阑尾炎及阑尾脓肿、继发性肠套叠及病因寻找、消化道穿孔及原因)。

(2) 泌尿系统疾病诊断分级要求

1) 初级掌握的疾病

肾发育畸形:(肾脏形态及位置异常);

输尿管畸形:肾盂输尿管连接处梗阻、输尿管膀胱连接处梗阻、输尿管膨出;尿道畸形:前尿道瓣膜合并憩室。

2) 中高级掌握的疾病

肾脏:肾脏肿瘤性疾病;输尿管畸形:输尿管开口异位、膀胱输尿管反流;尿道畸形:后尿道瓣膜。

(3) 纵隔疾病诊断分级要求

1) 初级掌握的疾病

纵隔病变准确定位、纵隔大动脉炎、纵隔淋巴结增大。

2) 中高级掌握的疾病

纵隔淋巴瘤、纵隔畸胎瘤、纵隔神经母细胞瘤、纵隔脉管发育畸形、食管重复畸形等。

2. 设备配备

适合儿童的设备及探头是获得更全面信息的前提。尤其是高频探头在儿童腹部、纵隔的使用,使疾病的诊断更加精准。

一、儿科胃肠道

(一) 超声检查规范

1. 操作规范

(1) 操作前准备

1) 空腹

胃肠道超声需要空腹。新生儿空腹 4 小时,婴儿空腹 6 小时,儿童空腹 8 小时。

2）镇静

新生儿口服镇静剂较困难,可酌情。婴幼儿检查胃肠道及怀疑胆管穿孔者需严格镇静。(口服10%水合氯醛,0.5ml/kg)。急腹症则根据临床要求及患儿具体情况酌情。

3）排便

根据情况,通常在消化道超声检查前用开塞露排便。疑似结肠息肉等患儿需用开塞露将结肠排空,至少使直肠乙状结肠息肉好发段处于萎瘪状态。

4）耦合剂

对受检患儿尽量使用加热耦合剂,避免增加刺激,缓解患儿恐惧心理。

（2）探头使用

新生儿及婴幼儿:中高频探头;儿童:中低频探头。

（3）扫查顺序

贲门—胃—幽门、十二指肠(球部—降部—水平部—升部)、空肠(左上腹)、回肠(右下腹及盆腔)、回盲部(末端回肠—盲肠—阑尾)、结肠(升结肠—横结肠—降结肠—乙状结肠—直肠)。

2. 观察内容

（1）消化道分布。

（2）消化道形态,包括胃肠腔有无狭窄或扩张、十二指肠球部形态是否正常、肠壁是否柔软等。

（3）消化道壁厚度、回声及结构。

（4）胃肠道蠕动情况。

（5）肠管周围结构。

（6）各区肠系膜情况。

（7）判断病变部位。

（8）肠壁、肠系膜多普勒血流情况。

注意重要解剖结构,包括幽门、十二指肠全程、回盲部、升降结肠、直肠。

3. 扫查方法

分段扫查法检查结肠息肉等。

4. 检查注意事项

（1）在患儿本身条件不受限的前提下,应尽可能使用中高频探头。

（2）检查前应根据症状或高度怀疑疾病进行检查前准备,如结肠息肉需排便;胃内异物或息肉必要时饮水充盈胃腔。

（3）完整探查全部胃肠走行区域,不要存在扫查盲区。

（4）肠道准备不足难以满足探查条件时,可能导致漏诊,如梅克尔憩室可能因探查时回肠积气多、憩室位于近盆腔导致探查不满意,应反复多次检查,

229

必要时饮水憋尿充盈膀胱将憩室段回肠推挤上移至中下腹,以增加扫查区的显示程度。

（5）十二指肠水平段走行、回盲部位置对于消化道分布有重要意义,肠旋转不良时往往存在位置异常,检查时应明确,扫查切面应标准,周围解剖结构标识清楚,以说明所在位置。

（6）测量值应参照疾病诊断需求,如先天性肥厚性幽门狭窄应测量幽门局部环形肌层厚度。

（7）胃肠道超声需要加压扫查,但要逐渐加压,避免患儿不耐受而产生抗拒。

（二）图像存储标准

1. 常规图像存储

对患者的胃肠道分布进行说明,需要常规存储:①贲门纵切面（图 6-13-1）;②幽门纵切面（图 6-13-2）;③十二指肠水平段纵切面（图 6-13-3）;④回盲部纵切面（图 6-13-4）;⑤升结肠横切面（图 6-13-5）;⑥降结肠横切面（图 6-13-6）;⑦直肠横切面（图 6-13-7）。

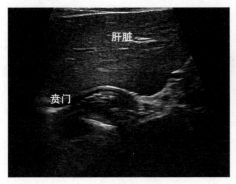

图 6-13-1　贲门纵切面

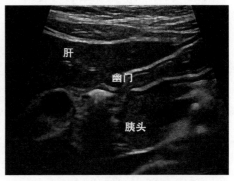

图 6-13-2　幽门纵切面

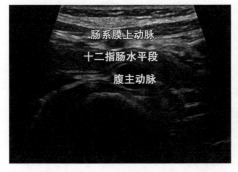

图 6-13-3　十二指肠水平段纵切面

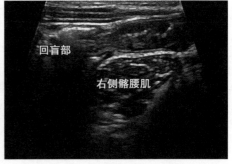

图 6-13-4　回盲部纵切面

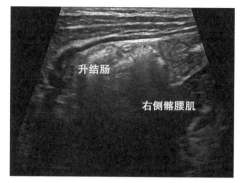

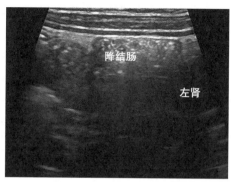

图 6-13-5　升结肠横切面　　　　　图 6-13-6　降结肠横切面

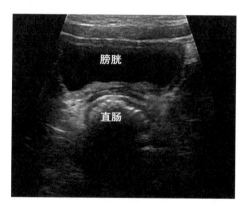

图 6-13-7　直肠横切面

2. 病变图像存储

对于消化道疾病,通过存储高频探头超声图像来显示病变的细节,可以辨别病变肠壁的区域、肠壁层次、病灶的回声及周围结构。如梅克尔憩室,应包含高频探头扫查的静态憩室纵切面及横切面,静态图像需有体标或文字标识。

3. 动态图像及非常规切面图像存储

胃肠道检查常因为肠管走行迂曲、长度不一,且部分位置不固定,其纵横切面常与人体的轴线不一致,往往很难统一固定切面,所以图像首先要清楚显示病变。超声的优势在于扫查切面灵活多变,因此动态图像通常成为胃肠道疾病的首选。如梅克尔憩室,除存储静态图像外,还要存储显示憩室自起始端至盲端的动态图像。

（三）超声检查报告书写

1. 书写顺序

按扫查顺序描述,包含肠管走行是否正常,肠壁有无增厚,肠管有无扩张,肠系膜有无肿胀,肠腔、肠壁及肠间有无占位。

2. 超声提示

疾病名称要求规范化,病因及继发病变或并发症表述明确。如先天性幽门肥厚性狭窄、粘连性回肠肠梗阻。

3. 报告模板示例

正常儿科消化道超声描述性报告模板示例:

超声所见:

贲门位于膈下,胃内未见滞留液,胃壁层次清晰,无增厚。幽门肌层未见肥厚,幽门管无延长,幽门开放良好。十二指肠各段走行未见异常。各组小肠分布良好,形态自然。回盲部及末段回肠位于右下腹,形态良好。阑尾未见肿胀。结肠走行未见异常。全腹肠管未见异常扩张,未见肠壁增厚,未见异常蠕动。CDFI:肠管管壁及肠系膜血流未见明显增加或减少。全腹系膜未见增厚。腹腔内未见无回声区。未见游离积气。

超声提示:

胃肠道位置及走行未见异常,肠管未见狭窄及扩张,未见明显增厚肠壁,蠕动未见明显异常。

二、儿科泌尿系统

（一）超声检查规范

1. 操作规范

（1）操作前准备

评价肾积水、检查肾盂病变及输尿管和膀胱时,需饮水,憋尿后检查。

（2）观察内容

1）肾脏位置、形态及大小,注意有无异位肾、融合肾、马蹄肾、重复肾及肾发育不良等先天性肾脏等畸形。

2）肾脏皮质、髓质回声;肾皮质厚度。

3）肾窦回声,肾盂、肾盏有无扩张。

4）多普勒观察肾脏血管血流情况。

5）追踪输尿管全程,关注三个生理狭窄段(肾盂输尿管连接处、输尿管跨越髂血管处、膀胱输尿管连接处)及输尿管壁内段,明确输尿管开口。如有重复肾,需观察输尿管数量。

6）膀胱壁(有无增厚,内壁是否光整)。

7）下尿路梗阻男性患儿会阴部纵切观察尿道全程（有无瓣膜、扩张、憩室等），如有可能尽量在排尿状态下观察尿道。

2. 肾积水的测量

（1）肾脏大小（侧卧位），包括长径（肾脏纵切面测量）、左右径及前后径（肾脏横切面肾门水平测量）。

（2）肾盂前后径（肾脏横切面肾门水平测量）。

（3）肾实质厚度（侧卧位测量），如有肾实质变薄者，则分别测量最薄处及最厚处实质厚度。

（二）图像存储标准

除常规要求左、右肾区肾脏纵切面（图 6-13-8）及横切面（图 6-13-9）外，需结合患儿不同的泌尿系畸形来确定增加存储图像，静态图像应有体标或文字标识。

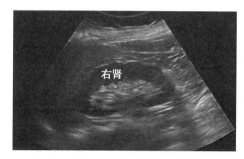

图 6-13-8　右肾纵切面，完整显示肾脏轮廓、肾门

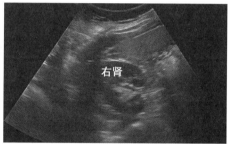

图 6-13-9　右肾横切面，显示肾门水平

1. 肾积水

静态图像：①肾脏纵切面（图 6-13-10）；②肾门水平肾盂横切面（测量肾盂前后径）（图 6-13-11）；③肾实质厚度（高频探头测量实质厚度）（图 6-13-12）。动态图像：肾盂输尿管连接处及输尿管走行区。

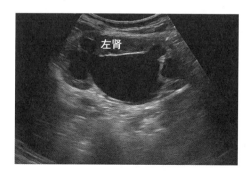

图 6-13-10　肾脏纵切面

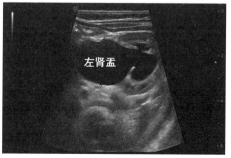

图 6-13-11　肾门水平肾盂横切面

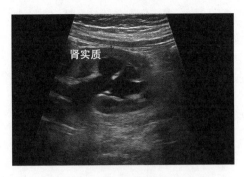

图 6-13-12 高频探头显示实质区

2. 输尿管积水

静态图像：输尿管纵横切面。动态图像：追踪输尿管全程，显示输尿管走行，包含肾盂及肾盂输尿管连接处、输尿管跨髂血管处、输尿管远端入膀胱处，显示开口位置是否存在异常。

3. 马蹄肾

需增加前腹部横切面，显示腹主动脉前方双肾下极融合处，以及双肾盂横切面以显示是否存在肾盂扩张。

4. 肾发育不良

需增加前腹部肾区水平横切面，合并异位时，需增加由膀胱输尿管开口处的输尿管逆行向上探查至肾脏的动态图像。另外，尚需用高频探头扫查并存储完整的肾脏动态图像，以说明存在结构不良。

5. 尿道瓣膜

合并肾输尿管积水者，除按上述肾积水和输尿管积水存储图像外，需动态存储输尿管膀胱入口处、膀胱动态及静态图像，经会阴部探查，存储尿道纵切面图像，能配合排尿的患儿，留存排尿前、后各一张尿道图像。

上述疾病尚不能包括所有的泌尿系统畸形，尤其是一些泌尿系统畸形合并生殖道、直肠畸形，使病情更加复杂，存储图像需动静结合才能提供诊断依据。

（三）超声检查报告书写

1. 书写内容

（1）肾脏位置、形态及大小（上下径×左右径×前后径）。

（2）肾脏皮质、髓质回声，肾实质厚度。

（3）肾窦回声，肾盂、肾盏有无扩张，扩张的肾盂前后径测量值。

（4）输尿管有无扩张及扩张部位；滴尿症状女性患儿：输尿管开口位置；考虑膀胱输尿管反流患儿：远端输尿管开口有无增宽、壁内段有无短缩；重复肾患儿：输尿管数量。

（5）膀胱壁有无增厚，内壁是否光整，有无小梁结构。

（6）下尿路梗阻的男性患儿尿道有无瓣膜、扩张、憩室。

（7）肾脏多普勒超声检查中血管血流情况。

2. 超声提示

要求准确定位,并作出病因诊断,如左肾积水(肾盂输尿管连接部梗阻)。

三、纵隔

(一) 超声检查规范

1. 操作规范

(1) 操作前准备

对于不能合作的患儿,口服 10% 水合氯醛(0.5ml/kg)镇静。

(2) 检查体位

仰卧位与俯卧位相结合。

(3) 扫查探头

使用中低频探头,必要时辅助高频探头。

2. 扫查范围

仰卧位经胸骨上窝、胸骨两旁、剑下扫查,俯卧位经脊柱两旁扫查。

3. 观察内容

(1) 前上纵隔胸腺形态、大小、回声。

(2) 纵隔大血管形态及大血管间软组织。

(3) 心脏周围软组织。

(4) 胸椎前方及胸椎两旁软组织。

(二) 图像存储标准

1. 常规图像存储

需要常规存储的图像:①头臂干动脉水平横切面(图 6-13-13);②大血管根部横切面(图 6-13-14);③心室水平横切面(图 6-13-15);④背部脊柱两侧横

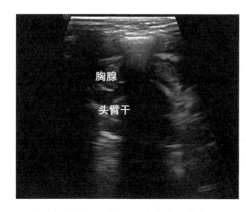

图 6-13-13　**头臂干动脉水平横切面**

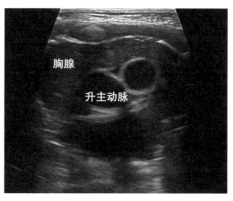

图 6-13-14　**大血管根部横切面**

235

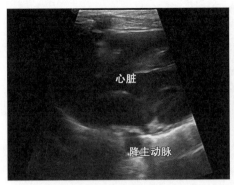

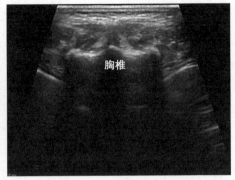

图 6-13-15　**心室水平横切面**　　　　图 6-13-16　**背部脊柱两侧横切面**

切面(图 6-13-16),俯卧位自上而下扫查,正常双侧对称,此切面如无异常可不常规存储。

2. 阳性图像存储

静态图像需有体标或位置标识,对病灶区图像存储应标明切面位置、毗邻结构,与周围关系,必要时存储动态图像反映全貌。

(三) 超声检查报告书写

1. 书写内容

(1) 胸腺形态、大小、回声。

(2) 纵隔大血管分布和形态是否正常。

(3) 大血管及心脏周围软组织有无增厚。

(4) 脊柱旁软组织有无异常。

(5) 纵隔淋巴结是否增大。

(6) 纵隔内有否占位及异常无回声区。

2. 超声提示

包括部位、区域、疾病名称,如右后上纵隔神经母细胞瘤。

3. 超声报告模板

正常纵隔超声描述性报告模板示例:

　　超声所见:前上纵隔可见胸腺显示,形态正常,大小约＿＿＿ cm×＿＿＿ cm×
＿＿＿ cm(左右径×前后径×上下径),实质回声均匀,纵隔内大血管分布未
见异常,管腔内未见异常回声,管壁不厚。CDFI:血流未见明显异常。纵隔
软组织未见明显增厚,未见占位及增大淋巴结,未见异常无回声区。

　　超声提示:纵隔超声未见明显异常。

四、儿科超声的质量控制方案

（一）操作规范的质量控制

1. 儿科胃肠道超声检查操作规范的质量控制

按照上述消化道超声检查进行规范化操作,扫查范围覆盖胃肠道全程,探头选择合适,图像清晰,有针对症状和临床怀疑疾病的胃肠道准备和重点扫查,存储图像切面标准,测量数值准确,如静态图像不能反映疾病特征者,适当增加存储动态图像辅助说明。

2. 儿科泌尿系超声检查操作规范的质量控制

按照上述泌尿系统超声检查进行规范化操作,探头选择合适,图像清晰,存储图像切面标准,测量数值准确,如静态图像不能反映疾病特征,适当增加存储动态图像辅助说明。

3. 儿科纵隔超声检查操作规范的质量控制

虽然纵隔超声检查在儿科有很大优势,但是应该认识到随年龄增大,扫查盲区也会增加;而且对于体积小的后纵隔病灶也有可能漏诊,所以超声不能完全替代 CT 或 MRI 检查。此外,儿科超声医生对不同年龄段正常胸腺的大小、回声要有认识,要掌握发育期婴幼儿正常胸腺生理性增大和病理性改变的鉴别要点。

按照上述纵隔超声检查进行规范化操作,扫查时高、中、低频探头协同检查,以获得清晰图像,存储图像切面标准,测量数值准确,如静态图像不能反映疾病特征,适当增加存储动态图像辅助说明。

（二）存储图像质量控制

采用定期抽查的方式进行存储图像是否符合标准与合格的质量控制。

1. 量化评分表（表 6-13-1）

表 6-13-1 超声科图像存储质量评分标准

项目编号	检查项目	分值	得分
1	患者检查号,检查日期齐全	10	
2	图像清晰度	10	
3	图像均匀性	10	
4	超声切面标准性	10	
5	图像有无斑点、雪花细粒、网纹	10	
6	图像与临床疾病相关性	10	
7	探测深度	10	
8	彩色血流显示情况	10	
9	图像与超声报告相关性	10	
10	恰当的动态存图	10	

2. 存储图像合格的标准

按医院分级设定合格分数,儿童专科医院 90 分以上为合格,非儿童专科医院 80 分为合格。

3. 报告存图合格率。

(三) 报告书写规范的质量控制

1. 报告书写量化评分表(表 6-13-2)

表 6-13-2　超声科检查报告书写质量评分标准

项目	检查内容	分值	得分
报告单字迹、内容	报告单字迹清晰,内容完整	5	
常规内容	姓名	1.25	
	性别	1.25	
	年龄	1.25	
	科别、病区	1.25	
	住院号和/或门诊号	1.25	
	超声号	1.25	
	检查日期	1.25	
	报告日期	1.25	
	1. 超声检查描述与检查项目一致	20	
	2. 超声所见。完整描述,使用专科术语规范、详细;对阴性病例描述其检查脏器的影像学特征;对阳性病例必须就其影像学特征进行准确详细描述,包括部位、数量、形态、大小、内部回声、边界、后方和/或侧边回声的声像特征;对治疗后复查的病例,应与治疗前检查对比并作出评价	30	
	3. 超声提示或诊断。疾病名称准确;如患有几种疾病,诊断明确的疾病放在首位;如不能定性诊断,可提出异常征象,再提示可能的定性诊断 如有下列情况者应提出建议: (1)由于种种原因使检查的器官显示不满意者,建议复查 (2)暂时不能明确诊断,需结合病变变化者,建议随访或观察 (3)需结合实验室检查或其他检查作出明确诊断者,提出进一步建议做的检查	30	
检查医师签名	医师签名完整	5	
总分		100	

2. 报告书写合格的标准

按医院分级设定合格分数,儿童专科医院 90 分以上为合格,非儿童专科医院 80 分为合格。

3. 报告书写合格率

报告书写合格率=抽查报告书写合格例数/总抽查报告例数×100%。

（四）超声诊断符合率

在所抽查的超声检查的病例中,将同时进行其他检查或外科手术及病理确诊的病例规定为有效病例。与临床确诊依据进行对照,判断超声诊断正确与否。

超声诊断符合率=报告期内超声诊断与病理诊断符合例数/报告期内超声报告有对应病理或临床诊断总例数×100%。

五、儿科超声危急值

儿科危急值在病种上应有别于成人,一些可能导致患儿生长发育障碍和可能短期内急性进展的疾病也应该纳入危急值病种,包括新生儿坏死性小肠结肠炎、新生儿先天性肾上腺皮质增生、绞窄性肠梗阻、睾丸扭转、卵巢扭转。

附表 1 正常儿童肝脏超声测量值

单位:cm

年龄	性别	肝左叶						肝右叶					
		厚		长		剑下长		厚		长		剑下长	
		$\bar{x}$	SD	$\bar{x}$	SD	$\bar{x}$	SD	$\bar{x}$	SD	$\bar{x}$	SD	$\bar{x}$	SD
0~28 天		2.67	0.31	4.49	0.58	1.75	0.69	6.91	0.69	7.15	0.82	1.10	0.58
~3 岁		3.42	0.62	5.42	0.62	1.99	0.68	8.08	1.06	8.69	0.92	0.89	0.60
~5 岁		3.67	0.46	6.03	0.62	2.35	0.7	8.92	0.61	8.75	0.64	0.40	0.21
~7 岁		3.82	0.35	6.93	0.52	2.36	0.86	8.67	0.65	8.87	1.06	0.20	
~9 岁	男	3.82	0.36	6.48	0.38	2.43	0.86	9.22	0.53	9.45	0.67		
	女	3.76	0.39	6.37	0.56	2.33	0.77	8.93	0.54	9.26	0.53		
~11 岁	男	3.81	0.44	6.69	0.63	2.57	0.76	9.46	0.67	9.87	0.62		
	女	3.58	0.36	6.44	0.53	2.6	0.63	9.20	0.61	9.87	0.67		
~13 岁	男	3.73	0.51	6.7	0.73	2.65	0.83	10.05	0.72	10.64	0.79		
	女	3.69	0.61	6.58	1.00	2.75	0.62	9.64	0.77	10.77	0.76		
~15 岁	男	3.96	0.64	6.98	0.69	2.79	0.99	10.51	0.91	10.38	0.83		
	女	3.84	0.51	7.11	0.66	2.81	0.8	10.02	0.97	11.04	0.74		

注:根据首都儿科研究所 1986 年调查资料。

附表2 正常儿童脾脏超声测量值

单位:cm

年龄	性别	厚		长	
		$\overline{x}$	SD	$\overline{x}$	SD
0~28 天		2.43	0.13	3.6	0.52
~1 岁		2.26	8.37	3.63	0.51
~3 岁		2.41	0.35	3.97	0.45
~5 岁		2.62	0.33	3.99	0.51
~7 岁		2.71	0.29	4.00	0.65
~9 岁	男	3.11	0.33	4.71	0.66
	女	2.99	0.34	4.37	0.63
~11 岁	男	3.02	0.38	4.66	0.64
	女	3.07	0.42	4.80	0.47
~13 岁	男	3.15	0.37	4.93	0.60
	女	3.04	0.45	4.92	0.83
~15 岁	男	3.16	0.31	4.72	0.75
	女	3.37	0.31	4.97	0.75

注:根据成都军区总医院 1988 年调查资料。

附表3 正常儿童肾脏超声测量值

单位:cm

年龄	例数	右肾			左肾		
		长	宽	厚	长	宽	厚
		均值±标准差	均值±标准差	均值±标准差	均值±标准差	均值±标准差	均值±标准差
新生儿	29	4.44±4.0	2.60±0.26	1.84±0.22	4.46±0.38	2.60±0.24	1.89±0.26
~1 个月	28	5.44±0.35	3.14±0.27	2.33±0.25	5.42±0.35	3.14±0.29	2.33±0.32
~6 个月	35	5.96±0.42	3.41±0.20	2.46±0.23	5.99±0.42	3.42±0.20	2.56±0.25
~1 岁	30	6.45±0.29	3.55±0.18	2.69±0.32	6.48±0.25	3.57±0.15	2.73±0.24
~2 岁	30	6.45±0.32	3.38±0.24	2.79±0.22	6.69±0.39	3.44±0.19	2.84±0.19
~3 岁	30	6.83±0.38	3.40±0.17	2.85±0.20	6.95±0.40	3.48±0.21	2.99±0.27

续表

年龄	例数	右肾			左肾		
		长	宽	厚	长	宽	厚
		均值±标准差	均值±标准差	均值±标准差	均值±标准差	均值±标准差	均值±标准差
~4 岁	30	7.07±0.33	3.50±0.26	2.91±0.25	7.24±0.40	3.51±0.21	2.96±0.22
~5 岁	30	7.25±0.40	3.75±0.36	3.06±0.31	7.32±0.40	3.83±0.34	3.14±0.30
~6 岁	30	7.63±0.44	3.93±0.34	3.19±0.16	7.85±0.51	4.03±0.35	3.31±0.26
~7 岁	30	7.96±0.56	3.94±0.24	3.22±0.23	8.20±0.53	4.17±0.24	3.32±0.24
~8 岁	30	7.97±0.38	4.20±0.23	3.24±0.30	8.19±0.44	4.37±0.27	3.42±0.35
~9 岁	31	7.82±0.42	4.09±0.29	3.27±0.24	8.08±0.44	4.22±0.25	3.39±0.25
~10 岁	30	8.66±0.47	4.50±0.25	3.58±0.23	8.90±0.46	4.53±0.27	3.80±0.27
~11 岁	30	8.76±0.53	4.60±0.31	3.49±0.31	8.95±0.49	4.70±0.33	3.66±0.30
~12 岁	30	8.95±0.64	4.83±0.29	3.62±0.24	9.21±0.62	4.91±0.32	3.83±0.26
~13 岁	30	9.64±0.54	4.85±0.36	4.01±0.32	9.92±0.60	5.11±0.35	4.08±0.33
~14 岁	30	9.87±0.44	4.66±0.28	3.95±0.25	10.11±0.47	4.76±0.30	4.07±0.26
~15 岁	31	10.13±0.57	4.96±0.33	4.14±0.23	10.38±0.51	5.00±0.28	4.23±0.25
~15 岁	31	10.13±0.57	4.96±0.33	4.14±0.23	10.38±0.51	5.00±0.28	4.23±0.25
~16 岁	29	10.06±0.59	5.22±0.28	4.30±0.36	10.09±0.62	5.24±0.36	4.25±0.33
~17 岁	29	10.55±0.50	5.28±0.42	4.50±0.35	10.34±0.51	5.76±0.37	4.35±0.38

注:根据成都军区总医院 1988 年调查资料。

推荐阅读文献

[1] XIAO M W,LI Q J,YU W,et al. Utilizing ultrasonography in the diagnosis of pediatric fibro-epithelial polyps causing ureteropelvic junction obstruction. Pediatr Radiol,2012,42(9):1107-1111.

[2] 王玉,贾立群.小儿肾发育不良的超声诊断.放射学实践,2009,24(11):1273-1276.

[3] 王宁,贾立群.小儿梅克尔憩室的超声诊断.放射学实践,2010,25(4):451-453.

[4] 王晓曼,贾立群.超声在儿童结肠息肉诊断中的应用价值.中华医学超声杂志(电子版),2011,8(1):67-69.

[5] 王晓曼,贾立群,杨蕊.超声在儿童消化道重复畸形诊断中的应用.中华医学超声杂志(电子版),2011,8(5):1092-1098.

[6] 辛悦,贾立群,王晓曼.儿童继发性肠套叠的超声表现.中华医学超声杂志(电子版),

2011,8(5):1106-1115.

[7] 杨蕊,贾立群,王晓曼.儿童 Peutz-Jeghers 综合征超声表现.中华医学超声杂志(电子版),2012,9(6):521-524.

[8] 王玉,张丹,贾立群,等.儿童阑尾超声显示方法探讨.中华医学超声杂志(电子版),2012,9(11):1002-1004.

[9] 熊晓芩,贾立群,王晓曼.儿童嗜酸性胃肠炎的超声表现.中华超声影像学杂志,2017,26(1):53-57.

[10] 江载芳,申昆玲,沈颖.诸福棠实用儿科学.8 版.北京.人民卫生出版社,2015.

第七章

超声介入与造影操作规范

第一节　超声造影操作规范

一、定义

超声造影又称对比增强超声（contrast-enhanced ultrasound，CEUS），是在常规超声检查的基础上，通过静脉注射超声造影剂（ultrasound contrast agent，UCA）来增强人体的血流散射信号，从而大大增强超声对组织血流灌注的探测能力，实时动态地观察组织微血管灌注情况，使正常及病变组织的细微血管结构能被清晰显示，提高对良恶性病变的鉴别能力，同时可一定程度上提高对病变的检出率，评价器官功能状态的影像学检查方法。

二、设备要求和检查条件的设定

必须使用具备 CEUS 功能的超声检查仪及其匹配的探头。各厂家推出的造影成像软件名称虽有不同，但技术原理都是在尽可能获取超声场内微泡非线性谐频信号的同时，尽量减少来自组织的信号，从而获得高信噪比的图像。目前 CEUS 检查主要采用低机械指数（mechanical index，MI）实时成像的方法，高 MI 间歇成像很少单独使用，多与低 MI 实时成像配合。仪器还必须具备较强的图像资料动态存储功能。

（一）探头频率的选择

可根据患者体格或病变部位的深浅选择适当的探头频率。如肝脏、肾脏、脾脏等腹部脏器可选择中心频率 3～5MHz；甲状腺及乳腺等表浅小器官可选择中心频率 4～9MHz。

（二）机械指数的调节

超声造影剂通常在较低声压下应用，在临床中可依据所选择的超声造影剂特点进行设置。根据目标病灶的回声、位置和深度等条件，适当调节 MI 以获得最佳的对比增强图像。如病灶位置深在，适当调高 MI 有助于观察病灶内对比增强情况,但会增加微泡破坏和缩短成像时间。

（三）增益的调节

注射造影剂前使用增益自动优化功能或手动调节图像的增益及均匀性。

（四）深度和聚焦点

检查时应尽量将病灶置于扫查区域的中部,深度调节至能包括完整的目标病灶和适量的邻近组织。聚焦点常规置于目标病灶的底部水平,为了得到均匀性更好的图像,可以增加聚焦点的数量,但一般不宜超过 2 个。

（五）帧频的调节

一般设定在 8~20 帧/s,帧频过低将降低时间分辨率,不利于实时显示;帧频过高则因单位时间内发射的超声波脉冲数增加而造成不必要的微泡破坏,使造影成像时间缩短。

（六）动态范围的调节

适当的动态范围有助于真实地显示组织增强的差异。范围过低虽使对比度增加,但由明到暗之间的细节丢失过多导致图像粗糙;范围过高可获得细腻的图像,但明暗之间的对比度欠佳,不利于显示增强的差异。

（七）图像显示方式

对于常规超声容易显示的病灶造影时可采用单幅显示,必要时可在低 MI 的常规超声图像和造影图像之间切换,进一步确定病灶位置。对于常规超声不易显示的病灶,建议用双幅显示的方式,实时对比和确定扫查目标无误。

（八）计时器

预先打开时钟菜单,注射造影剂后开始推注生理盐水的同时启动计时器。

（九）造影中超声仪的调节

为获得最佳的图像,可随时调节增益或 MI。如果要兼做定量分析,则同一患者检查的成像条件保持一致。

（十）图像存储

首先确定机器存储空间是否充足,设置适当的存储条件和方案,造影检查开始的同时立即动态存储图像资料。为避免仪器内存不足导致图像存储障碍、资料丢失或仪器数据处理缓慢等,在对图像进行分析并出具报告后,应及时拷贝机器存储的图像资料。

三、图像存储标准

（一）动态图像存储

1. 存储从造影剂注射后到病灶动脉期达峰动态图像,应存储注射后 60~

90 秒的图像。

2. 1 分钟后,每隔 30 秒采集几幅静态图像,直至造影剂廓清。

3. 记录病灶动脉期增强强度和方式。

4. 记录造影剂开始廓清时间和廓清程度。

（二）静态图像存储

1. 二维超声检查病灶最大切面及垂直切面。

2. 二维超声检查病灶最大切面及垂直切面的测量值。

3. 超声造影检查病灶动脉期最大切面及垂直切面。

4. 超声造影检查病灶动脉期最大切面及垂直切面的测量值。

5. 超声造影检查病灶实质期最大切面及垂直切面。

6. 超声造影检查病灶延迟期最大切面及垂直切面。

7. 超声造影检查病灶延迟期最大切面及垂直切面的测量值。

四、报告标准

超声造影检查报告一般包括以下部分。

（一）基本信息

患者姓名、性别、年龄、住院号和床号、超声检查号、申请科室、治疗部位、申请目的、仪器及探头型号、造影剂种类/名称、注射部位、给药方式及剂量。

（二）图像部分

选取各时相典型的造影图像共计 4~6 张,特殊部位检查根据需要适当增减。

（三）文字部分

通常按照以下顺序进行报告描述。

1. **常规超声检查所见**

应描述所检查病变部位、数量、大小、灰阶回声特征、彩色血流信息特征等情况。

2. **超声造影检查所见**

应根据造影检查时相顺序进行描述。增强早期应描述造影增强开始时间、增强程度、造影剂灌注模式、增强程度的均匀性;增强晚期应描述增强消退时间、增强程度。特殊部位检查报告可根据具体情况而定。

3. **署名**

包括医师签名、操作日期和时间、记录者姓名等。以下为肝脏超声造影检查报告模板示例。

肝脏超声造影检查

超声所见:常规超声所示肝____段(低/等/高)回声结节,大小约____cm,边界____,形态____,彩色多普勒血流成像(CDFI)所示:____。造影动脉期呈高/等/低增强,大小约____cm×____cm×____cm,增强类型为弥漫性/环状/周边结节状增强,门脉期呈高/等/低增强,延迟期呈高/等/低增强。2分钟时呈轻度廓清/显著廓清。门静脉、肝静脉内未见/见造影剂充盈缺损。余肝造影剂灌注均匀,延迟期肝内扫查未见其他明确廓清结节。

超声提示:肝____段(低/等/高)回声结节,超声造影考虑____。

五、质量控制方案

(一)操作规范质量控制

按照超声造影检查规范完成对器官及病灶的检查,包括检查前准备、操作步骤、参数测量及标准切面图像存储。

(二)存图标准质量控制

采取抽查报告内及工作站内图像存储两种方式进行存图标准质量控制。

报告存图合格率=抽查报告存图合格例数/总抽查报告例数×100%。

(三)报告书写规范质量控制

报告书写合格标准:符合报告书写要求,基本信息完整,描述与诊断规范,内容完整,数据与文字无误。

报告书写合格率=抽查报告书写合格例数/总抽查报告例数×100%。

(四)超声造影诊断符合率

对所抽查的超声造影病例中,将手术确诊或临床诊断结果明确的病例或同时进行其他影像学检查如 CT/MRI 的病例规定为有效病例,与手术病理确诊依据或其他影像学检查结果进行对照,评价超声造影诊断的正确性。

超声造影诊断符合率=抽查超声造影诊断与病理或临床诊断符合病例数/总抽查超声造影报告有对应病理或临床诊断报告总例数×100%

第二节 术中超声操作规范

一、肝脏术中常规超声诊断规范及质量控制方案

1. 操作规范

(1)操作步骤

进行术中超声检查之前,操作者应仔细阅读术前超声及其他影像学结果,

熟悉已知及可疑病灶位置,并了解术中超声检查的目的;扫查时严格无菌操作,探头紧贴肝脏表面,必要时可使用水囊或无菌导声垫;手法轻柔,避免对脏器的过度压迫。如有可能,除术中超声检查者外,还应有助手进行超声仪器操作。

应用术中超声对肝脏进行探查时应遵循手术步骤,使用不同探头重复操作,探查开始时不应在肝脏表面广泛移动探头,应识别有门静脉主干为代表的血管标志,建议在固定位置倾斜探头而非移动探头观察全肝。可首先应用中低频探头(3.5~5MHz)对肝脏进行全面扫查,随后可在重点区域或最初未暴露完全的区域应用高频探头(5~10MHz)进行更细致的扫查。

应用中低频探头扫查时无固定起始位置,建议可从门静脉分叉处开始,倾斜探头从肝脏中心至外周进行扫查,首先观察左肝,依次显示门静脉左支主干、肝左内叶、门静脉矢状部、肝左外上叶、肝左外下叶,肝左静脉汇入下腔静脉切面;此后将探头置于门静脉右支,依次显示肝右前叶(门静脉右前支切面)、右后叶(门静脉右后支切面);随后将探头自下向上显示第二肝门(三支肝静脉汇入下腔静脉处),以及肝脏膈顶、肝尾状叶,从而完成对肝脏的全面扫查。

应用高频探头扫查时,可按照自头侧膈顶部至足部横切面的顺序扫查,首先观察肝左外叶,随后顺序向右移动探头,分别观察肝左内叶、右前叶及右后叶,此后,观察肝脏脏面及尾状叶。分别获得第一肝门切面、第二肝门及三支肝静脉切面、肝左外上叶和肝左外下叶横切面、肝左内叶(包括矢状部)横切面、右前叶包括胆囊切面、右后叶切面、尾状叶切面等。

完成肝脏扫查后,还需观察肝内胆管结构,获得左右肝管汇入胆总管切面。系统扫查后,需根据术中超声检查目的,对需要治疗的病灶进行重点观察,获得病灶横纵切面、彩色多普勒声像图及与邻近组织的关系切面。

（2）**测量参数**

根据术中超声检查目的,判断病灶数目,测量每个肝脏病灶大小、与肝表面的距离;与邻近胆管、门静脉、肝静脉及与第一、第二肝门距离等参数。

2. 图像存储标准

（1）存储所有显示的肝脏病灶灰阶图像2张(包括横切面+纵切面),彩色多普勒声像图1张。

（2）其余图像包括肝左外上叶和肝左外下叶横切面、肝左内叶横切面、膈顶第二肝门及肝静脉切面、右前叶包括胆囊切面、第一肝门切面、右后叶切面、尾状叶切面等。

（3）必要时留存门静脉、肝静脉彩色多普勒声像图和左右肝管汇入胆总管切面。

3. 报告书写规范

（1）超声描述

术中超声报告与常规腹部超声报告略有不同，术中超声检查报告建议分为基本信息、声像图、术中所见等。

根据术中超声检查目的，首先描述术前超声及其他影像学检查中检测到的病灶，再描述术中新发现的病灶，应包括肝脏病灶数目、位置、大小、与肝表面的距离、声像图特征，病灶内部及周围彩色多普勒超声特征；与邻近胆管、门静脉、肝静脉及与第一、第二肝门距离等。如术前影像学可见病灶，术中超声未能显示者亦应在报告中提及。

（2）报告模板示例

术中超声所见可采用描述性报告形式呈现。以下为肝脏术中超声报告模板示例。

术中超声所见：

肝左叶 S2 段见 1.2cm×1.3cm 高回声病灶，距离肝表面约 1cm，边界不清，病灶紧贴肝左静脉，紧贴范围约 1.2cm，与门静脉矢状部及门静脉左外上支均无明显关系。CDFI：占位内未见明显血流信号，占位周边未见异常血流灌注。

术中另于肝右前叶 S5 段表面可见一 0.4cm×0.4cm 低回声病灶（术前腹部超声及增强 CT 均未显示），边界尚清。CDFI：占位内未见明显血流信号。

2020 年 1 月 1 日腹部 CT 所示门静脉矢状部旁病灶（0.5cm）术中超声未能显示。

术中超声提示：

肝 S2 段占位，侵及肝左静脉；肝 S5 段表面病灶，术中超声发现新病灶。

---

4. 质量控制方案

（1）操作规范的质量控制

应按照以上超声诊断规范对术中肝脏超声检查的全面性，是否达到术中超声检查的目的，仪器调节是否合适，图像显示是否清晰，对需要测量的切面及病变测量等指标进行质量控制评分。

（2）存图合格的质量控制

采用抽查报告上的附图和从超声仪器导入工作站存图两种方式进行存图合格的质量控制。存图合格的标准：

1）仪器调节适当

符合术中超声仪器调节的要求，超声清晰显示所探查肝脏病灶的形态；受手术室无菌要求所限,腹部彩色多普勒超声(以下简称"彩超")与普通超声检查要求有所不同,彩超主要显示肝内血管、病灶内部及周围血管。

2)存图切面标准、齐全

图像测量点正确,存储必要的阳性图像和重要的阴性切面。

报告存图合格率=抽查报告存图合格例数/总抽查报告例数×100%。

(3) 报告书写规范的质量控制

报告书写合格的标准:符合报告书写要求,基本信息齐全,描述和诊断规范,内容完整,数据和文字无误。

报告书写合格率=抽查报告书写合格例数/总抽查报告例数×100%。

(4) 超声诊断符合率

在所抽查的肝脏术中超声检查的病例中,将外科手术确诊的病例规定为有效病例。与病理依据做对照,判断超声诊断正确与否。

超声诊断符合率=报告期内超声诊断与病理诊断符合例数/报告期内超声报告有对应病理或临床诊断总例数×100%。

二、肝脏术中超声造影诊断规范及质量控制方案

1. 操作规范

(1) 造影前准备

了解患者临床资料,包括病史、实验室检查、常规超声和其他影像学检查结果及图像,明确检查目的。应由有经验的术中超声检查者及熟悉仪器操作的超声科医师作为助手共同完成。

(2) 仪器准备

术中超声造影仪器及探头需具备超声造影检查条件,已将 MI、增益、深度、焦点、帧频等参数设置为与术中超声造影所用造影剂相匹配的模式。因术中超声为直接将探头放置在肝脏表面进行探查,探头的能量输出对造影剂气泡影响较大,建议使用低频探头;如应用造影剂六氟化硫微泡,建议所应用的 MI 小于 0.1(有时甚至低至 0.02~0.04),必要时低于常规腹部超声造影检查时的 MI;焦点放置在屏幕远场。

(3) 操作步骤

注射造影剂前术中超声检查者应已完成对肝脏左右叶的系统扫查,并已留取所需观察病灶二维及彩色图像。进入造影模式时,最好设置为双幅显示,同时显示灰阶图像及造影图像;由中心静脉注射造影剂及生理盐水后开始计时,观察靶病灶并录制造影图像。

扫查全肝时,因患者全身麻醉及正压通气可能缩短造影增强的时间,要求操作者熟悉肝脏扫查手法,尽可能避免在肝脏上过多移动探头导致不必要的造影剂破坏,应以侧动探头为主观察肝脏的各个部位(具体探头放置部位可参

考二维术中超声操作步骤)。造影过程中仪器操作助手需协助调节仪器条件,包括深度、增益等,并存储动态图像。

必要时可再次注射造影剂进一步观察。

2. 图像存储标准

(1) 存储肝脏靶病灶灰阶图像 2 张(包括横切面和纵切面),彩色多普勒图像 1 张。

(2) 造影靶病灶动脉期动态图像(因为中心静脉给药,术中造影的动脉期开始时间早于常规肝脏造影)。

(3) 全肝扫查动态图像。

3. 报告书写规范

(1) 超声描述

术中超声造影报告需描述靶病灶动脉期、门脉期造影表现,延迟期全肝扫查结果,需详述新发现病灶的数目、位置、大小等。

对于术前影像学可见病灶,术中超声造影未能显示者亦应在报告中提及。

(2) 报告模板示例

术中超声造影所见(报告正文部分)可采用描述性报告形式呈现。以下为肝脏术中超声造影报告模板示例。

术中超声造影所见:

经中心静脉团注超声造影剂六氟化硫微泡 2.4ml,肝 S2 段病灶动脉期(8 秒)成团状高增强,边界清,动脉晚期开始(20 秒)快速廓清呈低增强,大小约 1.2cm×1.3cm。

延迟期扫查全肝,另可见 2 个异常廓清灶:S4 段中部病灶,最大径约 0.6cm,紧贴肝中静脉,距离肝表面约 2cm;此病灶术前超声造影及 MRI 均可显示。

S8 段肝表面病灶,最大径 0.4cm,此病灶术前超声造影及 MRI 均未显示。

2020 年 1 月 1 日腹部 MRI(DWI 序列)所示门静脉矢状部旁病灶(最大径 0.5cm)术中超声造影未能显示。

术中超声造影提示:

肝 S2 段及 S4 段病灶,考虑转移;肝 S8 段表面病灶,术中超声造影发现新病灶。

---

4. 质量控制方案

(1) 操作规范的质量控制

应按照以上诊断规范对术中肝脏超声造影检查的全面性,是否达到检查目的,动脉期是否清晰观察靶病灶造影剂灌注模式,门脉期至延迟期是否完成对全肝的扫查等指标进行质量控制评分。

（2）存图合格的质量控制

参见本节"肝脏术中常规超声诊断规范及质量控制方案"。

存图合格的标准:

1）仪器调节适当

所用探头是否具备术中超声造影检查条件,动脉期是否清晰显示靶病灶造影剂灌注模式,延迟期是否肝内仍可见造影剂,在肝内持续的时间是否满足扫查全肝的需要。

2）存图标准

完整的动脉期、门脉期及延迟期动态图像。

（3）报告书写规范的质量控制

参见本节"肝脏术中常规超声诊断规范及质量控制方案"。

（4）超声诊断符合率

参见本节"肝脏术中常规超声诊断规范及质量控制方案"。

第三节　超声引导穿刺活检操作规范

病理诊断是指导临床治疗的金标准,穿刺活检能够明确疾病的病理学诊断,评估疾病的预后和临床分期,辅助决定治疗方案。穿刺活检术由于有超声影像的监视和引导,取材过程动态实时,可清晰显示穿刺路径、穿刺针和病灶,操作简便,取材成功率高,安全,并发症少,无辐射,保护医患,是非手术条件下获取病理诊断的最常用方法。

一、诊疗流程规范

规范的穿刺活检流程对于确保穿刺活检的成功及安全至关重要。具体流程见图 7-3-1。

二、操作规范

（一）选择体位

应以充分暴露所穿刺部位并能保持稳定为原则。

（二）超声定位

选择安全路径,并测定穿刺针的进针深度和针芯弹出的距离,应以穿刺病灶距体表最近,且能避开周围脏器、大血管及胆管等重要结构或器官为基本原则。

（三）消毒、铺巾

体表穿刺部位皮肤消毒后铺无菌巾。

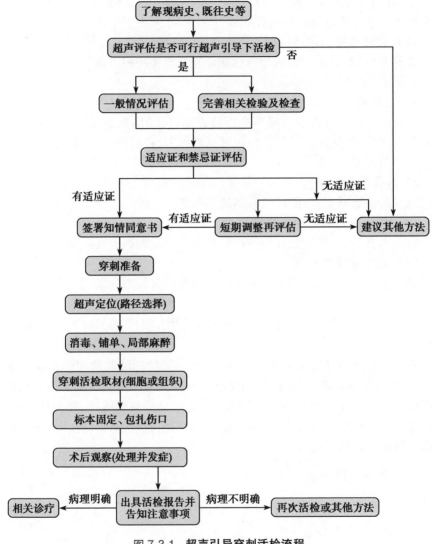

图 7-3-1 超声引导穿刺活检流程

（四）麻醉

皮内及沿进针路径做皮下局部麻醉；局部麻醉下无法配合的患者，如小儿，必要时可行静脉麻醉。

（五）穿刺活检取材

嘱患者配合，选取合适的呼吸状态，彩色多普勒血流成像再次确认所选定的穿刺路径，进针至靶目标预定位置，击发活检枪取材后出针，完成穿刺活检过程。

（六）判断取材

依据标本形状、颜色及量决定取材次数。

（七）处理标本

按各项病理检查要求进行标本固定，送检。通常使用 10% 甲醛溶液固定，如拟做特殊检查需要专门的固定溶液。

（八）术后处理

穿刺点处敷料包扎，必要时局部加压。

三、图像存储标准

（一）动态图像存储

1. 穿刺活检靶病灶二维超声表现（纵切面和横切面）。

2. 穿刺活检靶病灶彩色多普勒表现。

3. 穿刺活检靶病灶与周围器官毗邻关系。

4. 超声引导穿刺活检靶病灶过程。

5. 超声引导穿刺活检术后观察靶病灶二维超声表现。

6. 超声引导穿刺活检术后观察靶病灶及针道彩色多普勒表现。

（二）静态图像存储

1. 二维超声显示病灶最大切面及垂直切面。

2. 二维超声显示病灶最大切面及垂直切面的测量值。

3. 超声引导穿刺活检靶病灶过程静态图像。

4. 超声引导穿刺活检术后观察靶病灶二维超声表现。

5. 超声引导穿刺活检术后观察靶病灶及针道彩色多普勒表现。

四、报告标准

超声引导穿刺活检检查报告一般包括患者基本信息、声像图、超声引导穿刺活检过程描述及超声穿刺活检检查提示。

以下为超声引导穿刺活检检查报告模板示例。

彩色多普勒超声引导病灶经皮穿刺活检术

操作过程：

患者平卧位/左侧卧位/右侧卧位，彩超引导下选择穿刺点，常规碘酊消毒后铺孔巾，以 1% 盐酸利多卡因局部麻醉，手术刀切 2mm 小口，避开彩色多普勒血流处，以 18G/20G/16G 穿刺针在彩超引导下，进针至病灶前缘取材，取出组织 2/3/4 条，送病理检查。

全部操作经过顺利，患者无不适反应。监测生命体征正常，观察 30 分钟，安返。

超声提示：

彩超引导下病灶穿刺活检术。

彩超引导下病灶穿刺活检术（同轴针）

操作过程：

患者平卧位/左侧卧位/右侧卧位，彩超引导下选择穿刺点，常规碘酊消毒后铺孔巾，以1%盐酸利多卡因局部麻醉，手术刀切2mm小口，避开彩色多普勒血流处，以16G引导针在彩超引导下，进针至病灶前缘拔出针芯，再以18G穿刺针经引导针针鞘进针至病灶前缘取材，取出组织2/3/4条，送病理检查。

全部操作经过顺利，患者无不适反应。监测生命体征正常，观察30分钟，安返。

超声提示：

彩超引导下病灶穿刺活检术。

五、质量控制方案

（一）操作规范质量控制

按照超声引导穿刺活检检查规范完成对器官及病灶的检查，包括穿刺活检前准备，操作步骤，参数测量及标准切面图像存储。

（二）存图标准质量控制

采取抽查报告内及工作站内图像存储两种方式进行存图标准质量控制，必要时抽查移动硬盘或光盘内存储的动态图像。

报告存图合格率=抽查报告存图合格例数/总抽查报告例数×100%。

（三）报告书写规范质量控制

报告书写合格标准：符合报告书写要求，基本信息完整，描述与诊断规范，内容完整，数据与文字无误。

报告书写合格率=抽查报告书写合格例数/总抽查报告例数×100%。

（四）超声引导穿刺活检取材合格率

超声引导穿刺活检病例中，取材合格可获得明确病理诊断的病例规定为合格病例。

$$超声引导穿刺活检取材合格率=$$
$$\frac{病理诊断明确的超声引导穿刺活检病例数}{超声引导穿刺活检病例数}×100\%$$

（五）超声引导穿刺活检诊断符合率

超声引导穿刺活检病例中，将手术病理或临床确诊的病例规定为有效病例，评价超声引导穿刺活检诊断符合率。

超声引导穿刺活检诊断符合率＝

$$\frac{超声引导穿刺活检病例与手术病理或临床确诊病例符合数}{总超声引导穿刺活检诊断病例数}\times100\%$$

第四节　超声引导针吸细胞学操作规范

针吸细胞学技术是通过细针穿刺病灶,吸取少许细胞成分做涂片检查的一种细胞病理学诊断方法。目前超声引导针吸细胞学技术具有操作简单、安全、取材准确、微创及确诊率高等优点,已广泛应用于直径小、高风险病灶的良恶性诊断,并成为重要的诊断方法。

一、诊疗流程规范

同本章第三节。

二、操作规范

1. 选择体位

应以充分暴露所穿刺部位并能保持稳定为原则。

2. 进针点选择

选择最短、安全的路径,以清晰显示穿刺靶目标,并避开邻近脏器、大血管等重要结构为基本原则;穿刺针宜在探头声束平面内进针,显示针道、针尖。

3. 消毒、铺巾

严格遵守无菌原则,体表穿刺部位皮肤消毒(手术消毒范围应至术区15cm)后铺无菌巾。套探头保护套。

4. 必要时麻醉

穿刺点1%利多卡因皮下注射进行局部麻醉。甲状腺结节细针穿刺时一般不需麻醉,细针穿刺损伤小,多数患者可以耐受。

5. 穿刺活检取材

选取合适的呼吸状态,彩色多普勒血流成像再次观察所选定的穿刺路径。操作者一只手固定超声探头,另一只手持穿刺针沿扫描平面斜行进针,实时观察进针过程。

6. 判断取材

当针尖到达病灶中心时停止进针,拔出针芯,开始快速、有效地提插,即在不同针道迅速提插5~10次(无负压状态或负压状态下),迅速退针,保证操作时针尖对病变最大距离的切割,结束后用纱布压迫进针点。超声监测下对病变多角度、多位点穿刺,以保证样本的代表性。

7. 处理标本

使注射器内充满空气,套上针头,将针头斜面向下对准载玻片,推动注射器活塞,将针具内的标本推射在载玻片的一端,并用另一块载玻片将标本均匀涂抹开,立即置于固定液中 10 分钟。有条件者,建议病理科医生现场评估标本满意度,针吸细胞学技术的满意标本(以甲状腺结节为例)至少应有 2 张玻片且每张玻片有 10 个以上保存完好的滤泡上皮细胞。有条件进行液基细胞学检测者,将穿刺针内残存的细胞置入液基液。

8. 穿刺针数

每个结节穿刺一般不超过 4 针。

9. 术后处理

穿刺点处敷料包扎,有效压迫 30 分钟后确认有无出血(有效压迫:注意压迫的位置、面积、力度)。

三、图像存储标准

同本章第三节。

四、报告标准

同超声引导穿刺活检技术。以下为甲状腺针吸细胞学活检技术报告模板示例。

彩超引导甲状腺结节穿刺细针活检术

操作过程:

患者平卧位/左侧卧位/右侧卧位,彩超下选择穿刺点,常规碘附消毒后铺孔巾,以 1% 盐酸利多卡因局部麻醉,避开重要血管,以 CL 穿刺针在彩超探头引导下进针至病灶内行针吸,细胞涂片(3 张)、留置液基培养液,送病理检查、基因检测。

全部操作经过顺利,患者无不适反应。监测生命体征正常,观察 30 分钟,安返。

超声提示:

彩超引导下甲状腺结节穿刺针吸术。

建议:

1. 如病理及超声结果均为良性,请 3~6 个月后来我科超声随访。

2. 如超声提示结节恶性可能性大,或甲状腺影像报告和数据系统(TI-RADS)4a、4b、5 级,而细胞学病理为良性或为涂片见少量甲状腺上皮细胞及血细胞,建议再次穿刺。

五、质量控制方案

同本章第三节。

第五节　超声引导治疗（置管引流、消融及其他）操作规范

一、超声引导置管引流操作规范

置管（引流）是临床常用的一种微创诊疗技术，通过体表解剖位置或影像引导将针具经皮肤穿刺至人体内的液性病变，完成抽液或置入引流管等操作，用于明确诊断（病原学、病理学等）、缓解症状或注入药物等诊断或治疗。彩超可实时清楚地显示体腔内液性病变、周围脏器及脏器内的血管和胆管等管道结构。因此，在实时超声的监视和引导下，可避开血管、胃肠道等重要结构，经皮穿刺至积液或管腔并置入引流管，尤其适用于积液量少、盲穿困难的患者。目前，超声引导置管引流已在临床上得到了广泛应用，具有操作简便、快速安全、成功率高等优点，且便于在床旁操作，因此已基本取代传统的通过体表解剖定位的盲穿置管方法。

（一）规范化流程

对于介入超声医师来说，不能仅把置管当作一项诊疗操作，而应在整个诊疗过程中关注患者的合并疾病及全身状态，充分权衡患者接受置管后可能的获益和风险，实现既完成置管操作、达到诊疗的目的，又提高患者的生活质量或延长生存期，同时最大限度减少并发症的发生，做到有效而安全。为此，超声引导置管应遵循规范化的诊疗流程，见图7-5-1。

（二）操作规范化

1. 患者体位

根据置管的部位确定适当的患者体位，如平卧位、左侧卧位、右侧卧位等，必要时可采用靠垫辅助固定。

2. 进针点选择

仔细进行超声检查，于皮肤完好部位选择合适进针点。进针点在平静呼吸状态下应可清楚地显示靶目标。如仅在吸气末或呼气末等特殊状态显示靶目标时应另外选择进针点。

3. 无菌操作

严格无菌操作，消毒铺巾，进针点局部麻醉，根据需要进行皮肤切口。

4. 进针前准备

进针前通过彩超再次确认路径安全，确保不经过较大血管或胆管等重要结构。

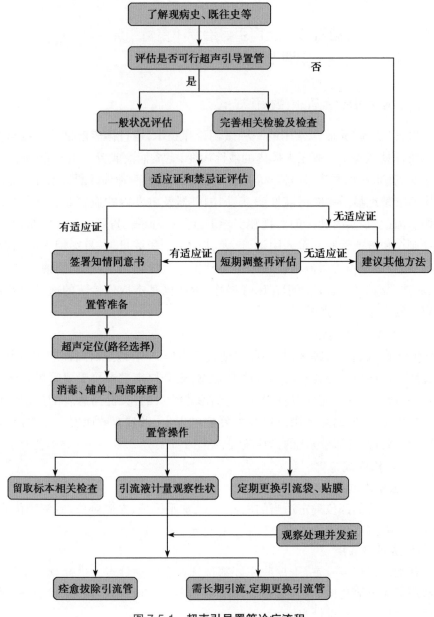

图 7-5-1　超声引导置管诊疗流程

5. 操作方法及步骤

(1) 两步置管法

实时超声引导穿刺(必要时请患者呼吸配合),采用 Seldinger 技术进行置管操作,步骤如下:穿刺针针尖进入靶目标→退出针芯→沿针鞘放入导丝→退出针鞘→扩张管扩张皮肤、皮下组织至靶目标→退出扩张管→沿导丝置入引流管→退出导丝→抽吸确认引流通畅→外固定引流管。该方法适用于较细管道,且置管成功率高,临床应用广泛。

（2）一步置管法

也称导管针经皮穿刺置管或一次穿刺插管术或 Trocar 法,实时超声引导下穿刺,一次将带有金属针芯、金属内套管的引流管置入管道或病变部位,退出金属针芯、金属内套管,固定引流管即可。步骤如下:带有金属针芯、金属内套管的引流管进入靶目标→退出针芯及金属内套管→抽吸确认引流通畅→外固定引流管。该方法操作简单,但较细管道或较小病灶不易置入,常用于较大病灶及较粗管道的置管。

6. 术后处理

穿刺点处敷料包扎。

（三）图像存储标准

1. 动态图像存储

1）穿刺置管靶目标二维超声表现(纵切面和横切面)。

2）穿刺置管靶目标彩色多普勒表现。

3）穿刺置管靶目标与周围器官关系。

4）超声引导穿刺置管靶目标过程。

5）超声引导穿刺置管置入扩张管过程。

6）超声引导穿刺置管置入引流管过程。

7）术后靶目标二维超声表现。

8）术后靶目标彩色多普勒表现。

2. 静态图像存储

1）二维超声检查靶目标最大切面及垂直切面。

2）二维超声检查靶目标最大切面及垂直切面测量值。

3）超声引导穿刺靶目标。

4）超声引导置入扩张管。

5）超声引导置入引流管。

6）术后穿刺路径及引流管二维超声表现。

7）术后靶穿刺点及引流管彩色多普勒表现。

（四）报告标准

超声引导置管报告一般包括患者基本信息、声像图、超声引导置管引流过程描述及超声引导置管引流检查提示。

以下为超声引导置管引流检查报告模板示例。

彩色多普勒超声引导下置管引流术（一步置管法）

操作过程：

患者平卧位/左侧卧位/右侧卧位/坐位,彩超引导择点定位,常规消毒铺巾,1%盐酸利多卡因局部麻醉,避开彩色多普勒血流处,手术刀切2mm小口,一步法将6F/8F引流管置入积液/脓腔/胆囊/扩张的胆管/扩张的肾盂内,退出针芯,引流管引流通畅,引流液为淡黄色/血性/脓性/……液体,接引流袋固定。(术中共抽出引流液＿＿ml,引流液送常规、生化、肿瘤标志物、细菌培养、查找肿瘤细胞……)

全部操作经过顺利,患者无不适反应。监测生命体征正常,观察30分钟,安返。

超声提示：

彩超引导下置管引流术。

彩色多普勒超声引导下置管引流术（两步置管法）

操作过程：

患者平卧位/左侧卧位/右侧卧位/坐位,彩超引导择点定位,常规消毒铺巾,1%盐酸利多卡因局部麻醉,手术刀切2mm小口,避开彩色多普勒血流处,以18G穿刺针置入积液/胆囊/扩张的胆管/扩张的肾盂/囊肿/脓肿内,置入导丝,退出引导针,扩张管扩张,置入6F/8F/10F/12F引流管,退出导丝,引流管引流通畅,接引流袋固定。(术中共抽出引流液＿＿ml,引流液送常规、生化、肿瘤标志物、细菌培养、查找肿瘤细胞……)

全部操作经过顺利,患者无不适反应,监测生命体征正常,观察30分钟,安返。

超声提示：

彩超引导下置管引流术。

（五）质量控制方案

1. 操作规范质量控制

按照超声引导置管引流操作规范完成对靶目标及穿刺路径的检查,包括置管前准备、操作步骤及标准切面图像存储。

2. 存图标准质量控制

采取抽查报告内及工作站内图像存储两种方式进行存图标准质量控制。

报告存图合格率=抽查报告存图合格例数/总抽查报告例数×100%。

3. 报告书写规范质量控制

报告书写合格标准:符合报告书写要求,基本信息完整,描述与诊断规范,内容完整,数据与文字无误。

报告书写合格率=抽查报告书写合格例数/总抽查报告例数×100%。

4. 超声引导置管引流成功率

对所抽查的超声引导置管引流病例中,用置管引流成功病例数占总置管引流病例数的比例,判断超声引导置管引流的成功率。

$$超声引导置管引流成功率=\frac{超声引导置管引流成功病例数}{总超声引导置管引流病例数}×100\%$$

二、超声引导消融治疗操作规范

消融治疗是运用化学消融、能量消融(包括热消融与非热消融)等微创治疗技术,通过诱导肿瘤细胞的不可逆损伤而实现的肿瘤局部灭活方法。20余年来,影像引导的肿瘤消融已发展为一种被广泛认可的治疗手段,超声引导消融治疗包括经皮、术中和内镜超声引导等方式,以经皮途径为主。微波、射频、激光、高强度聚焦超声(HIFU)、不可逆电穿孔术(IRE)、冷冻及化学消融等多种技术已成功应用于肝脏、肾脏、肾上腺、乳腺、甲状(旁)腺、淋巴结、肺、骨、子宫等多脏器肿瘤的治疗。消融治疗具有创伤小、疗效好、费用低、可重复、适用广等优势,尤其适合由于身体状况或心理因素无法耐受或不愿接受其他治疗的肿瘤患者,为广大患者提供了新的治疗选择。

(一) 规范化流程

住院患者诊疗规范化流程见图7-5-2。

各脏器肿瘤消融前、中、后需要遵守规范及完整的诊疗流程,尽量使肿瘤灭活效果好,患者创伤小、恢复快并得到合理的综合治疗与随访指导,图7-5-3主要围绕经皮消融进行阐述,适用于各种消融技术。

(二) 操作规范

1. 完善消融前检验

1) 必查项目

血、尿、便常规及凝血功能、血型、血糖、血清传染病指标(乙型肝炎五项、丙型肝炎抗体、艾滋病抗体、梅毒抗体)。

2) 根据治疗脏器增加检验项目

内分泌指标(如醛固酮、皮质醇、甲状腺功能、甲状旁腺激素、性腺激素等)、血生化(肝肾功能、电解质)、肿瘤标志物、血气分析。

2. 完善消融前检查

1) 必查项目

心电图及胸片。

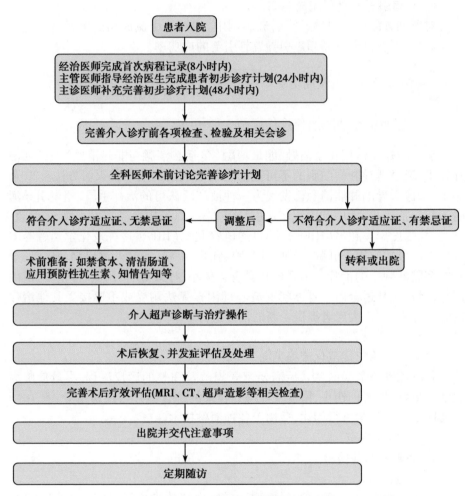

图 7-5-2　住院患者诊疗规范化流程

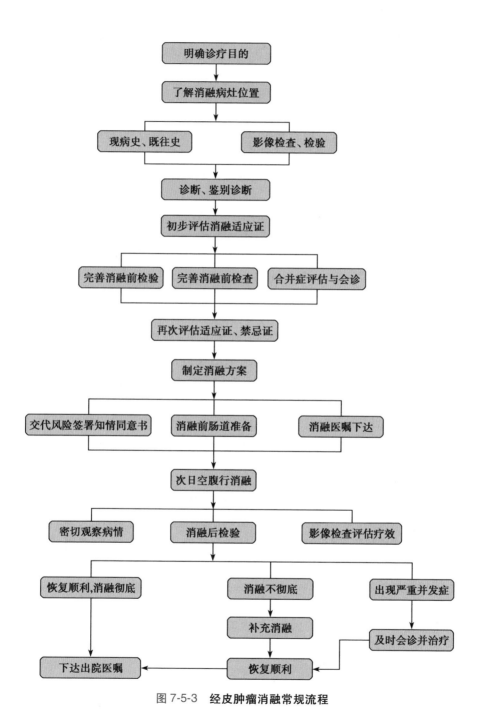

图 7-5-3　经皮肿瘤消融常规流程

2）根据治疗脏器增加检查项目

相应脏器的 MRI/CT 影像或全身 PET 检查,子宫消融需要完善宫颈薄层液基细胞学检查(thin-cytologic test,TCT),前列腺消融需要完善尿动力试验,甲状旁腺消融需完善^{99m}Tc 核素扫描。如患者经麻醉评估存在心肺疾病风险,需完善超声心动图、冠状动脉 CT、平板运动试验、肺 CT、肺功能等检查项目。

3. 评估消融治疗适应证及禁忌证

1）查看患者各项检查检验结果,评估异常结果是否可以纠正,是否影响消融治疗。

2）常规超声或超声造影检查评估拟治疗病灶是否有合理安全进针路径及消融治疗必要性。

3）评估患者合并症是否影响消融治疗,必要时请相关科室会诊。

4）评估患者全身情况是否耐受消融治疗,可依据美国东部肿瘤协作组(Eastern Cooperative Oncology Group,ECOG)分级或美国麻醉医师协会(American Society of Anesthesiologists,ASA)分级。

4. 制订消融方案

在完善各项检查及全面评估的基础上制订消融方案,包括是否进行肠道准备、药物(保肝、抑酸、降压、降糖、抗感染等)使用、其他相关学科会诊、明确消融预期目标(一次根治性、分次根治性或姑息性),采用的消融方式(微波、射频、激光、冷冻、HIFU、IRE)、布针方式、消融次数、消融肿瘤数目、辅助措施的应用(超声造影引导、人工腹水/胸腔积液/胆管注水、温度监测、粒子植入、乙醇注射、三维消融规划、融合影像导航等)、采用的麻醉方式(静脉全身麻醉、局部浸润麻醉)、消融后血红蛋白尿的预估及水化、碱化尿液的预防处理等。

5. 签署知情同意书

消融前需与患者和家属充分沟通,了解患者及家属对病情的认知程度、对拟进行治疗结果的心理预期、对治疗存在风险的认知及接受程度。需向患者及家属充分交代患者病情、病灶情况、存在的其他治疗方式、治疗费用、治疗风险、可能发生的意外及对风险、意外采取的防治措施等。在患者及家属充分了解上述情况后签署治疗知情同意书。

6. 下达消融前医嘱

消融前 1 天须下达术前医嘱,包括拟行手术名称、术前禁食水、静脉通道的建立、肠道准备、消融进针部位皮肤准备。

7. 实施消融

常规超声扫查确定肿瘤大小、形态、边界、部位、肿瘤血供和周边毗邻情况。行超声造影并结合增强 MRI/CT 再次评估肿瘤大小、形态和周边卫星灶情况,选择最佳穿刺路径,避开大血管、神经、胃肠、胆囊等重要结构进针,必要时训练患者屏气配合穿刺操作,依据病灶情况予以采用水隔离、测温、导航等辅助技术。消融时间、能量、电极数量可参照各技术操作要点。

8. 下达消融后医嘱

消融后下达术后医嘱,血常规是必查项目,静脉麻醉者还需检查尿、便常规和血生化指标以指导临床用药,依据消融脏器予以保肝保、肾药物,以及抗生素与饮食管理等医嘱,原则上一类切口消融脏器如甲状(旁)腺、乳腺、淋巴结、皮下软组织肿瘤无须使用抗生素,二类切口治疗无明确感染迹象者抗生素应用建议不超过3天。

9. 观察消融后病情

消融治疗后常见的不良反应为疼痛,以治疗区附近为主,肝脏消融后可能出现中上腹疼痛,多考虑反射性或长时间空腹导致,术后第2天疼痛会明显减轻,如果出现长时间或剧烈疼痛,需警惕出血、胃肠穿孔、胆瘘等并发症发生;发热也是常见不良反应,但如果消融后长期高热不退,需警惕治疗区感染的可能,应及时根据实验室及影像检查明确诊断;如消融体积较大,个别敏感性体质术后当天可能会解浓茶色,甚至酱油色尿液,需及时予以水化、碱化尿液处理并密切观察肾功能改变;邻近膈肌病灶或肝硬化严重患者,消融后如果出现胸闷憋气症状,需及时超声检查明确胸腔积液、腹水情况,必要时可予引流。如果恢复顺利,无明显疼痛和发热等各种不适,静脉麻醉消融患者可3~5天后出院,局部麻醉治疗患者可次日出院,但如果出现各种严重并发症,需及时对症处理,必要时相关科室会诊。

10. 评价消融疗效

针对病变局部消融效果评价,主要应用影像学检查进行,以超声为基础评估手段,联合增强CT/MRI或超声造影检查,必要时用PET/CT、PET/MRI检查,了解消融后凝固坏死范围及与肿瘤的覆盖关系,尤其是恶性肿瘤需明确原肿瘤是否完全坏死,有否残癌,决定是否需要补充消融治疗。良性病变的消融原则上以按照预定消融方案顺利完成消融并达到临床预期疗效作为成功标准。恶性肿瘤消融疗效评判标准参照国际消融规范化术语总结如下:

1)技术成功

肿瘤按照预定消融方案完成治疗。

2)技术有效

消融后1个月增强影像评价肿瘤完全灭活。

3)肿瘤残存

消融后1个月内经1~2种增强影像评价,消融区边缘仍有肿瘤样增强,需进行补充治疗。

4)局部肿瘤进展

消融后1个月增强影像评价肿瘤完全坏死,患者进入随访期,在随访过程中如果消融区边缘出现肿瘤样增强,定义为局部肿瘤进展。

11. 下达出院医嘱

患者出院前需对其出院后的检查、用药和复查予以详细、明确的指导。治疗前肿瘤标志物升高者需在消融后 1 个月复查;肝肾功能尚未恢复正常者需继续口服 2 周药物后复查生化指标;有感染风险者需配备口服抗生素。恶性肿瘤首次复查时间为术后 1 个月,如果有放化疗和内分泌治疗需要,嘱出院后于相关科室就诊;良性肿瘤首次复查时间为术后 3 个月。出院时告知患者诊治医师出诊时间,并留下联系方式,嘱如病情有变化及时与医生沟通。

12. 定期随访

恶性肿瘤于消融后 1 个月进行首次复查,之后 1 年内每 3 个月复查 1 次,消融 12 个月以后视病情每 3~6 个月复查 1 次,以超声及相关检验为基础检查,根据复查结果,必要时结合超声造影、增强 MRI/CT 或 PET/CT、PET/MRI 检查,目的是了解消融靶区的转归、有无残癌、局部肿瘤进展和远处转移,以及生存质量和生存时间。良性病变于消融后 3、6、12 个月行常规超声及相关实验室检查,根据复查结果,必要时结合超声造影或增强MRI/CT 检查,观察局部疗效。12 个月后如治疗满意且病情稳定,可每年复查 1 次。

(三) 图像存储标准

1. 动态图像存储

1) 消融靶目标二维超声表现(纵切面和横切面)。

2) 消融靶目标彩色多普勒表现。

3) 消融靶目标与周围器官关系。

4) 超声引导植入消融针过程。

5) 超声引导启动消融治疗过程。

6) 超声引导拔出消融针过程。

7) 术后靶目标及消融针道二维超声表现。

8) 术后靶目标及消融针道彩色多普勒表现。

2. 静态图像存储

1) 二维超声消融靶目标最大切面及垂直切面。

2) 观察消融靶目标与周围器官关系。

3) 超声引导植入消融针图像。

4) 超声引导启动消融治疗图像。

5) 超声引导拔出消融针图像。

6) 术后靶目标及消融针道二维超声表现。

7) 术后靶目标及消融针道彩色多普勒表现。

（四）报告标准

超声引导消融治疗报告一般包括患者基本信息、声像图、超声引导消融治疗描述、超声引导消融治疗提示及消融后注意事项。

以下为超声引导消融治疗检查报告模板示例。

病灶消融治疗记录

术前止血药物用药记录：

患者平卧位/左侧卧位/右侧卧位，彩超下选择穿刺点，常规碘附消毒后铺孔巾，以 1% 盐酸利多卡因进针点处皮下局部麻醉，避开彩色多普勒血流处，以微波/射频/激光消融针穿刺进入病灶内预定部位。

治疗编号：　　　　　疗程编号：　　　　　　病灶编号：

机器类型：

病灶位置：　　　　　　　　　　　大小：

针数：____根　　　　　　　　　　治疗点数：

N1 位置：　　　　　　　　　　　能量：

N2 位置：　　　　　　　　　　　能量：

N3 位置：　　　　　　　　　　　能量：

N4 位置：　　　　　　　　　　　能量：

N5 位置：　　　　　　　　　　　能量：

术中给药记录：

超声动态观察病灶区被强回声覆盖。

全部操作经过顺利。监测生命体征正常，观察 30 分钟，安返。

超声动态观察病灶区被强回声覆盖。

消融治疗后医嘱：

1. 卧床休息____小时。

2. 绝对禁食水____小时，适当补液。

3. 密切观察生命体征，注意出血倾向，浅表部位间断冷敷 24 小时。

4. 体温大于 38.5℃ 时，给予物理降温治疗。

5. 4 小时后换纱布，平铺。

（五）质量控制方案

1. 操作规范质量控制

按照超声引导消融治疗操作规范完成对靶目标及穿刺路径的检查，包括消融前准备/操作步骤及标准切面图像存储。

2. 存图标准质量控制

采取抽查报告内及工作站内图像存储两种方式进行存图标准质量控制。

$$报告存图合格率 = \frac{抽查报告存图合格例数}{总抽查报告例数} \times 100\%$$

3. 报告书写规范质量控制

报告书写合格标准:符合报告书写要求,基本信息完整,描述与诊断规范,内容完整,数据与文字无误。

$$报告书写合格率 = \frac{抽查报告书写合格例数}{总抽查报告例数} \times 100\%$$

4. 超声引导消融治疗成功率

超声引导消融治疗病例中,用消融治疗成功病例数占总消融治疗病例数的比例,判断超声引导消融治疗成功率。

$$超声引导消融治疗成功率 = \frac{超声引导消融治疗成功病例数}{总超声引导消融治疗病例数} \times 100\%$$

5. 超声引导消融治疗有效率

超声引导消融治疗病例中,用消融治疗有效病例数占总消融治疗病例数的比例,判断超声引导消融治疗有效率。

$$超声引导消融治疗有效率 = \frac{超声引导消融治疗有效病例数}{总超声引导消融治疗病例数} \times 100\%$$

6. 局部肿瘤进展率

超声引导消融治疗有效的病例中,用随访期间出现局部肿瘤进展病例数占总消融治疗有效病例数的比例,判断局部肿瘤进展率。

$$超声引导消融治疗局部肿瘤进展率 = \frac{局部肿瘤进展病例数}{总超声引导消融治疗有效病例数} \times 100\%$$

7. 并发症发生率

超声引导消融治疗病例中,用发生并发症的病例数占总消融治疗病例数的比例,判断超声引导消融治疗的并发症发生率,可对轻微并发症和严重并发症分别统计。

$$超声引导消融治疗并发症发生率 = \frac{超声引导消融治疗发生并发症病例数}{总超声引导消融治疗病例数} \times 100\%$$

第八章

危急值上报要求

第一节　危急值项目

一、疑似肝脏、脾脏、肾脏破裂出血

1. 临床症状

常有明确的外伤史,如挤压伤、撞击伤、冲击伤或锐器伤、火器伤等。患者常有局限性或弥漫性腹痛、腹部压痛,初期反射性呕吐常见,可出现呼吸困难、血尿等症状。有时因腹腔积液刺激膈肌,可引起牵涉痛,且常见于深呼吸时加重。随病情加重,可出现明显的内出血症状,如口渴、心慌、心悸、耳鸣、四肢无力、呼吸急促、血压下降、神志不清等。

2. 检查

血常规检查提示红细胞计数和血红蛋白进行性下降等,腹水穿刺可抽出不凝血。

3. 超声表现

(1) 肝脏破裂

①肝脏外形不规则,边界模糊。②肝内有低回声、高回声与混合性回声;重度损伤者,可见大面积雪花状强回声点。③肝包膜回声中断,边缘不清,带状或不规则回声延伸到肝实质,多呈不规则形。④肝肾间隙、局部肝周围,甚至盆腔等部位出现无回声区。

(2) 脾破裂

①脾包膜回声局部中断或不完整。②该缺损呈无回声线状结构并伸入脾实质内,出现不规则的稍高回声、低回声及无回声区。③脾周、脾肾间隙可有游离液性暗区。④脾损伤区未能显示彩色血流信号。

(3) 肾破裂

①肾脏明显增大,形态失常,肾内结构紊乱。②破裂处的肾实质内出现不规则的回声增强或低回声、无回声区。③肾窦出血可见肾盂增宽,散在回声点

出现。④肾周围可出现无回声区包绕肾脏,腹腔内出现游离液性暗区。⑤肾损伤区未能显示彩色血流信号。

二、疑似异位妊娠破裂并腹腔内出血

1. 临床症状

主要表现有停经史、腹痛、阴道出血等。

2. 检查

后穹窿穿刺可抽出不凝血;尿/血人绒毛膜促性腺激素(+)等。

3. 超声表现

1) 子宫稍增大,子宫内膜增厚,但宫内无妊娠囊结构。

2) 附件区可见较大、形态不规则混合回声包块,无明显包膜,内部回声杂乱,难辨妊娠囊结构。

3) 盆腹腔内大量游离液体,内有大量细密点状回声或云雾样回声。

三、急性胆囊炎考虑胆囊化脓并急性穿孔

1. 临床症状

右上腹部持续性剧烈疼痛,伴阵发性加剧,向右肩背部放射;右上腹肌紧张、压痛、反跳痛,墨菲征阳性;发热,恶心、呕吐,轻度黄疸;严重者可出现休克。

2. 检查

血常规、C反应蛋白、白细胞介素(IL)-6、降钙素原、总胆红素及直接胆红素等。

3. 超声表现

1) 胆囊肿大,主要表现为横径增大,伴有张力增高、收缩功能差或丧失。

2) 胆囊壁弥漫性增厚,壁厚>3mm,其间出现间断或连续的低回声带,呈"双边征"。

3) 胆囊内透声性降低,腔内可见弥漫细点状、云雾状低回声,提示胆汁浑浊。

4) 大多伴有胆囊结石,常嵌顿于胆囊颈部或胆囊管。

5) 超声"墨菲征"阳性:探头加压胆囊区同时嘱患者深吸气,患者感到明显触痛加剧而屏气,当探头离开胆囊区时,疼痛消失。

6) 胆囊壁连续性中断,出现局部膨出或缺损(穿孔直接征象)。

7) 胆囊周围局限性无回声区(穿孔间接征象);累及肝脏时,邻近肝实质内可见不规则无回声区;腹腔内可见游离性积液。

四、晚期妊娠出现羊水过少并胎儿心率过快(>160 次/min)或过慢(<110 次/min)

1. 临床症状

孕 28 周后,胎动频繁或减少等。

2. 检查

胎心监测胎儿心率过快(>160 次/min)或过慢(<110 次/min)。

3. 超声表现

1) 羊水指数<5cm,测胎心率过快(>160 次/min)或过慢(<110 次/min)。

2) 超声检查脐带、胎盘有无异常,检查胎儿心脏结构及节律。

五、子宫破裂

1. 临床症状

通常发生于晚期妊娠或分娩期,腹部剧痛、子宫体压痛、阴道出血、血尿、失血、休克、产程延长、胎心减慢,甚至胎死宫内等。

2. 检查

结合病史、临床表现及体征,触诊子宫体压痛、反跳痛,腹部包块可及胎体,血压下降,阴道检查见阴道出血、宫口较前缩小等。

3. 超声表现

1) 子宫完全破裂时,子宫收缩呈球形,偏于一侧。腹腔内可见胎儿图像,多数胎心未探及。盆腹腔见大量无回声液性暗区、胎盘、血块及肠管图像,图像紊乱。

2) 子宫不完全破裂时,子宫部分肌层变薄甚至断裂仅有浆膜层相连。盆腹腔见无回声液性暗区。

六、胎盘早剥、前置胎盘并活动性出血

(一) 胎盘早剥

1. 临床症状

妊娠 20 周后或分娩期,正常位置的胎盘在胎儿娩出前,全部或部分从子宫壁剥离。主要表现为阴道出血和腹痛。常伴有子宫持续收缩、子宫压痛和胎心减慢或消失。严重时,孕妇会出现心率加快、血压下降等休克现象。

2. 检查

超声检查了解胎盘、胎儿情况,胎心监护,实验室检查有无贫血、凝血功能异常等。

3. 超声表现

1）大部分胎盘与子宫肌壁之间会出现异常回声,依据出血量、病程缓急、时间长短等表现为无回声或低回声、杂乱不均质回声等,胎盘与子宫间的血流信号消失。

2）胎盘增厚,绒毛板向羊膜腔内隆起。

3）部分可见羊水内有点状强回声,或羊水内有片状强回声。

4）重症者多数胎心搏动消失。

（二）前置胎盘并活动性出血

1. 临床症状

妊娠 28 周后,胎盘下缘达到或覆盖宫颈内口。表现为无诱因无痛性阴道出血,临产时可大量出血、贫血,且贫血程度与出血量相符。

2. 检查

超声检查胎盘下缘位置,实验室检查有无贫血、凝血功能异常等,听诊可在耻骨联合上方听到胎盘血管杂音,触诊胎先露部多高浮。

3. 超声表现

（1）低置胎盘

胎盘附着于子宫下段,边缘距宫颈内口<2cm,但未达宫颈内口。

（2）边缘性前置胎盘

胎盘附着于子宫下段,边缘达宫颈内口,但未覆盖宫颈内口。

（3）部分性前置胎盘

胎盘组织覆盖部分宫颈内口。

（4）中央性前置胎盘

胎盘组织覆盖整个宫颈内口。

七、首次发现心功能减退（左心室射血分数<35%）

1. 临床症状

主要表现有疲劳,可有夜间阵发性呼吸困难,体力活动不受限或轻度受限等。

2. 检查

听诊可闻及肺部啰音,也可无明显阳性发现。

3. 超声表现

1）左心增大,余房室内径可正常或增大。

2）左心室壁节段性变薄,余室壁增厚或厚度正常。

3）左心室壁运动幅度普遍减低或节段性室壁运动异常,室壁收缩期增厚率减低;右心室壁运动幅度正常或减低。

4)二尖瓣形态正常,瓣环扩张,闭合不良,可有或无反流,估测肺动脉收缩压可正常或升高。

5)有或无心包积液。

6)下腔静脉内径可正常或增宽。

7)左心室射血分数<35%。

八、心包积液合并心脏压塞

1. 临床症状

主要症状:呼吸困难;心前区疼痛;急性面容、面色苍白、大汗、烦躁不安等。Beck 三联征:静脉压升高,颈静脉怒张;血压骤降,脉压变小,可致休克或齐脉;心排血量下降:心率增快,心音低弱或遥远等。

2. 检查

心电图:心动过速;全心电交替等。X 线:心影增大等。

3. 超声表现

1)心包腔探及无回声区。

2)收缩期右心房塌陷,舒张期右心室塌陷。

3)心腔大小随呼吸的变化。吸气时右心室增大,左心室变小;呼气时相反。

4)观察下腔静脉。下腔静脉增宽(成人>20mm),吸气塌陷率<50%。

5)室间隔摆动。吸气时,室间隔向左偏移。

6)多普勒表现。二尖瓣频谱:吸气时,E 峰下降>25%。三尖瓣频谱:E 峰在呼气时下降幅度较吸气时>40%。

7)剑突下切面扫查,测量液体深度,以及心包至皮肤的距离,指导心包穿刺。

九、主动脉夹层

1. 临床症状

高血压、动脉硬化、结缔组织遗传缺陷性疾病(马方综合征等)等病史。主要症状:胸背和上腹部疼痛等。

2. 检查

CT:准确诊断;增强扫描,明确病变部位、范围、程度及周围组织受累情况等。

3. 超声表现

1）二维超声心动图可显示分离的真腔和假腔。

2）彩色多普勒超声显示夹层的大小、范围及破口情况。

3）Debakey 分型

Ⅰ型:撕裂口位于升主动脉,夹层扩展范围可超出升主动脉。

Ⅱ型:撕裂口位于升主动脉,夹层仅限于升主动脉。

Ⅲ型:撕裂口位于降主动脉起始段,夹层扩展至胸主动脉为Ⅲa 型,扩展至腹主动脉为Ⅲb 型。

4）观察主动脉瓣是否受累,是否有主动脉瓣反流。

5）观察冠状动脉是否受累。

6）评估左心室大小,以及室壁运动情况,并评价心脏功能。

7）探查心包腔,是否有心包积液,以及心包积液变化情况。

8）探查是否有胸腔积液或腹水,以及液体变化情况。

十、主动脉瘤破裂

1. 临床症状

主动脉瘤破裂之前可无明显症状,破裂后表现为疲劳、呼吸困难、心悸及胸痛等,但根据病情不同临床表现差异大。

2. 检查

胸部 X 线平片:肺血增多,表现为受累心腔的扩大。心脏 CT 检查:一般不需要,对于超声心动图无法诊断的患者适用。

3. 超声表现

1）二维超声心动图可显示主动脉窦呈瘤样向外局限性扩张,大小不一,部分可见瘤壁破口及破入位置,受累心腔不同程度扩大。

2）彩色多普勒超声显示穿过破裂瘤口的连续性血流信号。

3）连续脉冲多普勒可以测量到连续性高速分流的血流。

4）右心声学造影可见囊性负性造影区。

十一、心脏破裂

1. 临床症状

突然出现胸闷、呼吸困难,或突然出现意识丧失。

2. 检查

患者心音遥远、低钝,心电监测显示血压降低、心率加速,甚至心跳停止。

3. 超声表现

1）心脏增大或正常大小,存在节段性室壁运动异常,射血分数减小或正常。

2）心率加速、减慢或心跳停止。

3）室壁局部连续性中断,中断部位与梗死区域相关。

4）心包腔探及大量无回声区或低回声区包绕心脏,部分室壁(以右心房壁明显)出现塌陷。

十二、心脏游离血栓

1. 临床症状

心腔内游离血栓脱落的风险很高,会导致相关循环系统栓塞。

1）右心系统的血栓,可能导致右心系统栓塞。肺动脉栓塞时,症状表现多样,部分患者栓塞不严重,可能无症状,部分患者会表现为呼吸困难、活动后更加明显,突然发生胸痛、咳嗽时症状可加重,咯血,晕厥等。

2）左心系统的血栓,可能引发体循环系统栓塞,出现肢体动脉、内脏动脉甚至脑动脉栓塞。因栓塞部位不同症状表现多样:①肢体栓塞的典型5"P"特征,患肢疼痛(pain)、感觉异常(paresthesla)、麻痹(paralysis)、无脉(palselessness)、苍白(pallor);②腹部内脏动脉(肠系膜上动脉、肾动脉等)栓塞,起病急骤,症状与体征不符的剧烈上腹或脐周疼痛,胃肠道异常排空亢进现象(肠鸣音亢进、恶心呕吐、腹泻);突发肾区疼痛,可为剧痛,也可为钝痛或胀痛,可向肩背部放射,可伴有恶心呕吐、发热、肾功能不全;③脑动脉栓塞,发病突然,失语、偏瘫或单瘫、感觉障碍、昏迷等。

2. 检查

血浆 D-二聚体增高,血氧饱和度减低;心电图可出现异常(右束支传导阻滞、电轴右偏等);患肢皮温减低、动脉搏动减低;肠鸣音亢进,肾区叩击痛阳性;血常规、尿常规异常等。

3. 超声表现

冠心病心肌梗死后节段性室壁运动异常时、心力衰竭室壁普遍性运动减低时、二尖瓣狭窄左心房内、心脏肿瘤表面等,超声心动图检查发现心腔内异常回声,多为中等或中强回声,可呈圆形或长条形,摆动性强。

十三、急性上下肢动脉栓塞

1. 临床症状

急性上下肢动脉栓塞具有起病急骤的特征。患侧肢体(无论上肢或下肢)突然疼痛、厥冷、麻木、运动不能。

此类病变多见于风湿性心脏瓣膜病、冠状动脉病变等引发的心律失常和心律不齐为特征的心房纤颤患者。

本病应与下肢动脉硬化闭塞症相鉴别。下肢动脉硬化闭塞症是在下肢动脉粥样硬化的基础上发生动脉狭窄闭塞,出现慢性进展性下肢动脉缺血的临床表现,如间歇性跛行。但是,一些患者可以在动脉粥样硬化病变的基础上,合并心房纤颤,血栓从心房脱落,导致上肢和/或下肢动脉的急性栓塞,同样出现患侧下肢突然疼痛、厥冷、麻木、运动不能,检查过程中应仔细询问并结合相关病史作出诊断。

2. 检查

主要的表现是肢体皮肤苍白、病变段及病变以远段动脉搏动消失。

3. 超声表现

(1) 灰阶成像

病变动脉管腔内低回声充填。栓塞动脉的血管壁结构清晰或合并内-中膜增厚、斑块形成。

(2) 彩色多普勒学流成像

血流信号消失。病变以近段或近心段血管腔内呈现单向血流或接近栓塞水平段血管腔内呈现"折返"低速血流成像特征。

(3) 脉冲多普勒

病变以近段或近心段血管腔内探及高阻力、单峰、低速血流频谱特征。

对于下肢动脉急性栓塞的患者,询问临床病史、注意非病变动脉的节律、结合临床发病特征,有助于病变的判断。

十四、瓣膜置换术后卡瓣

1. 临床症状

突发呼吸困难,血压进行性下降,甚至出现脑梗死、心力衰竭、晕厥等症状。

2. 检查

听诊时机械瓣的声音降低或出现新发杂音。

3. 超声表现

人工瓣膜置换术后(二尖瓣置换、主动脉瓣置换)超声心动图观察可见如下表现:

(1) 二维超声

机械瓣瓣叶活动幅度减小(瓣叶开放时与瓣环平面夹角明显小于正常)或单一瓣叶固定不动;瓣叶表面回声不光滑甚至有异常回声附着。

(2) 彩色多普勒

通过机械瓣口的血流束变细,血流方向改变(血流束与瓣环平面夹角减小),甚至血流束数目减少,呈一束,出现明显瓣内反流。

（3）频谱多普勒

瓣口血流峰值流速增快，跨瓣峰值压差、平均压差均增高，计算瓣口开放面积小于正常。

第二节　危急值上报流程

超声医师检查过程中发现危急值项目，应在 10 分钟内通过电话或信息系统等方式通知相关临床科室医师或护士，报告患者姓名、病案号、危急值信息等，确认临床已知并做相关记录，示例见表 8-2-1。

表 8-2-1　临床"危急值"报告记录参考示例

日期	时间	患者姓名	病案号	危急值信息	接收人员	上报人员

超声医师应保护患者安全，及时出具检查报告。若患者突然意识丧失，需立即启动急救预案，进行心肺复苏、胸外按压等，第一时间联系急诊安排抢救。

对于特殊危急值病例，必要时向上级医师或科主任汇报，在全科学习例会中讨论，针对开展的救治及转归情况进行说明，强化医护人员责任意识，培养主动分析和预防的能力。

推荐阅读文献

［1］American College of Radiology. ACR practice parameter for communication of diagnostic imaging findings. (Revised 2020, Resolution 37). J Am Coll Radiol, 2020.

［2］中华医学会超声医学分会. 超声医学专业质量管理控制指标专家共识（2018 年版）. 中华超声影像学杂志, 2018, 27(11): 921-923.

［3］吕虹, 贾美红, 冯婷华, 等. PDCA 循环管理法在超声科"危急值"管理中的应用. 中华医学超声杂志（电子版）, 2019, 16(5): 364-367.

［4］石炳毅, 李宁. 肾移植排斥反应临床诊疗技术规范（2019 版）. 器官移植, 2019, 10(5): 505-512.

第九章

应 急 预 案

第一节 超声造影不良反应及应急预案

目前低机械指数（MI）造影检查在适应证范围内是安全的，但对六氟化硫造影剂及其成分过敏患者，近期急性冠脉综合征或临床不稳定性缺血性心脏病患者，重度肺动脉高压患者，未控制的系统高血压和成人呼吸窘迫综合征患者，以及孕妇和哺乳期患者，需谨慎选择超声造影检查。国内外文献报道使用六氟化硫微泡后一过性不良反应发生率为 0.023%~1.14%。

一、不良反应分级

一般超声造影剂注射后 1 小时以内出现的不良反应属于急性不良反应，根据病情严重程度又可分为轻度、中度、重度。

轻度：恶心、轻度呕吐、荨麻疹。

中度：严重呕吐、显著的荨麻疹、支气管痉挛、面部/喉部水肿。

重度：低血压性休克、呼吸骤停、心搏骤停、惊厥。

二、超声造影诊间准备

超声造影诊间内应备有一线急救药品和仪器设备，仪器设备包括氧气、血压计、单向经口呼吸器、吸痰设备、监护设备、紧急处理药品推车等，药品包括肾上腺素 1:1 000、组胺 H_1 受体阻滞剂、阿托品、$β_2$ 受体激动剂定量吸入剂、静脉补液如生理盐水或林格氏液、抗惊厥药（哌替啶）等。

绝大部分超声造影剂不良反应都是无法预料的，必须一丝不苟地进行准备。

三、常见不良反应及应急预案

针对全身性过敏反应，初始基础治疗应包括如下内容：

1. 立即停止造影剂注射。

2. 寻求及召集急救团队救援。

3. 尽快肌内注射肾上腺素(首选,单次推荐剂量 0.01mg/kg,股外侧肌注射,如患者无反应或反应不足,可每 5~15 分钟重复给药一次,临床需要时,间隔时间可更短);避免或慎用缓慢静脉推注肾上腺素。

4. 除有明显的上呼吸道肿胀提示患者应保持上身直立位并且身体通常前倾外,一般应取仰卧位,下肢抬高。如患者存在呕吐,则应取半卧位且下肢抬高。

5. 辅助供氧。

6. 静脉输液进行扩容。

(一) 喉头水肿

1. 氧气面罩吸氧(6~10L/min)。

2. 肾上腺素(1:1 000)

成人患者:0.5ml(0.5mg)肌内注射,必要时重复给药。

儿童患者:6~12 岁,250μg 肌内注射(0.25ml),必要时重复给药;6 个月 ~ 6 岁,120μg 肌内注射(0.12ml);<6 个月,50μg 肌内注射(0.05ml)。

(二) 支气管痉挛

1. 氧气面罩吸氧(6~10L/min)。

2. 肾上腺素(1:1 000)肌内注射 0.1~0.3ml(0.1~0.3mg)。如明显低血压,肾上腺素(1:10 000)缓慢静脉推注 1~3ml。按需重复,累积剂量最高达 1mg。

3. β 受体激动剂吸入剂,2~3 喷,按需重复。如吸入剂治疗无效,使用肾上腺素(皮下注射、肌内注射、静脉注射)。

4. 如严重支气管痉挛或氧饱和度持续低于 88%,立即呼叫协助。

(三) 低血压(单纯性低血压)

1. 抬高双腿。

2. 氧气面罩吸氧(6~10L/min)。

3. 快速静脉补液,使用普通生理盐水或乳酸林格液。

4. 如果无效,肌内注射 1:1 000 肾上腺素 0.5ml(0.5mg),必要时重复给药。

(四) 低血压和心动过缓(血管迷走反应)

1. 抬高双腿。

2. 氧气面罩吸氧(6~10L/min)。

3. 静脉注射阿托品 0.6~1.0mg,必要时于 3~5 分钟后重复给药,成人总剂量可达 3mg(0.04mg/kg);儿童患者静脉注射,0.02mg/kg(每次最大剂量

0.6mg),必要时重复给药,总量可达 2mg。

4. 静脉内补液。快速输注生理盐水或乳酸林格液。

(五) 低血压和心动过速(过敏反应)

1. 腿部抬高 60°以上(推荐)或特伦伯格卧位(头高足低位)。

2. 心电图、氧饱和度、血压监护。

3. 氧气面罩吸氧(6~10L/min)。

4. 快速静脉输入大量乳酸林格液或生理盐水。如治疗无效,缓慢静脉注射肾上腺素(1:10 000)1ml。按需重复,累积剂量最高达 1mg。

5. 如仍无效,立即呼叫协助。

第二节　超声介入不良反应及应急预案

介入超声诊疗操作后需要对其有效性及安全性进行评估。有效性评估包括是否明确诊断和完成治疗;安全性评估包括观察脏器功能变化和有无诊疗后的不良反应并判断其严重程度,以便给予及时的对症处理,尤其应重视及时、早期发现和处理并发症。

一、超声介入不良反应

(一) 出血

出血是穿刺最常见的并发症,一般经压迫及药物治疗后可缓解,严重者可造成死亡。早期发现、及时有效的处理是有效治疗出血并发症的前提和保障。出血通常在介入治疗后半小时内能被发现,如出现局部红肿、疼痛、憋胀、心慌、胸闷等应警惕出血。多数出血根据超声检查及临床表现可及时发现,此时应立即给予局部压迫及止血药物等对症处理。迟发性出血也可在介入操作数天后发生,表现隐匿或突然出血。超声检查、血液学检验及患者一般状态可动态评估出血量及出血速度。出血量较大时,患者血压、心率及介入操作后血常规等均会发生较大变化,大量出血引起失血性休克者需尽快输血补液。如经上述处理后仍未止血,血流动力学仍不稳定者可行超声介入针道消融止血、放射介入下栓塞止血或外科手术止血。

(二) 胃肠道损伤

胃肠道损伤可能发生于腹腔脏器肿瘤热消融治疗后,或腹盆腔脓肿置管引流、肝囊肿等硬化剂治疗后,甚至病灶穿刺活检后,是超声引导下经皮腹盆腔脏器介入诊疗术后最严重的并发症之一,多发生于病变邻近胃肠道或位于胃肠道后方、既往有腹部手术史、局部粘连、囊性病变与胃肠道相通等患者。

如发生胃肠道损伤,患者一般于术后 24 小时内有临床症状,如突发性腹痛,呈持续性,很快波及全腹,伴腹胀、发热、心慌、气短、四肢冰凉等症状;患者腹式呼吸消失、全腹压痛及反跳痛阳性、肌紧张。白细胞计数及中性粒细胞比例升高,腹腔穿刺液可见食物残渣。X 线腹部立位片表现为气腹即腹腔内游离气体。对于胃肠道穿孔应尽早发现,尽早采取相应的手术治疗。

（三）神经损伤

神经损伤主要出现在甲状腺、甲状旁腺、颈部淋巴结热消融治疗后,也可出现在穿刺活检后,可能引起喉返神经、喉上神经、迷走神经、交感神经等损伤。喉上神经外支损伤,会使环甲肌瘫痪,引起声带松弛,音调降低;喉上神经内支损伤,则使喉部黏膜感觉丧失,发生误咽及饮水呛咳。迷走神经损伤容易引起迷走反射,引起心律、血压的变化。交感神经损伤会导致同侧霍纳综合征。神经损伤时给予营养神经药物,如甲钴胺,必要时急性期给予激素治疗。

（四）气胸

靠近胸腔的穿刺可能损伤肺组织而引起气胸,术后应询问患者是否有胸闷、胸痛、憋气、心慌等不适,适当吸氧,有助于减少气胸的发生。少量气胸一般指肺萎陷小于 20%,中量气胸一般指肺萎陷介于 20%~40%,大量气胸一般指肺萎陷超过 40%。少量气胸无须处理,大量气胸需行胸腔闭式引流。尤其对年老体弱、基础肺功能差的患者,必须给予重视。

（五）肾功能损伤

肿瘤体积较大或肾肿瘤靠近肾盂、孤立肾等患者消融后,甚至肾盂旁囊肿治疗后,可能出现血红蛋白尿、血尿甚至肾功能不全,引起血肌酐及尿素氮升高甚至少尿或无尿。治疗措施包括消融治疗中及治疗后早期大量补液水化、碳酸氢钠碱化尿液,改善肾脏微循环,早期发现并处理尿路梗阻,严重者行透析治疗等。

（六）反应性胸腔积液

多见于肝肿瘤消融治疗后。少量反应性胸腔积液多可自行吸收不需要特殊处理,如果大量胸腔积液(一般大于 500ml,出现胸闷、胸疼、低热、呼吸困难等症状)给予补充蛋白、利尿等治疗后仍未好转,或患者憋气等症状较明显,可给予置管引流或抽液治疗。

（七）胆系损伤

介入操作后胆系损伤主要是由机械性损伤或热损伤及继发感染等所致,包括胆管狭窄、胆管感染、胆管出血、急性胆囊炎、胆汁瘤、胆瘘及胆汁性腹膜炎等。胆管狭窄根据狭窄的位置采取不同的处理措施,需及时处理,胆管感染需针对性应用抗生素治疗,必要时引流。胆汁瘤多是消融灶邻近胆管较大分支时,损伤局部胆管致组织坏死,胆汁漏出包裹后形成,易继发感染,较大者可行置管引流。

（八）针道种植转移

针道种植转移多见于肿瘤位于浅表部位或肿瘤分化差时,多次穿刺及未行针道消融也是可能的原因,因此介入诊疗时应按规范的退针方法操作。对于胸壁、腹壁种植转移灶,可选择手术切除、消融、放疗等方法处理。

（九）发热及局部感染

消融后发热多为肿瘤坏死吸收所致,持续 3 天~1 周,体温多在 37~38℃,一般不需处理,可自行恢复。如持续高热应考虑消融区感染,超声检查消融区内或周围邻近处可见强回声,CT 检查可见消融区内气体密度及液化。如消融区感染应行血液或脓液细菌培养,根据药物敏感试验结果应用敏感抗生素,必要时穿刺抽液或置管引流脓液。

（十）疼痛

疼痛是穿刺或消融治疗后最常见的症状,一般可耐受,在排除出血、胆漏、胰腺炎、气胸、胃肠道及胆囊损伤等并发症后可给予药物止痛治疗。

二、常见不良反应应急预案

（一）常规备用物品、药品、器材

1. 抢救器械

中心供氧系统、吸引器、除颤器、心脏起搏器、血糖仪、心电监护仪等,条件许可时可备手术床、多功能抢救床。

2. 抢救药品

中枢神经兴奋剂、镇静剂、镇痛药、抗休克药、抗心力衰竭药、抗心律失常药、抗过敏药,各种止血药、激素、解毒药、止喘药及纠正水、电解质紊乱及酸碱平衡失调药物,以及各种静脉制剂、局部麻醉药及抗生素等。备有简明扼要的说明卡片。一切抢救物品要做到"五定三及时",即定数量品种、定点放置、定人保管、定期消毒和灭菌、定期检查维修,使急救物品完好率达 100%;及时检查、及时消毒、及时补充。

（二）应急预案

1. 超声引导下穿刺活检及消融治疗,少量出血可给予压迫止血,一般 15~20 分钟即可;如仍不能止血,可给予凝血酶静脉或肌内注射治疗,1 天用量不超过 4 个单位。对于超声引导或超声造影引导下见出血点者,可给予局部凝血酶注射治疗。对于大量出血者,出现血红蛋白降低至 60g/L 时,需给予输血治疗,必要时给予介入栓塞治疗。对于伴有肝硬化门静脉高压患者,可同时进行生长抑素泵入治疗降低门静脉压力。

2. 血压和心率的改变影响超声介入治疗的进程。对血压升高者(收缩压>180mmHg或舒张压>100mmHg),可给予硝酸甘油或硝苯地平缓释片治疗,如血压可恢复至正常水平,则可继续介入治疗;如血压持续升高,则停止手术。对血压降低者(收缩压<100mmHg或舒张压<60mmHg),可给予吸氧机扩容治疗,必要时给予多巴胺或麻黄碱治疗,并进一步排除是否有出血点,有针对性地治疗。对于术中心率增快者(100~120次/min),若为疼痛所致,可考虑观察或给予止痛治疗,若考虑心力衰竭所致,应予以西地兰等强心治疗。对于心率缓慢者(50~55次/min),严密监测患者血压及心率、血氧饱和度等情况,必要时给予药物(阿托品)治疗,严重者需行起搏器植入术。

3. 神经损伤主要发生在甲状腺及甲状腺旁腺的消融治疗中,多为热消融治疗的一过性损伤,或局部肿胀压迫所致,一般不需要干预,3~7天可恢复;早期可以地塞米松磷酸钠注射液治疗3天,必要时继续给予甲钴胺治疗1个月,均可恢复。但治疗时需采取水隔离等神经保护措施,注意避免神经严重损伤。

4. 肾功能损伤常发生于大肝癌及血管瘤的消融治疗,较大的红细胞碎片导致肾小管滤过率降低所致。术中及术后及时给予大量补液(3 000~5 000ml/d),碳酸氢钠注射液125~250ml/d治疗,必要时可给予前列地尔及注射用乌司他丁改善肾脏微循环,一般治疗1~2周可恢复。

5. 胸腔积液多为术后反应性,少量积液无须治疗;中至大量胸腔积液需干预治疗,可给予呋塞米及螺内酯等利尿治疗;如不可缓解,可给予胸腔置管引流术,一般1周左右即可恢复。

6. 发热是超声引导下消融治疗的最常见不良反应,体温一般低于38.5℃,不需要处理。如体温超过38.5℃,可以给予新癀片、吲哚美辛栓及注射用赖氨酸阿司匹林等对症治疗;如连续3天高热,经对症治疗后不缓解者,需行血常规及CT检查;白细胞计数及中性粒细胞比例升高,CT检查提示脓肿形成,需加强抗生素抗炎治疗,必要时给予脓肿置管引流术治疗。一旦形成脓肿,一般需1~2个月治疗才可恢复。

第三节　超声不良事件应急预案

1. 超声检查期间发生紧急情况时,操作者应立即停止操作,在场超声科医师、技术员及护士立即测量记录患者生命体征并实施抢救,报告科室负责人,呼叫重症监护室、急诊科等相关科室协助配合完成现场抢救,并判断患者病情,决定进一步诊疗方案。

2. 在场超声科医师及相关人员负责通知患者家属并做好解释工作。

3. 在场超声科医师及护士负责做好急救的记录工作。

4. 抢救过程中注意保护其他患者,组织无关人员离开抢救现场。

5. 发生严重不良事件时,应上报医院相关部门。

第十章

超声医学科质量控制工作制度

第一节　质量控制制度

一、查对制度

1. 定义

查对制度指为防止医疗差错,保障医疗安全,医务人员对医疗行为和医疗器械、设施、药品等进行复核查对的制度。

2. 基本要求

1）医疗机构及科室的查对制度应当涵盖患者身份识别、临床诊疗行为、设备设施运行和医疗环境安全等相关方面。

2）每项医疗行为都必须查对患者身份,核对的信息内容主要包括患者姓名、性别、年龄、就诊卡号、病案号及检查项目等;注意区分同姓名患者的就诊信息;应当至少使用两种身份查对方式;用电子设备辨别患者身份时,仍需人工查对。

3）科室应当建立介入手术安全核查制度和标准化流程,在介入手术开始前和患者离开手术室前对患者身份、手术部位、手术方式等进行多方参与的核查,以保障患者安全。

4）医疗器械、设施、药品等查对要求按照国家有关规定和标准执行,检查时调节仪器设置至合适条件。

二、超声科会诊制度

1. 定义

会诊是指出于诊疗需要,由科室上级医师或院内、外上级医师协助提出诊疗意见或提供诊疗服务的活动。规范会诊行为的制度称为会诊制度。

2. 基本要求

1）参加院内外疑难病例会诊和多学科会诊,会诊人员应根据病例资料及影像检查结果,作出客观分析,提出诊断意见,由申请会诊单位进行记录。

2) 对通过互联网远程会诊的病例,只提供参考意见或建议,不宜作为诊疗依据。

三、超声报告管理制度

1. 定义

超声报告管理制度指为准确反映超声诊疗活动全过程,实现医疗服务行为可追溯,维护医患双方合法权益,保障医疗质量和医疗安全,对超声报告的书写、质量控制、保存、使用等环节进行管理的制度。

2. 基本要求

1) 科室应当建立住院及门急诊超声报告管理和质量控制制度,建立超声报告质量检查、评估与反馈机制。

2) 超声报告书写应当做到客观、真实、准确、及时、完整、规范。

3) 采用超声报告工作站的医疗机构,应当保障超声报告资料安全,报告内容记录与修改信息可追溯(国卫办医发〔2017〕8 号《电子病历应用管理规范(试行)》)。

4) 超声医师指取得医师资格证书和医师执业证书,按规定的执业地点、类别、范围进行执业,从事超声诊疗工作的医师。

5) 从事介入超声的医师应符合:①具备主治医师或主治医师以上超声影像专业技术职务任职资格;②有 3 年以上临床超声诊疗工作经验。

6) 医疗机构及科室应当依法依规建立覆盖患者诊疗信息管理全流程的制度和技术保障体系,落实信息安全等级保护等有关要求,对患者诊疗信息的收集、存储、使用、传输、处理、发布等过程进行全流程系统性保障,提高患者诊疗信息安全防护水平,防止信息泄露、毁损、丢失。定期开展患者诊疗信息安全自查工作,建立患者诊疗信息系统安全事故责任管理、追溯机制。在发生或可能发生患者诊疗信息泄露、毁损、丢失的情况时,应当立即采取补救措施,按照规定向有关部门报告。

四、危急值报告制度

1. 定义

危急值报告制度指对提示患者处于生命危急状态的检查结果建立复核、报告、记录等管理机制,以保障患者安全的制度。当检查出现某种结果时,患者有可能正处于危险的临界状态,如此时临床医师能准确获知信息并快速为患者进行有效干预或治疗,就有可能挽救患者生命,否则会因错过宝贵治疗时机而危及患者生命。危急值项目及上报流程详见第八章。

2. 基本要求

1）科室应当分别建立住院和门急诊患者危急值报告具体管理流程和记录规范,确保危急值信息准确,传递及时,信息传递各环节无缝衔接且可追溯。

2）出现危急值时,出具检查结果报告前,应当仔细核对并签字确认。对于需要立即重复检查的项目,应当及时复检并核对。

3）科室应当统一制定临床危急值信息登记专册和模板,确保危急值信息报告全流程的人员、时间、内容等关键要素可追溯。

五、新技术准入制度

1. 定义

为保障患者安全,对于本科室首次开展临床应用的医疗技术或诊疗方法实施论证、审核、质量控制、评估的全流程规范管理制度。

2. 基本要求

1）超声科拟开展的新技术和新项目应当为安全、有效、经济、适宜、能够进行临床应用的技术和项目。

2）建立新技术和新项目的审批流程,所有新技术和新项目必须经过医院相关机构和医学伦理委员会审核同意后,方可开展临床应用。

3）新技术和新项目应用前,要充分论证可能存在的安全隐患或风险,并制订相应预案。

4）要明确使用新技术和开展新项目的人员范围。

5）应建立新技术和新项目应用的动态评估制度,对新技术和新项目实施全程追踪管理和动态评估,并加强质量控制。

6）开展新技术和新项目的临床研究要按照国家有关规定执行。

六、疑难病例讨论制度

1. 定义

疑难病例讨论制度指为尽早明确诊断或完善诊疗方案,对诊断或治疗存在疑难问题的病例进行讨论的制度。

2. 基本要求

1）科室应当明确疑难病例的范围,包括但不限于出现以下情形的患者:没有明确诊断或难以确定诊断,前、后诊断不一致等。

2）疑难病例均应由科室开展讨论。讨论会可以在科室单独举行,或必要时邀请相关科室人员或机构外人员参加,也可以多学科联合举行。

3）疑难病例讨论内容应专册记录,归入科室资料库专人保管。

七、病例随访制度

随访工作是超声科工作的一项重要内容,其对完善医学资料、积累经验和提高超声诊断水平有积极作用。医生应定期随访超声报告诊断符合率。

1. 随访形式包括查阅病理结果、其他影像学结果、临床病历及电话回访等。

2. 做好随访记录及定期复查记录,资料归档,定期统计随访结果,及时反馈、分析,总结经验,不断提高诊断水平。

八、质量控制培训制度

为不断提高超声诊疗水平,科室应制定质量控制培训制度。

1. 科室每年制订各类质量控制培训计划,包括课程设置、授课教师、授课内容、授课对象和学习时间等。

2. 积极参加国家、省、市级超声医学质量控制中心组织的培训、讲座。

九、应急预案

1. 超声科应急领导小组成员包括科室正/副主任、护士长、总值班。科主任是超声科应急措施实施的责任人。

2. 科室正/副主任、护士长、总值班负责对本科室医务人员进行突发事件相关知识培训、人员调配、现场急救的技术指导,并在突发事件处理中与医院管理部门协调一致,听从指挥。

3. 为保证节假日及突发事件期间的医疗质量和医疗安全,应急领导小组平时在全科范围内做好宣传工作,并落实各项保证医疗安全的措施。

4. 认真检查急救设备运转情况,并检查、补充急救药品,保证医疗救治及应对突发事件时能够顺利开展工作。

5. 超声科应急预案报医院相关管理部门备案,并由医院相关管理部门与相关科室协调实施。

不同情况的应急预案见第九章。

十、不良事件上报制度

1. 定义

不良事件上报制度指临床诊疗活动中及医院运行过程中,任何可能影响患者诊疗结果、增加患者痛苦和负担并可能引发医疗纠纷或医疗事故,以及影响医疗工作正常运行和医务人员人身安全的因素和事件。

2. 基本要求

1) 发生不良事件时,及时上报医院相关管理部门。

2）科室将不良事件相关人员、时间、内容等关键要素记录备案,分析原因,提出整改措施。

3. 不良事件主要内容

1）医疗行为引发的相关损伤。

2）器械引发的损伤或器械缺陷。

3）药品不良反应。

4）用药差错。

5）跌倒、坠床。

6）输血不良反应。

上报途径:按照各医院相关管理部门相应流程上报。

十一、差错事故处理制度

1. 严格按超声诊断规范操作流程进行,杜绝或尽量减少事故发生。

2. 发生差错应及时报告医院相关管理部门,并积极采取补救措施,以减少或消除由于差错事故造成的不良后果。

3. 建立医疗意外和事故登记本,由专人实事求是地记录发生的时间、地点、具体情况,处理、抢救方法等情况,并妥善保管,不得擅自篡改销毁。

4. 对已发生的医疗事故,按有关医疗事故处理规定处理。

5. 定期组织医务人员,分析差错事故发生的原因,并提出防范措施。

十二、诊室、仪器设备使用管理制度

1. 超声诊室应注意通风、防潮,避免电磁波等干扰。

2. 超声诊疗设备应注意防漏电、防干扰、防尘、防潮、防震及防止探头跌落,超声设备的消毒应严格按照医院感染的要求进行消毒。

3. 由专人对科室所有的仪器设备进行全方位系统管理,建立仪器技术档案(设备仪器清单、说明书、设备故障、维修清单及质检标签等),保障医疗工作顺利进行。

十三、抢救药品管理制度

1. 专人管理,定点放置,每周定时检查并记录一次,使用后及时清点并补充,保证抢救车内物品清点记录完整。

2. 抢救车药品齐备,标识清楚,并在有效期内。

3. 急救物品完好。

4. 掌握急救物品的正确使用。

十四、无菌物品管理制度

1. 无菌物品检查清点记录完整。
2. 无菌物品齐备、存放整齐。
3. 无菌物品标签齐备且在有效期内。
4. 掌握无菌物品的正确使用。

十五、质量与安全会议制度

科室应定期组织医疗质量与安全会议。

1. 会议目的

全面贯彻医疗质量持续改进,研究总结工作。

2. 参加人员

科室负责人主持,全体医护人员参加。科室秘书负责会务准备工作及落实会议纪要,会后督促检查各项会议议定事项的落实情况,并定期向科室负责人汇报。

3. 会议议题

科室医疗质量阶段性总结,协调和解决有关医疗质量问题,防范、处理医疗事故方面的重大事项。定期通报科室医疗质量情况和处理决定。

第二节　质量控制指标

国家超声医学质量控制中心与中华医学会超声医学分会于 2021 年共同发布了"超声医学专业医疗质量控制指标",制定了超声医学专业的 14 个质量控制指标。

一、超声医师月均工作量

定义:单位时间内,每名超声医师每月平均承担的工作量。

计算公式:

$$超声医师月均工作量 = \frac{超声科年总工作量}{超声医师数 \times 12 \ 个月} \times 100\%$$

说明:

1. 超声科年总工作量是指超声科医师发出的超声报告单总数量。

2. 超声医师是指取得《医师执业证书》,在本机构专职从事超声诊疗工作且每年工作天数不少于 6 个月的医师。

意义:反映超声医师的工作负荷水平。

二、超声仪器质检率

定义:单位时间内,完成质检的超声仪器数占同期本机构在用超声仪器总数的比例。

计算公式:

$$超声仪器质检率 = \frac{单位时间内完成质检的超声仪器数}{同期本机构在用超声仪器总数} \times 100\%$$

说明:超声仪器质检是指每年由国家认定的计量检测机构对超声仪器进行计量和成像质量质检。

意义:反映超声仪器质量安全的重要指标。

三、住院超声检查 48 小时内完成率

定义:单位时间内,在临床开具住院超声检查申请 48 小时内完成检查并出具超声检查报告的例数,占同期临床开具住院超声检查申请单总数的比例。

计算公式:

$$住院超声检查 48 小时内完成率 =$$
$$\frac{单位时间内在临床开具住院超声检查申请 48h 内完成检查并出具超声检查报告的例数}{同期临床开具住院超声检查申请单总数} \times 100\%$$

意义:反映住院超声检查的及时性、合理性。

四、超声危急值 10 分钟内通报完成率

定义:单位时间内,10 分钟内完成通报的超声危急值例数占同期超声危急值总例数的比例。

计算公式:

$$超声危急值 10 分钟内通报完成率 =$$
$$\frac{单位时间内 10 分钟内完成通报的超声危急值例数}{同期超声危急值总例数} \times 100\%$$

说明:

超声检查危急值是指超声检查影像提示以下超声诊断:①疑似肝脏、脾脏、肾脏破裂出血;②疑似异位妊娠破裂并腹腔内出血;③急性胆囊炎考虑胆囊化脓并急性穿孔;④晚期妊娠出现羊水过少并胎儿心率过快(>160 次/min)或过慢(<110 次/min);⑤子宫破裂;⑥胎盘早剥、前置胎盘并活动性出血;⑦首

次发现心功能减退(LVEF<35%);⑧心包积液合并心脏压塞;⑨主动脉夹层;⑩主动脉瘤破裂;⑪心脏破裂;⑫心脏游离血栓;⑬急性上下肢动脉栓塞;⑭瓣膜置换术后卡瓣。

意义:反映超声危急值通报的及时性。

五、超声报告书写合格率

定义:单位时间内,超声检查报告书写合格的数量占同期超声检查报告总数的比例。

计算公式:

$$超声报告书写合格率=\frac{单位时间内超声检查报告书写合格的数量}{同期超声检查报告总数}\times100\%$$

说明:具有下列情况之一者视为不合格报告:

1. 报告单无具有资质医生签名的;

2. 未包含申请单开具项目检查的;

3. 报告单中的描述与结论不一致的;

4. 报告单存在明显错误的,包括:所查脏器缺如但报告为正常;报告描述检查器官、部位、病变的方位(左右、上下、前后)、单位、数据错误;未删除与超声报告有歧义的模板文字;报告单患者姓名、性别、住院号(就诊号)与实际不符或缺失。

意义:反映超声检查报告书写质量。

六、乳腺病变超声报告进行乳腺影像报告和数据系统(BI-RADS)分类率

定义:单位时间内,进行 BI-RADS 分类的乳腺病变超声报告数,占同期乳腺病变超声报告总数的比例。

计算公式:

$$乳腺病变超声报告进行 BI\text{-}RADS 分类率=$$
$$\frac{单位时间内进行 BI\text{-}RADS 分类的乳腺病变超声报告数}{同期乳腺病变超声报告总数}\times100\%$$

意义:反映乳腺超声报告规范性。

七、门急诊超声报告阳性率

定义:单位时间内,门急诊超声报告中有异常发现的报告数,占同期门急诊超声报告总数的比例。

计算公式：

门急诊超声报告阳性率=

$$\frac{单位时间内门急诊超声报告中有异常发现的报告数}{同期门急诊超声报告总数}×100\%$$

说明：

1. 指标按照报告份数统计，如果一份报告中含有多个检查部位，有一项阳性或多项阳性结果，按 1 例阳性报告统计。

2. 该指标不包括健康体检相关超声报告。

意义：反映临床医生开具超声检查的合理性和超声检查结果的准确性。

八、住院超声报告阳性率

定义：单位时间内，住院超声报告中有异常发现的报告数，占同期住院超声报告总数的比例。

计算公式：

$$住院超声报告阳性率=\frac{单位时间内住院超声报告中有异常发现的报告数}{同期住院超声报告总数}×100\%$$

说明：指标按照报告份数统计，如果一份报告中含有多个检查部位，有一项阳性或多项阳性结果，按 1 例阳性报告统计。

意义：反映临床医生开具超声检查的合理性和超声检查结果的准确性。

九、超声筛查中胎儿重大致死性畸形的检出率

定义：单位时间内，在超声筛查中检出胎儿重大致死性畸形的孕妇人数，占同期超声产检的孕妇总人数的比例。

计算公式：

超声筛查中胎儿重大致死性畸形的检出率=

$$\frac{单位时间内超声筛查中检出胎儿重大致死性畸形的孕妇人数}{同期超声产检的孕妇总人数}×100\%$$

说明：

1. 胎儿重大致死性畸形包括无脑儿、严重脑膨出、严重的开放性脊柱裂、严重的胸腹壁缺损内脏外翻、单腔心、致死性软骨发育不全。

2. 该指标的统计按孕妇人数计算。同一孕妇（含多胎）行多次超声检查，按 1 人次计算。

3. 本指标仅适用于提供产检服务的医疗机构。

意义:反映胎儿重大致死性出生缺陷在超声筛查中的检出情况。

十、超声诊断符合率

定义:单位时间内,超声诊断与病理或临床诊断符合的例数,占同期超声诊断有对应病理或临床诊断总例数的比例。

计算公式:

$$超声诊断符合率=\frac{单位时间内超声诊断与病理或临床诊断符合例数}{同期超声诊断有对应病理或临床诊断总例数}\times100\%$$

说明:

1. 只统计超声诊断有对应病理诊断或临床最终诊断的例数。

2. 以手术诊断或术后病理诊断、临床检验指标、动态随访结局、其他影像学检查佐证和病例讨论等确定,进行综合分析后作为诊断标准。

意义:反映超声诊断质量。

十一、乳腺占位超声诊断准确率

定义:单位时间内,乳腺超声诊断为乳腺癌或非乳腺癌与病理检验结果相一致的例数,占同期行超声诊断为乳腺占位并送病理检验总例数的比例。

计算公式:

$$乳腺占位超声诊断准确率=\frac{单位时间内乳腺超声诊断为乳腺癌或非乳腺癌与病理检验结果相一致的例数}{同期行超声诊断为乳腺占位并送病理检验总例数}\times100\%$$

说明:

1. 采用 BI-RADS® 分类,真阳性及真阴性参照 ACR BI-RADS® Ultrasound 2013(表 10-2-1)。

表 10-2-1　超声 BI-RADS 分类与活检结果对照表

超声	阳性(1 年内组织学诊断为乳腺癌)	阴性(活检良性或 1 年内未发现恶性)
阳性(BI-RADS 4 类、5 类)	真阳性	假阳性
阴性(BI-RADS 1 类、2 类、3 类)	假阴性	真阴性

2. 纳入同期进行乳腺超声检查并通过穿刺或切除活检获得明确病理诊断结果的病例;排除超声无法定性或未定性的病例;排除无病理诊断或病理诊断

不明确的病例。

3. 以最终病理诊断为参考标准。

意义:反映乳腺超声诊断准确性。

十二、颈动脉狭窄(≥50%)超声诊断符合率

定义:单位时间内,超声诊断为颈动脉狭窄(≥50%)与 DSA 或 CTA 等其他影像结果相符合的例数,占同期超声诊断颈动脉狭窄(≥50%)并可获得 DSA 或 CTA 等其他影像结果总例数的比例。

计算公式:

$$颈动脉狭窄(≥50\%)超声诊断符合率=$$
$$\frac{\begin{array}{c}单位时间内超声诊断为颈动脉狭窄≥50\%与 DSA 或\\ CTA 等其他影像结果相符合的例数\end{array}}{\begin{array}{c}同期超声诊断颈动脉狭窄≥50\%并可获得 DSA 或\\ CTA 等其他影像结果的总例数\end{array}}×100\%$$

说明:超声诊断颈动脉狭窄的侧别、狭窄血管名称及狭窄程度的分级与 DSA 或 CTA 等其他影像结果相符合才纳入符合例数。

意义:反映颈动脉超声诊断质量。

十三、超声介入相关主要并发症发生率

定义:单位时间内,超声介入相关主要并发症发生的例数,占同期超声介入总例数的比例。

计算公式:

$$超声介入相关主要并发症发生率=$$
$$\frac{单位时间内超声介入相关主要并发症发生的例数}{同期超声介入总例数}×100\%$$

说明:

1. 纳入统计的超声介入包括穿刺活检、抽吸、引流、插管、注药治疗、消融等超声引导下的穿刺与治疗。

2. 主要并发症包括:出血、感染、邻近脏器损伤、神经损伤、针道种植等。

意义:反映医疗机构开展超声介入的医疗质量。

第十一章

文 档 记 录

第一节 超声报告记录

一、科室应当建立住院及门急诊超声报告管理和质量控制制度,建立超声报告质量检查、评估与反馈机制。

二、超声报告书写应当做到客观、真实、准确、及时、完整、规范。

三、实行超声报告工作站的医疗机构,应当保障超声报告资料安全,报告内容记录与修改信息可追溯(国卫办医发〔2017〕8 号《电子病历应用管理规范(试行)》)。

四、独立从事临床超声诊疗的医师应具备以下条件:①取得医师资格证书和医师执业证书(执业范围应为医学影像和放射治疗专业);②经国家或省级卫生行政部门超声医学相关理论和专业技能培训并考核合格。

五、医疗机构及科室应当依法依规建立覆盖患者诊疗信息管理全流程的制度和技术保障体系,落实信息安全等级保护等有关要求,对患者诊疗信息的收集、存储、使用、传输、处理、发布等过程进行全流程系统性保障,提高患者诊疗信息安全防护水平,防止信息泄露、毁损、丢失。定期开展患者诊疗信息安全自查工作,建立患者诊疗信息系统安全事故责任管理、追溯机制。在发生或可能发生患者诊疗信息泄露、毁损、丢失的情况时,应当立即采取补救措施,按照规定向有关部门报告。

第二节 超声图像存档

一、超声影像资料内容

1. 超声检查的所有图像,包括 DICOM 格式的图像、JPG 或 AVI 等工作电脑可读格式的图像,所有超声影像检查在影像存储与传输系统(PACS)电子申请单中的全部信息。

2. 超声检查的所有图文报告。

3. 部分特殊检查的手工登记单或电脑打印的记录材料。

二、超声影像资料时限

1. 影像资料的存储,保证 3 年以内的图像可在线查询。

2. 保证 3 年以上的图像离线存储。

三、存储方式

1. PACS 保存

各项检查形成图像后,自动传输到 PACS,要求能在线调阅查询近 3 年的超声影像资料。

2. 光盘保存

通过 CD、VCD 光盘刻录医学影像图像,作为一级备份,并对光盘编号做好记录。

3. 移动硬盘保存

从 PACS 中复制医学影像图像,作为二级备份。

4. 超声影像设备保存

根据超声影像设备的存储空间不同,保存数天或数月时间。

5. 超声图文报告

1) 图文和胶片报告交给患者保管,以方便到异地会诊,本科室不再保存。

2) 电子报告以 PDF 格式在 PACS 和医院信息系统(HIS)的数据库中长期保存。

四、超声影像资料的修改和删除

1. 超声影像检查电子申请单

除获得授权的管理员外,只有申请医生本人可以修改。

2. PACS 中的超声图像和超声影像报告

只有出具报告的医师本人、管理员或科室主任有权限修改和删除。

3. 超声影像设备中的图像

任何操作人员都能够删除或做部分信息修改,但在删除图像前一定要确认所要删除的图像已经传输到 PACS 或超声影像工作站保存之后才能执行。

4. 存储在光盘中的图像

存储在光盘中的图像不能进行修改和删除。

5. 存储在移动硬盘中的图像

存储在移动硬盘中的图像可以被修改、删除,要注意由专人保管。

五、超声影像资料的查阅和复制

1. 原则

超声影像资料原则上不对外拷贝,不论复制图像还是复制图文报告,都要按照本科室制定的相关影像报告管理制度执行。

2. 超声影像资料查阅和复制

(1) 超声医学科内部人员

如需拷贝影像资料(用于会诊、科研),3 年内的影像资料可直接在 PACS 或影像工作站查阅,如要查阅 3 年以上的资料,应请主任批准后从光盘或移动硬盘查找。

(2) 超声医学科外部人员

如需拷贝影像资料(用于会诊、科研),应获得超声科主任批准后由科室相关资料保存人员负责协助从 PACS、超声影像工作站、光盘或移动硬盘查找。

3. 图像资料保存人员有保护患者权益和科室临床影像资料学术版权的责任;被批准使用影像资料的人员应严格遵守医疗保密制度,否则造成不良后果责任自负。

六、超声影像资料的储藏场地

1. 在线影像资料

主要存储介质是 PACS 和影像工作站的服务器,由医院信息管理处集中管理,保证服务器工作环境。

2. 离线影像资料

主要存储介质是光盘和移动硬盘,要妥善保管在湿度和温度适宜的房间,保证资料的完整性和长久性,不得遗失、破损。

第三节 疑难病例讨论记录

疑难病例讨论指为尽早明确诊断或完善诊疗方案,对诊断或治疗存在疑难问题的病例进行讨论。

一、基本要求

1. 科室应当明确疑难病例的范围,包括但不限于出现以下情形的患者,如:没有明确诊断或难以确定诊断,前、后诊断不一致等。

2. 疑难病例均应由科室组织开展讨论。讨论会可以在科室内部单独举行,必要时也可邀请相关科室人员或机构外人员参加,也可以多学科联合举行。

3. 疑难病例讨论内容应专册记录,归入科室资料库专人保管。

二、疑难病例讨论记录

疑难病例讨论记录主要应包含讨论时间及地点、参与讨论人员、患者基本信息、讨论目的、讨论内容、讨论结果等,示例如下。

×××医院超声科疑难病例讨论记录

姓名: 性别: 年龄: 科室: 床号: ID 号:

讨论日期:

讨论地点:

主持人:(姓名、职务或职称)

参与讨论人员:(姓名、专业技术职称)

讨论内容:

住院医师:汇报病例资料

1. 患者基本信息。

2. 主诉、主要现病史、既往病史、个人史。

3. 阳性体征、实验室检查。

4. 超声检查结果,包括阳性发现和重要阴性发现。

5. 其他影像学检查及特殊检查。

6. 初步诊断及诊断思路。

7. 请求与会医师解决的疑难问题何在,即讨论的目的。

主持人(上级医师):本例的重点部分给予补充或强调,并提出对问题的初步解决办法或诊断意见,并组织与会医师上机操作。

与会医师分级讨论:讨论上级主持医师提出的诊断思路,要求发言医师能够科学分析,有理有据地提出具体诊治措施,借鉴文献或个人临床经验,记录人应详细记录每位医师的发言。

主持人总结:综合与会医师意见进行总结,提出最后的诊断,并对疑难问题给予结论性的意见。主持人应从理论与实践层次深入分析疑难病例,解决问题,指导下级医师提高水平。

讨论结果:最后的诊断,对病例疑难问题给予结论性的意见。

记录者签名:

主持人签名:

记录日期: 年 月 日

第四节 超声科工作人员档案

一、超声科工作人员基本信息存档

超声科工作人员主要包括医师、护士、技师、医辅人员、研究生、基地住院医师、进修医师等,应以电子版及纸质打印版永久保存各类人员的基本信息,包括姓名、职称、学历、来院日期、通讯方式等,定期更新。

二、超声科工作人员相关证书存档

超声科工作人员分类不同,相关证书存档有所不同,见表11-4-1。

表 11-4-1 超声科工作人员相关证书存档明细

人员分类	证件名称	保存地点及方式	保存时间
医师	1. 医师资格证	科室/复印件	永久保存
	2. 医师执业证	科室/复印件	
	3. 专业技术资格证书	科室/复印件	
	4. 产前筛查超声技术培训考核合格证	医务处/原件	
	5. 全国医用设备使用人员业务能力考评成绩合格证	科室/复印件	
护士	1. 护士执业证书	护理部/原件	永久保存
	2. 专业技术资格证书	科室/复印件	
医辅人员	1. 学历证明	科室/复印件	永久保存
	2. 劳动合同书	医院/科室/个人各一份原件	
	3. 劳动合同补充协议	医院/科室/个人各一份原件	

第五节 设 备 档 案

一、大型医疗设备运行检测记录统计表

统计科室每台设备运行情况(表11-5-1)。

表 11-5-1 超声医学科大型医疗设备运行检测记录统计表(年度)

月份	科室设备总台数	设备检测率/%	运行设备完好率/%
1			
2			
……			

二、固定资产明细表

包括科室所有超声设备的基本信息(设备品牌、仪器信号、购买日期、设备出厂编号、固定资产编号、位置,保管人等信息),见表 11-5-2。

表 11-5-2 科室超声设备的基本信息

设备品牌		购买时间		年 月 日
设备型号		设备 SN 序列号		
设备属性	□科室自购 □科研	固定资产编号 或 HRP 院内号		
设备位置		设备保修截止时间		
探头数量	探头型号		探头序列号	
验收人员		验收时间		年 月 日
其他备注				
厂家工程师	签字/时间:			
科室负责人	签字/时间:			

三、设备日常维护清理记录

记录所有设备的维修、维护、清理情况(表 11-5-3)。

表 11-5-3　设备日常维护清理记录

仪器型号			设备厂家		维护人员		电话	
月份	维护保养内容						备注	签字
	探头清洁	线路清洁	机身清洁	键盘面板清洁	过滤网清洁			
1								
2								
……								

四、厂家联系方式

各个超声厂家工程师和售后服务人员的联系方式列表见表 11-5-4。

表 11-5-4　各个超声厂家工程师和售后服务人员的联系方式列表

序号	厂商名称	联系人员姓名	类别(工程师/应用医生)	联系电话
1				
2				